华夏
传统医学
起源新探

《黄帝内经》的神话历史研究

章米力 ———— 著

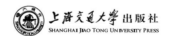
上海交通大学出版社
SHANGHAI JIAO TONG UNIVERSITY PRESS

内容提要

　　本书从文学人类学角度来考察《黄帝内经》中的神话历史，通过揭开以神话面貌笼罩在早期传统医学发展上的面纱，理解中国医学文化渐进的内在动力，以及它与华夏文明其他方面的互相影响。在考古学、人类学、民族志等研究成果的支持下，新面世的材料与传世医学文本互证下，《黄帝内经》及其所代表的传统医学，作为华夏传统文明的有机组成部分又有新的展示。

图书在版编目（CIP）数据

华夏传统医学起源新探:《黄帝内经》的神话历史
研究 / 章米力著. —上海：上海交通大学出版社，
2021
（神话历史丛书）
ISBN 978-7-313-24759-9

Ⅰ.①华… Ⅱ.①章… Ⅲ.①《内经》-研究 Ⅳ.
①R221.09

中国版本图书馆 CIP 数据核字（2021）第 026877 号

华夏传统医学起源新探:《黄帝内经》的神话历史研究
HUAXIA CHUANTONG YIXUE QIYUAN XINTAN:
《HUANGDI NEIJING》DE SHENHUA LISHI YANJIU

著　　者：章米力
出版发行：上海交通大学出版社　　　　　地　　址：上海市番禺路951号
邮政编码：200030　　　　　　　　　　 电　　话：021-64071208
印　　制：上海盛通时代印刷有限公司　　经　　销：全国新华书店
开　　本：710 mm × 1000 mm　1/16
字　　数：323千字
版　　次：2021年7月第1版　　　　　　 印　　次：2021年7月第1次印刷
书　　号：ISBN 978-7-313-24759-9
定　　价：78.00元

总序　神话：中国文化的原型编码

　　"神话"这个概念，作为专业术语，是 20 世纪初年由留日学者梁启超、蒋观云等人引入现代汉语中的。此前的中国学术话语中没有神话学这样一门学科。100 多年来，中国神话学从无到有，取得了很大成就，也留下明显的局限。最初热衷于介绍和研究神话的学者以文学家为主体，如鲁迅、周作人、茅盾、郑振铎、谢六逸等，所以至今我国高校的神话学教学仍然只限于在中文系民间文学课程范围里进行。大凡没有民间文学专业师资的学校，就不会开设神话学的课。对照 20 世纪以来国际神话学大发展的情况，国内在学科划分上的这种自我封闭之局限性非常明显。以国际的神话学理论权威学者罗伯特·西格尔（Robert A.Segal）在 1996 年主编出版的六大卷《神话理论》（*Theories of Myth*）为例，文学方面的神话学研究只占六卷书中的一卷而已，即不到神话学研究全貌的百分之二十。占据百分之八十以上的内容是哲学、历史学、考古学、宗教学、心理学、人类学等学科视角的神话研究。十年前，笔者主编的"神话学文库"将这六卷书中的哲学卷与心理学卷列入翻译计划，因为版权问题，目前仅有《心理学与神话》一书正式出版了中译本（陈金星译，陕西师范大学出版社 2019 年版）。在"神话学文库"中还收入了日本神话学家吉田敦彦的《日本神话的考古学》、美国考古学家南诺·马瑞娜托斯的《米诺王权与太阳女神》、瑞典历史学家马丁·尼尔森的《希腊神话的迈锡尼源头》、美国哲学家凯瑟琳·摩根的《从前苏格拉底到柏拉图的神话和哲学》、美国哲学家凯文·斯奇布瑞克编的《神话的哲学思考》、德国宗教学家瓦尔特·伯克特的《神圣的创造：神话的生物学踪迹》、罗马尼亚裔美籍宗教学家伊利亚德的《熔炉与坩埚：

炼金术的起源和结构》与美国人类学家简·哈利法克斯编的《萨满之声》等。
这一批著述充分表明，神话学如何有效参与考古研究和历史研究，并在文化和
文明的起源学方面发挥学术攻坚作用。可以说，文学本位的神话观，已经成为
制约我国人文学术发展的一个瓶颈。

　　2010年我在中国社会科学院任职时，和广东省委达成合作意向，编撰一套
"神话历史丛书"。丛书的宗旨就是打破现行教育体制滞后所造成的学科本位主
义束缚，突破中国神话学研究的文学本位局限，让神话概念充分发挥其贯通文
学、史学、哲学、艺术学、宗教学、心理学的跨学科整合优势，引领当今研究
者打开思路，主动尝试交叉学科的思考，发现、提出和解决新问题，特别是从
跨学科研究实践中总结经验，提出中国文化理论体系建构的关键问题。

　　"神话历史丛书"由广东的南方日报出版社推出，原计划有20部书的规模。
自2011年至2015年，先期出版9部专著。其中涉及外国神话历史研究的有：
《韩国神话历史》《苏美尔神话历史》；还有一部《希腊神话历史探赜》则编入
复旦大学出版社的"中国文学人类学理论与方法丛书"。中国神话历史研究的
著述，除了两部编著《儒家神话》和《宝岛诸神——台湾神话历史的古层》之
外，都是笔者所指导的博士论文和博士后报告，内容涉及对《春秋》《礼记》
《仪礼》《淮南子》等上古文化经典的再解读；外加一部研究夏商周及其精神文
化源头的《图说中华文明发生史》。从学术发展的脉络审视，"神话历史丛书"
所承继的是20世纪90年代笔者和萧兵先生合作主编的"中国文化的人类学破
译丛书"（湖北人民出版社）。

　　2017年底上海交通大学成立神话学研究院，"神话历史丛书"原计划中未
出版的著述将继续推出，目前以上海交通大学文学人类学中心指导的学位论文
和博士后报告为主，研究对象涉及《墨子》《周礼》《管子》《黄帝内经》《国
语》《后汉书》《南齐书》等文史经典。

　　一个世纪以来的中国神话研究，将主要精力用于从古籍中寻找类似古希腊
神话故事的工作，却完全忽略了一个根本性的问题：国学的传统中为什么不存
在神话研究？换另一种问法：古汉语中为什么就没有"神话"这个术语？由于

这样具有根本性的文化特质问题没有得到较早的提示，所以在学界也得不到深入的思考和讨论。本丛书编者认为，中国文化传统的最大特征就在于其完全的和弥漫性的神话特质。不仅遍布城乡各地的无数孔庙和财神庙，无言地见证了这个多民族国度的巨大造神能量，就连被西学东渐以来的现代学者视为"中国哲学""中国历史"和"中国科学"的许多根本内容，也离不开神话学的观照。

如何将局限于文学课堂的神话这个概念真正释放出来，使之成为重新贯通文史哲和艺术、宗教等，能够反思中国文化研究的有效概念工具，引领学者超越传统的成见和现代的学科体制造成的偏见，重新进入中国思想传统和历史传统。目前的"神话历史丛书"，在南方日报出版社已经出版9种的基础上，继续专注于对上古文化经典的神话学解读。聚焦历史叙事中的神话性原编码作用，以及神话叙事中的真实历史文化原型。因此，这套书的研究对象是常见的古代经典，但是研究范式却来自文学人类学一派独家倡导的研究理论与研究方法论，诸如"神话中国""文化大小传统""文化文本多级编码""四重证据法"等等。我们希望各卷合起来能够构成一个相互关联和相互照应的学术整体，有助于加深对中国文化的发生及其特质的重新认识。本丛书更集中体现21世纪成长中的青年学者的新锐探索，力图呈现出更具有规模性的人文研究的创新群体。

三天前，笔者出席在上海举办的2021年腾云峰会"生生不息"，当场即兴讲述了两个涉及神话历史的小故事。19世纪的一位文学爱好者——德国人谢里曼，坚信荷马史诗《伊利亚特》讲述的特洛伊大战是真实发生的历史事件，便亲自去土耳其发掘，果然找出被尘封数千年的特洛伊城的故事；一个是21世纪国内的文学人类学考察团队，认为《山海经》讲述的黄帝在峚山一带吃白玉膏并播种出玄玉的故事，不只是凭空虚构的文学想象。经过连续十年的玉石之路文化考察，碰巧在2021年春咸阳博物院文物库房的尘封之下辨识出18件五千年以上的仰韶文化圣物——玉斧钺。其黝黑黝黑的色调不仅与"玄玉"一名相吻合；其五千年以上的厚重历史含量，也恰好对应着华夏民族共祖黄帝的时代。于是，上海交通大学神话学研究院与咸阳博物院合作，为纪念仰韶文化发现一百年暨中国考古学诞生一百年,于5月22日在咸阳博物院举办"仰韶玉韵"特展,以及针对仰韶文化玉礼器研究的"玄玉时代"专家论坛。

　　神话凝聚着每个民族的亘古幻想。今天的科技成就还在延续这些幻想,并让某些幻想变成现实。试用两句诗纪念2021这个特殊的年份:

　　　　祝融升天问火星
　　　　玄玉重光耀轩辕

叶舒宪

2010年6月6日初稿于北京

2021年6月10日改写于上海

序

　　中国传统医学的起源一直是个无法下定论的谜，与任何一种技术的起源一样，它之所以陷入谜团，是因为在远古时期并没有这样一个独立的命题。它是早期文明的有机组成部分，因此，将中国医学的起源置于整个华夏文明发端的大传统中考察，是本书的基本前提。

　　医学起源难以定论的另一个主要原因，是早期文本的缺失。治疗作为一门古老的技艺，几乎与人类发展同步，早在文字诞生之前就呈现出丰富多彩的表现形式。在研究中国医学史的材料中，《黄帝内经》是留存至今最早的完整医学典籍，它系统地展现了战国至秦汉时期的医学主流思想，与百家争鸣的诸子哲学处于类似的时空背景中，深受先秦各流派思想的影响，反之也影响了中国传统哲学思想的进一步发展。

　　当代学界对《黄帝内经》的研究已经有了丰富的成果，部分结论已经在学界达成基本共识，比如它的成书背景，它所展现的主要哲学思想，它对中国传统医学的基础指导作用，它以身体为象征的一系列政治隐喻等。此外，伴随着考古学、人类学、民族志等学术研究在中国的蓬勃发展，新面世的材料与传世医学文本实现互证，一些《黄帝内经》中引用的古医书似乎找到了印证，传统医学理论与其他材料的比较研究也逐渐受到重视，上述学术进步为研究提供了很多支持。

　　拙作是从文学人类学角度来考察《黄帝内经》中的神话历史，通过揭开以神话面貌笼罩在早期传统医学发展上的面纱，理解中国医学文化渐进的内在动力，以及它与华夏文明其他方面的互相影响。

文学人类学是跨学科研究的重要尝试之一，它将文献记载与活态文化、考古实物进行比较研究，使单薄的证据得以丰富，形成多重释古的立体证据链。因袭前辈学者的创造性思维，目前文学人类学研究已经形成了大小传统论、四重证据法等几个主要的研究方法和理论，这正是本研究所采用的主要方法论。

《黄帝内经》蕴含的"人文治疗"也是传统医学留给后世的宝贵财富。医学起源与大传统文化无可分割，因此，作为技艺的治疗与作为文化的"大文学"亦是无可分割的。西方后现代学派在近半个多世纪进行了深刻反思，对传统文明提出了重新审视的要求。医学是这个反思中重要的载体之一，医学与文化的紧密关系，从 2 000 多年前的《黄帝内经》中就深刻体现出来。

拙作的观察重点是传统医学与华夏文明的关联性。表现方式是将《黄帝内经》及其所代表的传统医学，作为华夏传统文明的有机组成部分进行新展示。研究主体部分采用四重证据法，通过传世文献、地下出土文字、考古实物及图像、活态文化等证据，论述传统医学中的几个经典概念："道""阴阳""气""风""神明""身体隐喻""五""祝由"，以及黄帝作为有熊氏在早期文明信仰体系中所扮演的角色。

论述"道"与"阴阳"时，本书将道家理论中的"返胎"作为重要的理解路径，"道"的原型是感生神话，"阴""阳"两字含有生殖的意义，从而揭示"卵生—母生—返胎"的古老生命发生轨迹，推理出"混沌神话—母神神话—父权神话"这样一个社会学演变路径。

对"气"的认识从开天辟地的神话开始，"气"的文字演变记录了祭祀仪式和少数民族中仍然保持着的宗教仪式。"气"是想象中人神沟通的载体，墓葬中的金缕玉衣、九窍塞、玉璧以及玉璧上的谷纹纹样等都显示出古人对"气"的运用。

"风"在中国古代文学中具有感天动地之效，甲骨卜辞和古代文献中的"风"透露出神格，"风"的象征体系包括了凤鸟、四方风、四方神。在取象思维的医学体系中多用到"风"的概念，结合西汉年间的占盘、式盘，甚至可以看到科学的萌芽。

医学名词"神明"透露出医学相授的秘密社团特性，郭店楚简《太一生水》指示了"神明"是华夏文明创世记中的"上帝"。从文字角度考察，"神"与"明"结合构成了生化万物，代表天地大道力量的神圣角色。

身体与政治的互为象征是传统医学的常见文学表现，"德"字的构造揭示了身内之物"心"与身外之物"道德"的关联。医学史材料中，文献生动记录了麻风病的身体污名化与身体外延的呼应。在考古材料中，两汉墓葬中金缕玉衣是古人的登峰造极之作。

"五"是神圣数字，也是传统医学中的生命之数，代表中央，具有至高无上的地位。它源于四柱擎天的创世神话，乃"天绳交午"形成的中央之位。在民俗仪式中，端午节作为阴阳之气交午之节点，蕴含了水与火的对偶模式。被学者推测为河图洛书的凌家滩玉版玉龟的布数方法也体现了中央"五"的特点。

古老的"祝由"通常被认为是情志治疗的一种手段。结合史前及殷周时期的人牲斩首礼、头骨饮器、人头骨祭祀、神兽噬人造型青铜器，可知头颅承载着人之精、人之魂，乃最核心所在。祝由术的目的在于移精变气，道家修炼房中养生术对还原祝由术有一定帮助。

此外，黄帝作为《黄帝内经》的依托撰人，实则"有熊氏"崇拜的无意识延续。"阴阳""三阴三阳"观念都与熊崇拜有关。熊是史前神圣动物中的重要角色。楚帛书、楚简记录了熊与帝王身份相合的渐进过程，"熊经鸟伸"等拟熊仿生养生法是大传统中的小传统，以熊为造型的玉器、青铜车进一步证明了熊与伟大生命力之间的关系。

总之，《黄帝内经》中所体现的传统医学发生史，与华夏文明发生史高度契合，借助于大传统新知识观，医源考察的时间长度和材料宽度都能够被大大拓展。

在现代医学看来，《黄帝内经》的谬误比比皆是，但传统医学整体论的思想体系是值得称道的。如果不将《黄帝内经》的文化价值释放出来，它将在现代医学的批评中沦为历史"糟粕",埋没了其对中国文学史、哲学史的可期贡献。

　　时至今日,治疗神话仍在延续,了解过去是为了更好地面对未来,在人类无法彻底消解对死亡的畏惧之前,治疗的需求必将伴随人类整个生命过程。在医学科学求新求变的过程中,反观历史,从而追求生命观的成熟,是《黄帝内经》神话历史研究的期盼所在。

章米力

2021 年 6 月

目　录

第一章

对《黄帝内经》文化复兴的期待

第一节　被"低估"的《黄帝内经》

选择对《黄帝内经》进行神话历史研究，主要原因有三个：

第一，中国医学源远流长，其起源依然是有待探索的领域。

第二，《黄帝内经》不仅是一部医学典籍，也是一部表现了神话历史的文学作品。当代社会严重低估了它对于研究华夏文明大传统的文化价值。

第三，"文学治疗"作为传统医学的有机组成部分，如今正面临着被割裂和误读，《黄帝内经》是一部亦医亦文亦哲的厚重文本。

传统文学研究罕有将《黄帝内经》作为文本的，医学史研究又罕见从神话学角度剖析医学典籍的。两者交集给研究留下了一方空白，这既是本研究创新之所在，也是极大困难之处。

在20世纪70年代之前，《黄帝内经》（以下简称"《内经》"）是今人能见到的最古老的传世医典，今本《内经》经过数次编撰、结集、增补，其成书时间尚未有定论，当代学者大多认可它是一部在西汉末才开始系统编撰的论文集。《内经》中引用了不少古医籍名，可见在《内经》之前已形成较为成熟的医学门派。1972年和1973年，甘肃省武威旱滩坡汉墓和湖南省马王堆三号汉墓先后出土了一批古医书，虽较为散乱，但在一定程度上填补了《内经》之前的医学文献空白。学者对比了"古灸经"和《灵枢·经脉》，认为前述出土医籍成书都早于《内经》，且十一脉经脉理论为《内经》十二经脉学奠定了基础。马王堆汉墓出土的《脉法》和《阴阳脉死候》是我国现存最早的诊断学文献。旱滩坡汉墓的《治百病方》和马王堆的《五十二病方》是迄今为止我国发现的最古老医学方书，两者都不晚于《内经》。[①]《内经》集成了这些上古医学思想，出土材料为《内经》的思想依据前溯了数百年。《内经》之所以成为中国传统

---

① 马继兴主编：《中国出土古医书考释与研究》（上卷），上海科学技术出版社2015年版，第9页。

医学之圭臬，在于它综合地反映了上古医学思想。从文化角度研究《内经》，重点不在于评价它的医学水平，而应将《内经》时代的发展水平置于时代视野中认识。

医史学者将《内经》作为推想上古医籍的参考资料，民国学者谢观指出《内经》乃最古之医经。中国医学可分为西周以前的萌芽期，春秋战国的成熟期，两汉之世的专门传授期。[①]《内经》多半是传授期的论文结集，其功用既为传授，也为传播。在此之前已经历了萌芽和成熟，篇章各自成文时间当为更早，还要将无文字时代的漫长酝酿期考虑在内。史前遗迹有相当一部分与中国医学起源有关，170万年至270万年前的"元谋人"已有用火经验，并知保留火种，至"山顶洞人"已知人工取火的方法。《韩非子》:"上古之世……民食果蓏蚌蛤，腥臊恶臭而伤害腹胃，民多疾病。有圣人作，钻燧取火以化腥臊，而民说之，使王天下，号之曰燧人氏。"[②]上古圣人往往在医疗卫生上大有作为，以满足民生基本。有巢氏筑屋，伏羲氏制衣，都是原始社会卫生保健的需要。新石器时代的考古遗存除了用火痕迹，还出土了砭石、骨针、骨锥、骨镞、石针、青铜针，为《内经》中提及的灸法、针刺疗法、按摩导引等疗法提供了实物依据，大体构成了医学起源的几种主要源流。医史学家李经纬认为医药卫生起源是以人们生产、劳动、觅食、改善居住和生存环境为中心，同时在其他与此相关的条件、因素的影响下逐步完成的。[③]这个观点放之四海而皆准。因此，医学应当作为探源中华文明的重要切入点，中国医学又以其连续相承为特色，既包含了活态的口传与仪式，也遗存了诸多静态的物证和书证，是层次极其丰富的考察对象。

医学发展早在无文字时代就已露雏形，《内经》也没有直接谈到中国医学起源的具体问题。自古以来，《内经》的读者以医家为主，无论注家从《内经》

---

① 谢观著，余永燕点校:《中国医学源流论》，福建科学技术出版社2003年版，第9、14页。
② （周）韩非撰，（清）顾广圻识误:《韩非子》，《二十二子》，上海古籍出版社1986年版，第1183页。
③ 李经纬著:《中医史》，海南出版社2007年版，第17页。

中提炼、归纳出多少医学、哲学、伦理内容，它仍然只是用来指导医学实践的论文集。而今在西医制度移植我国的现实状况下，《内经》连指导功用的权威性也渐渐失去了。台湾学者李建民在《从医疗看中国史》导言中指出，从事医学史研究的目的在于将其作为"国史"研究的新枝，中国医学是"日常中国生活圈"的重要组成部分。他批评"大陆学者以文献学取胜，历史学的进路不足，与中国文化思想的联系稍嫌不深，而这些正是港台学者致力之处"。①《内经》价值的重建需要突破文献制约，好在不断丰富的材料逐渐充实着证据链，理论与方法的创新亦是研究的突破口。其实在医史之外，前人已经树立了优秀的样板。鲁迅、闻一多、茅盾、周作人、郑振铎、沈从文等作家早已尝试以神话思维理解古代经典，他们结合西方神话学理论，在当时提出了一些对传统事物的新解，代表如闻一多的《伏羲考》《端午考》等。鲁迅在《中国小说史略》中提到神话乃"文章之渊源"，但因诗人的夸大、粉饰使其失去原貌。换言之，鲁迅赞同神话有其真实的存在基础，因而是值得研究的。从20世纪末期开始，以神话思维及文学人类学方法重读古代经典的尝试渐成规模，萧兵、叶舒宪等结合考古材料、传世文物、古代文字、图像、口传文化和民俗等活态文化形式，陆续解读了《楚辞》《诗经》《老子》《庄子》②《山海经》等，为重读经典提供了新范本。这类方法也适用于对文化史、观念史的研究。

　　重读的实践建立在神话历史基础上。在传统学术观念中，历史学研究以严苛考据为基础，神话、传说难登大雅之堂。相反，因为神话的光怪陆离，甚至有对"历史唯物主义"造成干扰之嫌。然而，神话历史是一个反其道而行之的研究思路，它把"历史"架构在某一观念体系中，神话历史所言之"历史"的真实性是在某个具有共同文化认知的群体中被认可、保存的。举例来说，佛教徒将释迦牟尼的神迹视为真实，基督教徒将《圣经》记载视为真实，穆斯林不会怀疑真主的无所不在。根据社会构建理论，对信徒来说，宗教历史是无可怀

005

---

① 李建民主编：《从医疗看中国史》，中华书局2012年版，第3—4页。
② 可参看叶舒宪：《中国神话哲学》《〈庄子〉的文化解析》《〈老子〉与神话》《〈诗经〉的文化阐释》等著作。

疑的"信史"。中国古代许多医家也信奉《内经》的对话是真实发生在黄帝与岐伯等大臣之间的。《内经》的神话历史根植于华夏文明起源期的观念土壤。

神话历史首先是哲学的概念。索绪尔在解释"能指"与"所指"的关系时就强调了其"任意性",即内部逻辑首先建立了符号系统,并在某文化群体内运用。人与人、物与物、人与事物的关系构成了为人熟知的语言的意义,其中一部分逐渐形成了文化传统。维特根斯坦将词语、行动和事物间这套关系称为一种生命形式,因此,表述、阐释世界的方法是由关系决定的。[①]神话历史是以"社会构建"为哲学理论准备的,所以能够补充历史研究的空白。

要考察《内经》的神话历史,问题意识首先需集中在寻找中国传统医学的神话起源,以求唤起中医在文化上的重建。现代社会所谓的"中医",是自1949年以后建立起来的专有概念,是已经现代化了的中医。但为行文方便,本书中的中医,指的是中国传统医学。自新文化运动兴起至今的百年时间,中医所受的批判与嘲弄前所未有。在现代医学数据确凿的临床报告面前,中医陷入难以对话的窘境。但难以对话并不意味着全盘否定,相反,在全世界范围内,中医在绵延至今的传统医学中是最具影响力的古老技艺,且在当代社会仍然发挥着巨大作用。它的比较对象不该是西医。因为无论是在欧洲、美洲还是亚洲其他文化地区,与中医一般古老的传统医学都存在着。只不过随着欧洲数百年的殖民运动和全球化格局,有些传统医学消亡了,有些被边缘化了,有些被吸收、改造后成了"替代医学"。总而言之,西医指的是以实证方法为基础的现代科学,中医指的是以古老文化传统为基础,以整体论、感应论为思维方式的经验技艺。中医与西医不是属于同一范畴的比较对象,自然也谈不上敌对的立场。两者的较量,可谓隔空打拳。

中国医学的起源必然与华夏文明的起源一样,满天星斗,多元多样。《素问·异法方宜论》记载的各种疗法分别起源于东西南北中五方之地,便是一

---

① [美]肯尼恩·格根著:《社会构建的邀请》,许婧译,北京大学出版社2011年版,第11、22页。

证。由此可见，《内经》写作之时，医学派系已开始整合。被视为中医经典的《内经》并非独一无二，中国第一部图书分类目录《七略》著录"医经"类著作"七家，二百一十六卷"，其目如下：

《黄帝内经》十八卷；

《外经》三十七卷；

《扁鹊内经》九卷；

《外经》十二卷；

《白氏内经》三十八卷；

《外经》三十六卷；

《旁篇》二十五卷。①

黄帝、扁鹊、白氏三家是当时为官方所记录的"显学"。按照日本学者山田庆儿的说法，这三家乃当时医学主流三个学派，黄帝学派是其中"最有活动力、最可夸其势力的"，另两派在东汉末年渐渐被黄帝学派吸收并趋于消亡。②《内经》是以黄帝学派为主的一次医学门派集结，意在为学派后人留下"正宗"的医经。迷恋长生不老的秦始皇在焚书坑儒的同时，令"医药卜筮种树之书"不在焚烧之列，客观上保证了我国医学流传的延续性。③因此，相对其他古代经典而言，《内经》对上古传统思想的传承可能更为直接。成书之后，《内经》经后人之手，又被整理为若干版本。具有代表性的是南朝齐梁间人全元起整理的《注黄帝素问》，可惜在宋以后佚失。隋代太医杨上善编撰的《黄帝内经太素》，被称为分类研究《内经》第一家。唐朝太仆令王冰据《注黄帝素问》整理、注释的《素问》成为影响最大的版本。④《内经》的传世足以证明它在中华

① 廖育群著：《重构秦汉医学图像》，上海交通大学出版社2012年版，第147-148页。

② ［日］山田庆儿著：《中国古代医学的形成》，廖育群、李建民编译，台北东大图书公司2003年版，第14页。

③ 李经纬著：《中医史》，海南出版社2007年版，第53页。

④ 李经纬著：《中医史》，海南出版社2007年版，第124-126页。

文明发展过程中的生命力。

《内经》与中国最具代表性的哲学思想——道家思想与儒家思想,关系十分密切,在华夏文化大传统中同源同根。王冰又称"启玄子",亦是一名道士,后人疑其在补注过程中添加了若干篇宣传道教价值观的文章。由他增补加入的"旧藏之卷"包括了《天元纪大论》等七篇,自称从老师那里所得。[①]东汉以上,道家思想在宫廷与贵族阶层中极有势力,在汉武帝独尊儒术之前,黄老之术深得统治阶层喜爱。《内经》与老庄之道的高度契合说明了在医学派系中,黄帝派与上层阶级关系之亲密。《内经》所论述的医学思想应当是宫廷医学的主流之道。儒家"中和思想"则与医学"以平为期"互为印证,医学将阴阳平衡作为维持人体和谐的基本原则。天人合一的思想在医学中体现为人的生理受自然制约,人与自然万物遵循统一运动规律,可将自然规律推及于人。此外,医学对人体阳气的重视与儒家崇阳思想也相互呼应。[②]以儒道思想为代表的先秦哲学与医学思想无绝对分野,《内经》作者群本身不乏道士或儒生,将儒道与医学视为互相影响、互为印证更为合理。《内经》中所蕴含的哲学思想显然是华夏文明大传统在医学书写上的直接反映。

在历史长河中,大传统是真正的、隐匿的支配者,它在文字出现之前早已形成,在国家、民族遭遇外力侵扰时,唯有大传统方能保持一个文化群体的韧性。纵观历史上的文明古国,唯有中国,唯有华夏民族仍然稳定地传承至今,以欣欣向荣之态活跃于世界舞台。这不可不说是华夏文明大传统的伟大力量,也使人不得不重视对大传统的研究。华夏文明是世界各个古老文明中最具说服力的样本,中医又是华夏文明中最有生命力的样本。由医学文化来管中窥豹,借《内经》重建医学的神话历史,是让这部医书为传统文化研究贡献一种尝试。

在医学尚未独立成一门"科学"之前,中国传统社会中的士阶层与医者

---

① 李经纬著:《中医史》,海南出版社2007年版,第126页。
② 中国科学技术协会主编,中华中医药学会编著:《中国中医药学科史》,中国科学技术出版社2014年版,第15-16页。

往往不分家。刘淑芬指出，唐宋时期，中国医疗的四个医事系统分别是：传统医疗（官医和民间医人）、巫医、道医、僧医。[①]作为下层社会医疗主力的游方医、草药医，负责接生的稳婆、药婆等，在民间十分活跃，但能在医学史上留名的，几乎都是饱读诗书的儒医、道医、僧医。因此，文学成为记录治疗的最常见载体，反之，治疗中的文化因素也能够直接影响疗效。文学的定义，有广义与狭义之分。从狭义上看，《内经》采用了问答体、论述体等写作形式，并运用了大量修辞方法。从广义上讲，《内经》文章所记录的疗法借助了仪式、信仰、哲学、巫术等手段，都是对活态文学的生动反映。治疗是手段，康复是目的，以目的为导向的手段，只要有用，都是可以被接受的。中国传统的"体用观"彻底贯穿在《内经》中，也为"文学治疗"提供了早期的范本。

文化学者研读《内经》时特别关注的是与"治疗"这个原型相关的文化表现形式。中国历史上，以疾病和治疗为主体的文学作品比比皆是。唐代诗人白居易被尊为"诗王"，除却大量讽喻风格的现实主义诗作，白居易还有相当数量的与疾病相关的作品传世。收录于《白居易集笺校》中的作品，涵盖了早衰、体弱多病、发白、眼昏、肺渴、全身乏力、视力下降、金丹无效、足疾、齿疏、失眠、头风和兴趣大减等种种关于体感不适的叙述。[②]辛弃疾写给妻子的《满庭芳·静夜思》：

> 云母屏开，珍珠帘闭，防风吹散沉香。离情抑郁，金缕织硫黄。柏影桂枝交映，从容起，弄水银堂。连翘首，惊过半夏，凉透薄荷裳。
>
> 一钩藤上月，寻常山夜，梦宿沙场。早已轻粉黛，独活空房。欲续断弦未得，乌头白，最苦参商。当归也！茱萸熟，地老菊花黄。

---

① 李建民主编：《从医疗看中国史》，中华书局2012年版，第149页。
② （唐）白居易著，朱金城笺注：《白居易集笺校》，转引自：范家伟著，《中古时期的医者与病者》，复旦大学出版社2010年版，第202—209页。

诗中涉及了24味中药名,可谓是医药文字游戏,是文学化的医学。传世的医学入门四书《医学三字经》《濒湖脉学》《汤头歌诀》《雷公药性赋》分别采用三言、四言、七言诗歌体和赋体,运用朗朗上口的歌赋体裁帮助学生牢记中医药知识,极富文学性。[①]人类的记忆永远离不开疾病,从神话、宗教到科学,没有一种"法术"能抵挡疾病和死神的脚步,当人类凝结成一个统一的生命体时,他的叙事主题,始终离不开生老病死。

进入21世纪,生命科学和生物医药的迅猛发展使医学这个概念获得了极大的延展。如果说医学在20世纪之前用于应对身体的"失序"状态,而今的医学则开始重建、修复、优化人类以及身体之外的"有机体"。在遗传筛查、基因排序及改造、器官移植、人造假体等高科技含量医学手段的背后,是庞大的经济利益链,存在着公民身份被重置的潜在可能。医学的发展是人类的福祉——如今这句话被许多社会学家打上了问号,英国学者尼古拉斯·罗斯认为生物医学具有分子化、最优化、主体化、身体知识管理细分化的特点,并且诞生了生命力经济。[②]人工干预的比重逐步提升,在与自然法则博弈的过程中,人类对预言永不熄灭的热情依然存在,即便移居火星,疾病照样存在,对生命的控制和再造到底会将人类带到哪一步?

有疾病,便有治疗。从功能论来看,治疗的范畴要大于医学,反之,医学只是治疗的主要手段之一。确实,在绝大多数人的观念里,医学等同于治疗,两者都是以祛除疾病,恢复健康为目标的。但如果将医学置于现代语境下理解,在医学之外,还有其他的治疗手段存在。

疾病与治疗这对不可分离的概念,在荣格那里是集体无意识的表述,在特纳那里是象征的符号集合,在桑塔格那里是文化的隐喻。循着这条线,治疗的古老主题方能贯彻始终,对疾病发挥作用的,除了能被实验室数据所证实的种种手段,还有一片不可量化的领地。在文学人类学的研究领域里,名之曰"文

---

① 丛书编委会编撰:《中国医学文化博览》,外文出版社2010年版,第12页。

② [英]尼古拉斯·罗斯:《生命本身的政治:21世纪的生物医学、权利和主体性》,尹晶译,北京大学出版社2014年版。

学治疗"。

《内经》毕竟已成书2 000多年，它包含的"文学"成分与当代发生着巨大的割裂，甚至就是为许多医学界人士所不齿、所严厉批判的"糟粕"。这其中有两个重要原因，第一是缺乏正确的解读，《内经》中所蕴藏的"密码"根本没有被正确地"翻译"过来，造成了跨时空的巨大误解。第二是研究的立场问题，这就是山田庆儿指出的研究历史典籍时的两种立场：一是读者的立场，即体系性分析，将对象作为一个被完成了的体系化的著作来分析，这也是迄今为止对《内经》最常见的研究方法，如对其医学思想、病理学说、经络理论等进行专题分析，这是超时间性的立场。二是作者的立场，即历史性分析，"将对象作为处于被制作过程中的东西来对待"，这是时间性或内在性的立场。①如果站在作者的立场，便可以心平气和地分析《内经》中种种疗法和思想观念的由来。事实上，伴随着《内经》广泛的阅读，这些观念在现代社会仍然富有影响力，而文学意义上的治疗所拥有的文化基础恰恰是对今人最有价值的材料。

治疗中的文学成分反映了人类最古老的用于对抗疾病的方式。《楚辞·离骚》以祝术来"迎接"记载于《山海经》中的大巫巫咸："巫咸将夕降兮，怀椒糈而要之。百神翳其备降兮，九疑缤其并迎。"②全人类几乎都曾经甚至正在迷恋于非理性的治疗手段。创立于1866年的美国波士顿基督科学会坚称疾病和痛苦是一种幻觉，所有类型的疾病都被认为是症状，是由它背后的精神状态决定的，这一精神状态可以通过祈祷被治愈，基督科学家具有治愈自身疾病的能力。20世纪50年代，美国有11 000名注册的基督科学治疗师，到了90年代，由于法律等问题，全美仅有不到2 000人。③

大量的文字材料，包括医书、史书、地方志、小说、诗歌、宗教经典等都

---

① ［日］山田庆儿著：《中国古代医学的形成》，廖育群、李建民编译，台北东大图书公司2003年版，第19—20页。
② （汉）刘向辑，（汉）王逸注，（宋）洪兴祖补注，孙雪霄校点：《楚辞》，卷一·离骚经章句，上海古籍出版社2015年版，第41页。
③ ［美］威廉·考克汉姆著：《医学社会学》（第11版），高永平、杨渤彦译，中国人民大学出版社2012年版，第145页。

对文学与医学的交织有着生动记录,考古材料也是强有力的佐证。人类学和民族志的研究成果展现了这类现象的生生不息。如在少数民族中至今可见的"大傩驱疫"仪式,已演化为节庆,依旧生气勃勃。古代文学《九歌》中的《大司命》表现了瘟神下降的狂傲姿态,瘟神的装饰和心怀叵测的面目,主祭老人对瘟神的嘲笑和警告,在唱词中栩栩如生。^①在台湾,《九歌》被艺术家改编为极具表现力的舞蹈,^②在艺术舞台上展现着新的生命力。

现代科学看似"文学治疗"的最大批判者,但包括临床医学、脑神经学、心理学、量子力学等学科竟然为"文学治疗"提供了一定程度上的理论支撑。只是科学的观点必须用科学的语言来表述,因此,"文学治疗"虽具有广泛的群众基础,但社会大众对这个概念的接受度不高。"文学治疗"被简单粗暴地归入心理学、精神医学、风水学和巫术的范畴中,或者仅仅是少数民族的民族志材料。主流社会小心翼翼地守护着科学的领地,以免一不小心踏进伪科学的禁区。所以大多医家在解读《内经》时,也不会过多言及其非医学的部分,即便触及,也努力保持着批判性的立场。

文学化的治疗和治疗中的文学必然会以合法的身份回归公众视野。作为一种延绵不绝的人类普遍现象,只要科学无法战胜全部的疾病,"身—心—灵—社会"医学模式就会继续壮大。"文学治疗"是这个家族中重要的一员,狭义分类的话,还有艺术治疗、戏剧治疗、灵魂治疗、精神分析、音乐治疗等,它们求同存异,殊途同归。人的精神力量已然引起科学家的兴趣,以美国领衔的全球科学家团队在完成了人类基因组排序工程之后的2013年,奥巴马政府再度启动以十年为期的人类脑图谱研究,以了解人类大脑的工作流程。相信在不久的将来,传统字面上"心"和"灵"的运作模式,会被确切地观察到。

综上所述,《内经》对研究中国医学的起源,对中医在当代社会文化层面

---

① 马伯英著:《中国医学文化史》(上卷),上海人民出版社2010年版,第136页。
② 参见台湾云门舞集创办人林怀民改编创造的舞蹈作品《九歌》。

的重建，对文化因素在治疗体系中的互动机制，都有不可忽视的作用。《内经》所代表的深厚医学传统，源于人们对生死的思考，这份思考不仅促生了医学，也促生了宗教和哲学，是大传统中最为深刻的文化动力。只不过医学只涵盖生之事，不涉及死后的世界。

本书所依据的理论是大小传统论和文化符号学，研究方法主要是神话-原型批评和四重证据法，对研究方法的解释将在第二章具体展开。

第二节 《内经》研究的常见视角

对《内经》研究的分类，有两个视角。一个是将《内经》作为某个文化考察单元的组成部分，另一个是将《内经》作为直接的考察对象。

一、作为文化考察单元的组成部分

上海市中医药学会会长严世芸在论述中医文化学的研究范畴时，提出中医学与文化的关系主要可分为四大部分，一是两者的互动关系，二是中医学知识发生和形成过程的文化背景研究，三是中医学文化的总论式研究，四是从文化角度对中医学基本问题的探讨。这四个方面互相渗透，互为影响，其中第二类在当前显得尤其重要。[①]至于《内经》文化的研究范畴，大致也在这几个层面，因此它是系统的、整合的、跨学科的研究领域。

1. 医学社会史

在当代学者中，山田庆儿从《内经》来研究中国医学的形成过程，他不仅确认黄帝学派、扁鹊学派和白氏学派在西汉前期的存在，且进一步指出黄帝学派是针法学派，治疗方法以针为主，辅助性地使用艾和药物。此外，他们还建

---

① 严世芸：《试论中医文化学的研究范畴》，载上海市文史研究馆、上海市中医文献馆编：《中医药与传统文化论坛文集》，2005年版，第8页。

立了"包括生理学、病理学、解剖学、诊断学的医学基础理论"。[①]在《内经》中出现的对话者等,应当是黄帝学派下属的 sub-schools(亚学科),其中黄帝、少师为前期二派,岐伯、伯高、少俞为后期三派,"五行说"的引入作为分期判断依据。[②]我国学者马伯英的《中国医学文化史》是当代研究中医文化历史最为全面的著作,《内经》为其在论述医学基础理论的形成方面提供了全面的证据支持。

由于《内经》是医史研究的主要材料,因而医史学家对《内经》研究多有涉猎,港台学者李建民、梁其姿、林富士,大陆学者廖育群、赵洪钧、余新忠等是其中的主要代表。医学史作为社会文化史的组成部分,已引入了新史学的学术立场和社会学的研究方法,考察对象包括疾病史、药物的诞生与使用、医患关系、疾病与风土观、疾病的隐喻等。如梁其姿的研究《麻风:一种疾病的医疗社会史》[③],通过各类史料的比较,阐述了从中国古代社会到20世纪对麻风病的不同评价。通过医疗看中国历史,会产生许多新鲜的视角。在《从医疗看中国史》中,李建民借助新出土文物,讨论了先秦两汉疾病观;范家伟通过唐代刘禹锡与《传信方》的事件,讨论了患病后人与人的关系,尤其是儒与医的关系;刘淑芬讨论了唐宋时期僧人对医疗的介入,以及僧医所扮演的角色;韩嵩通过考察明代医学的风土观,提出了"北攻伐,南保养"的医学传统;雷祥麟以"常山"这个抗疟新药为切入点,回顾了20世纪20年代开始的废止中医运动。[④]

《汉书·艺文志》著录的方技医籍有36家864卷,唯有《内经》流传至今,以至于《内经》成为讨论先秦医学史的主要资料。随着20世纪下半叶大量考古文物的出土,研究资料大为丰富,早年对先秦医学的认识面临很大改观。李

---

① [日]山田庆儿著:《中国古代医学的形成》,廖育群、李建民编译,台北东大图书公司2003年版,第14页。
② [日]山田庆儿著:《中国古代医学的形成》,廖育群、李建民编译,台北东大图书公司2003年版,第23页。
③ 梁其姿著:《麻风:一种疾病的医疗社会史》,朱慧颖译,商务印书馆2013年版。
④ 李建民主编:《从医疗看中国史》,中华书局2012年版。

建民整理了新出土的方技资料，归纳为16类：① 敦煌医学卷子，其中包括王冰等编次前的《素问》《灵枢》内容；② 满城汉墓医疗文物，内含医针9枚；③ 武威旱滩坡汉代医简92枚，属东汉早期，记录了药物、针灸等方面的知识；④ 马王堆汉墓医书15种，为梳理早期中国医学流变提供了线索；⑤ 阜阳古药书《万物》，残简130余枚，叙述格式与《山海经》相近，该墓还出土《行气》一种；⑥ 阜阳太一九宫式盘，与《灵枢·九宫八风篇》所载一致；⑦ 居延汉简，其中的医疗资料反映了西汉中晚期医学风貌；⑧ 广州南越王墓出土五色药石；⑨ 东汉墓葬出土神药；⑩ 张家山汉简《脉书》《引书》，内容与马王堆出土医书相呼应；⑪ 战国楚简，出自信阳楚墓、曾侯乙墓、望山一号墓、包山墓、天星观战国墓、慈利战国墓，体现了气论的概念；⑫ 郭家岗、马王堆和凤凰山出土的墓主尸体，提供了病理学资料和礼仪背景；⑬ 绵阳双包山经脉木人模型，展现了与《灵枢·经脉》中不同的经脉体系；⑭ 房中术图像，有马王堆帛书、山东安丘董家庄汉墓立柱、四川郫县石棺像、泸州李少君墓出土陶俑等；⑮ 山东境内出土较多的扁鹊画像，展现了汉代的行医方式；⑯ 上海博物馆楚简中的医药类，出土于湖北江陵。[①] 出土文物不仅用来补充、验证传世医书，它们"沉默的发言"也叙述着不被今人所知的历史。与这些文物做最直接比较和印证的文本，必然是更接近于它们所处时代的《内经》。

2. 先秦哲学

《内经》还常常与先秦哲学研究互为交融，程雅君把影响《内经》的先秦哲学观归纳为以下几种：道家生死观、儒家正邪观、墨家名家生命观（标本观）、法家兵家功用思维、阴阳家杂家形神观。[②] 薛公忱主编了《儒道佛与中医药学》一书，由于《内经》是中医药学的主要代表，因此该书也可看作儒道与《内经》思想的比较研究。儒家的本体论、阴阳五行说、天人观、形神观、中庸之道直接体现在医学思想中，天人相参、由人知物、取象比类、格物致知

015

---

① 李建民著：《死生之域：周秦汉脉学之源流》，台北"中央研究院"历史语言研究所2000年版。
② 程雅君著：《中医哲学史》，巴蜀书社2009年版，第485－488页。

的认知方法也被医学所采纳，道家道本论、气一元论、形神观、变化思想的理论形成了医学的思想基础。反之，医学也服务于儒道两教自身发展的需要。作者指出，约成书于西周前期的《易经》主要是对占筮活动的记载，约成书于两汉的《内经》是巫医分离后医学理论的集大成者，《易经》由迷信转变为理性、由巫术转变为哲学，其思想体系对《内经》成书产生了很大影响。①

诸子思想中，《老子》《庄子》以及之后的道教养生术与《内经》关系十分密切。詹石窗指出，《内经》以辩证思维为特征的医学理论给了道教养生家们很大启发，《内经》自魏晋以来受到道门中人的高度重视，直至今天。②道教是对生命最为关注的宗教，不能将道教等同于道家，但它的养生思想脱胎于老庄哲学的贵生之道，在研究老庄哲学的过程中，《内经》时常作为比较材料。例如李振纲的《大生命视域下的庄子哲学》、李霞的《生死智慧——道家生命观研究》等，都论及了与《内经》思想一致的生命观。

3. 学术流派

医学流派在《内经》时代已经得到了清晰的划分，于是《内经》成为学派追溯的重要参考文献。李建民的《周秦汉脉学之源流》，杨洪明、杨绍戊编著的《脉理探邃》是其中代表作。一般认为《内经》是最早记载脉象之书，已提及平、病、绝、怪四类，病理学脉象包括大、小、滑、涩、浮、沉、迟、数、紧、急、缓、坚、散、弦、长、弱、细、虚、实、代、短等21种。③这些记载与《史记》《难经》等都可作对比研究。事实上，对中医经典疗法的研究，包括针灸、砭石、按摩导引、药剂，以及藏象学和传统诊断法，都离不开《内经》这份历史材料。

4. 传统教育

《内经》所涉及的师徒相授模式，被视为研究我国传统教育模式的补充证据。科学史研究认为师徒相授的形成极早，《内经》中描述了中国历史上第一

---

① 薛公忱主编:《儒道佛与中医药学》，中国书店2002年版，第81-82页。
② 詹石窗著:《道教与中国养生智慧》，东方出版社2007年版，第124页。
③ 杨洪明、杨绍戊编著:《脉理探邃》，中医古籍出版社2007年版，第25-26页。

个有"史"可考的师徒传授链：僦贷季—岐伯—黄帝—雷公。《内经》还规定了师徒相授的规则和仪式，挑选传人的严格要求，以及老师对学生的教学方法，如黄帝就要求雷公做到诵、解、别、明、彰这环环相扣的五步。①

二、作为直接考察对象

以《内经》为专门对象的研究，切入点和专注点可以分为以下几类：

1. 综合研究

对《内经》的综合研究主要集中于以下十个方面：《内经》的成书年代；《内经》的学术体系，包括阴阳、五行、天人相应、脏腑、经络、运气、辩证法、诊疗思想与法则、情志医学等；《内经》的撰写人及历史背景；《内经》中出现的不同学说以及互相矛盾的情况；《内经》引书及古医书研究；《内经》的不同版本和篇文组合考察；《内经》中的医学名词、韵文等研究；对《内经》中人物的考证，尤其是黄帝和岐伯；《内经》对华夏医学的影响；《内经》作为考古材料的研究。综合著作如张灿玾主编的《〈黄帝内经〉文献研究》、王洪图主编的《内经》等。

赵洪钧的著作《〈内经〉时代》是对山田庆儿提倡的研究范式的呼应，把《内经》放回到它产生的时代，与同时代的，与其有关的政治思想背景和其他学术进行比较研究。这既是历史研究的一个方法，也是由医学本身的特点决定的。由于医学是植根于多时代的多学科综合知识，对它的研究应当突破学术体系壁垒。赵洪钧主要考察了《内经》与同时代的阴阳五行学说、儒家思想、道家思想和道教、《周易》、天文学、巫术、名医、音乐、地理、生物、军事等各科知识的关联。赵氏认为，既然天人同律，中西医之间、传统医学与现代医学之间当然是可以融合的。②

① 中国科学技术协会主编，中华中医药学会编著：《中国中医药学科史》，中国科学技术出版社2014年版，第40—41页。

② 赵洪钧著：《〈内经〉时代》，学苑出版社2012年版，第1、12、313页。

017

2. 结合临床

中医学者为了使《内经》更好地服务于现代医学实践,将《内经》所涉及的学术体系与现有的临床操作结合起来,取其精华,去其糟粕,通过经文提高临床水平,使《内经》在现代医学中发挥活力。这类研究大多是由临床医生进行的,如黎敬波主编的《内经临床运用》,李德新、刘燕池主编的《中医基础理论》,烟建华的《〈黄帝内经〉学术体系研究》等。

3. 专项研究

上古医籍,包括《内经》在内,虽然有着统一的思想基础,但在表述上又呈现出凌乱的姿态,学者对其进行分切式的专项研究,是为了使内容更有条理。台湾中医师柯建民就专门研究《内经》之脉法,以五运阴阳学说阐释脉学原理,达到以简驭繁的目的。①

4. 文化研究

《内经》研究者主要集中于中医学,此外还包括先秦哲学、文学、社会学、历史学和人类学领域。从古至今,相关研究著述已是汗牛充栋,却较少有直接从神话学角度对其进行考察的。在20世纪之前这并不奇怪,因为尚不具备神话学这样一种学术思维,也没有足够的地下出土材料予以证实或证伪。更重要的是,正统医学和文学都不疑《内经》的真实性,即便认可黄帝与岐伯乃所托之作者,但不疑其所述内容之真实有效。西学影响日甚之后,有许多研究者围绕黄帝与岐伯的身份展开了论述,也触及了战国时代"百家言黄老"的历史背景,但还是少有人将《内经》本身作为中国上古神话思维的投影展开论述。

就医学文化范围而言,《内经》中的天体理论和地理因素得到了学者的普遍关注。天文方面,可以归纳为以下几个主题:二十八宿;五星运行;日行一度,月行十三度;九宫八风太乙游;二十四气、七十二候等。②地理方面,可以归纳为:自然环境、生物环境、人文社会环境。杜晓阳指出,《内经》吸取

① 柯建民著:《内经脉学撮要》,台湾兰台出版社2012年版,第4页。
② 张灿玾主编:《〈黄帝内经〉文献研究》,科学出版社2014年版,第13-18页。

了古代天文学、地理学的知识，把天体演化、宇宙结构和地球上的气化这三种学说结合成自然界的运动规律。①此为"人与天地相参也，与日月相应也"。

对《内经》的文化因素展开专题研究的著作有《〈黄帝内经〉文化专题研究》，论述了《内经》的文化内涵，与先秦哲学中的天人合一、人与天地相参、天地人"三才观"等思想渊源是一致的。基于整体系统思维、取象思维、辩证思维、灵感思维等认知思维方式，《内经》医学形成了独特的"气—精—神"理论内涵，其"治未病"的养生理念至今仍被大力倡导。②

在对《内经》展开文化研究的过程中，已有一些学者关注其中的神话因素，并借鉴西方神话理论来解密《内经》发生、成书背后的社会因素。

对《内经》两位"主人公"黄帝与岐伯的考察是神话研究的重点所在。有学者考证岐伯为方士，③主要依据是《史记》中提到岐伯的三段话都没有说明他是"黄帝太医"，《史记·孝武本纪》和《史记·封禅书》都说"公王带曰：黄帝时虽封泰山，然风后、封矩、岐伯令黄帝封东泰山，禅凡山合符，然后不死焉"。④《史记·司马相如列传》曰："属岐伯使尚方。"⑤《汉书》中的说法也是"诏岐伯使尚方"。⑥《汉书·艺文志》曰："方技者……太古有岐伯、俞拊……"⑦关于岐伯身为黄帝太医的身份，则是后来加上去的，例如《史记正义》注曰："岐伯，黄帝太医。"⑧因此，岐伯作为"方技者"，所具有的技能显然不仅限于医术，在《内经》中他也被称为"天师"。

---

① 金芷君、张建中主编：《中医文化掬萃》，上海中医药大学出版社2010年版，第185页。
② 王庆其主编：《〈黄帝内经〉文化专题研究》，复旦大学出版社2014年版。
③ 周发祥、郭松芝：《"岐伯"考略——兼谈〈内经〉的成书年代》，载《北京中医》，1994年第5期，第11页。
④ （汉）司马迁著：《史记》，中华书局2006年版，第109页。
⑤ （汉）司马迁著：《史记》，中华书局2006年版，第681页。
⑥ （汉）班固著：《汉书》，卷五十七，《列传第二十七上·司马相如传下》，《四库全书》·史部·八·正史类，第250册，上海古籍出版社1987年版，第381页。
⑦ （汉）班固著：《汉书》，卷三十·艺文志第十，《四库全书》·史部·七·正史类，第249册，上海古籍出版社1987年版，第832页。
⑧ （汉）司马迁著，（宋）裴骃集解，（唐）司马贞索隐，（唐）张守节正义：《史记正义》，《史记三家注》，广陵书社2014年版，第218页。

岐伯的官方神仙化过程通常被认为是司马相如为讨好汉武帝所为,其作《大人赋》:

> 邪绝少阳而登太阴兮,与真人乎相求。互折窈窕以右转兮,横厉飞泉以正东。悉征灵圉而选之兮,部署众神于摇光。使五帝先导兮,反大一而从陵阳。左玄冥而右黔雷兮,前长离而后矞皇。厮征伯侨而役羡门兮,诏岐伯使尚方。祝融警而跸御兮,清气氛而后行。屯余车其万乘兮,綷云盖而树华旗。使勾芒其将行兮,吾欲往乎南娭。①

岐伯在此位列十八神仙阵列,被认为是掌管包括医工在内的高级巫师长官。②

在《内经》中,岐伯还屡屡提到僦贷季,《路史》:"神农命僦贷季理色脉,对察和齐,摩踵诰告以利天下,而人得以缮其生。"并指出"僦贷季岐伯祖之师"。③此处可见僦贷季被认为是神农时代的名医。根据《内经》提到的,岐伯师承于僦贷季。有关岐伯籍贯、族系、师承的史料,都过于晚出,因此,岐伯在史籍中的身份应为神话人物。④

也有学者认识到神话人物所具有的文化意义,根据氏族传说,岐伯之名可能是周人发祥的岐地之长老的意思,由此认为《内经》中黄帝与岐伯问答的内容应当代表周族医学。以黄帝徒弟身份出现在《内经》中的雷公,则是东夷文化的代表,因为《太平御览》曰:"大迹出雷泽,华胥履之,生宓羲。"⑤可见伏羲族以雷神为图腾,太昊伏羲氏是东夷先祖,《内经》把雷公"设计"为黄帝

---

① 引文作者注:该段据朱一清、孙以昭校注,《司马相如集校注》,人民文学出版社1996年版,第67-68页。
② 贾利涛:《神话人物岐伯新考》,载《民间文化论坛》,2013年第2期,第42-47页。
③ (宋)罗泌著:《路史》,卷十二·后纪三,《四库全书》·史部·一四一·别史类,第383册,上海古籍出版社1987年版,第93页。
④ 贾利涛:《神话人物岐伯新考》,载《民间文化论坛》,2013年第2期,第42-47页。
⑤ (宋)李昉撰:《太平御览》,卷七十八,《四库全书》·子部·一九九·类书类,第893册,上海古籍出版社1987年版,第747页。

徒儿，是尊周的传统使然。①对医史研究来说，对上古时期的史实、神话和民间传说进行辨析，更有助于考察医学流派和起源。②

书写材料对于岐伯的记录，大致可以分：史诗类、托名类、部分抄袭类、改写类、刻坊刻意为之。③岐伯之外，鬼臾区是一个有相应记载的人物，据《汉书·郊祀志》载，齐人公孙卿曰："黄帝得宝鼎宛朐，问于鬼臾区。鬼臾区对曰：'帝得宝鼎神策，是岁己酉朔旦冬至，得天之纪，终而复始。'"申公曰："鬼臾区号大鸿，死葬雍，故鸿冢是也。"④可见，方士口中的鬼臾区并不是医家，《内经》中鬼臾区的语录也没有显现出医家的特色。赵洪钧指出，根据《汉书·古今人表第八》《内经》中六臣子被班固所承认的仅岐伯、鬼臾区、雷公、少师、少俞出处暂无可查，伯高见于《管子》，只一句。⑤相对而言，对于黄帝神话的研究有更多的材料可依，但也有更多的真伪需辨。主要集中在黄帝被神化的过程，黄帝所代表的部落文化的变迁发展过程，黄帝自身神话特性的研究。

作为神话人文始祖的"黄帝"疑为战国五行学说的产物，或源自"皇帝"、上帝、皇天上帝。甲骨卜辞中的"爱""靠"，典籍中的"喾（佶）"、帝俊、帝喾、帝舜等或许与黄帝有关，甚至为一人。⑥黄帝是虞、夏、商、周时期追溯到的最远的祖先。黄帝还有许多别名，如有熊氏、轩辕氏，后者乃战国时代天文学家首倡，是神话过程的反映。

战国是阴阳家观点盛行的时代，黄帝成为《内经》等"百家言黄老"典籍的托名者，与他的五行特点分不开。⑦这个时期道家、阴阳五行和神仙诸家纷纷融合，《汉书·艺文志》记载道家者流共37家，有《杂黄帝五十八篇》。班

---

① 于铁成：《从岐伯雷公的文化背景看〈黄帝内经〉医学流派》，载《天津中医学院学报》，2002年第2期，第1-3页。

② 赵际勐、樊蕾：《岐伯研究简述》，载《中华医史杂志》，2011年第3期，第179页。

③ 李良松：《〈四库全书〉中的岐伯文献通考》，载《中医研究》，2011年第3期，第75-76页。

④ （汉）班固著：《汉书》，卷二十五·郊祀志，《四库全书》·史部·七·正史类，第249册，上海古籍出版社1987年版，第582-583页。

⑤ 赵洪钧著：《〈内经〉时代》，学苑出版社2012年版，第25页。

⑥ 王宁：《"黄帝"考源》，载《重庆文理学院学报》（社会科学版），2012年第2期，第22-30页。

⑦ 赵洪钧著：《〈内经〉时代》，学苑出版社2012年版，第24页。

固注云"六国时贤者所作";《黄帝说四十篇》,注云"迂诞依托";《黄帝泰素二十篇》,注云"六国时韩诸公子所作",①等等,述其来历,一一指明为伪托。《隋书·经籍志》说:"其黄帝四篇,老子二篇,最得深旨"。②《黄帝四篇》亡佚多年,马王堆汉墓出土的帛书中保存着四篇全文。魏晋以后,黄帝在医卜星相中结合升仙故事广为流传。③再考察《七略》,在《诸子略》中,儒家不托名黄帝,道家托名黄帝四种,占总数十分之一,阴阳家有《黄帝泰素》一种,小说家有《黄帝说》一种。《兵书略》有《黄帝十六篇》一种。《术数略》中托名黄帝者,天文有一家,历谱有一家,五行有两家,蓍龟、杂占、形法家有一种。托名最盛者在《方技略》中,医经、经方共四家,房中和神仙家托名者最多。由此,在托名黄帝风气盛行的汉代,大作为者是道家和医家。④

有学者注意到东夷文化对黄帝所代表的华夏文化的崇拜现象,并推测东夷文化是在屈服于华夏部族之后,才融入其中,共同尊黄帝为始祖的。其证据是黄帝的大臣"风后",《史记·五帝本纪·正义》引《帝王世纪》:"黄帝梦大风吹天下之尘垢皆去,又梦人执千钧之弩屈羊数万群。帝寤而叹曰:'风为号令,执政者也。垢去土,后在也。天下岂有姓风名后者哉?'……于是依占而求之,得风后于海隅,登以为相"。⑤风后在东方海隅,和太皞及其裔族的姓与定居区域相符,风后当为太皞后裔。风后是在涿鹿战后融入黄帝部族的。后世文献所表述的黄帝也是雷神,如《艺文类聚》卷二引《河图帝纪通》:"黄帝以雷精起。"⑥《北堂书钞》卷一五引杨泉《物理论》:"轩辕,雷雨之神。"⑦《太平御览》

① (汉)班固著:《汉书》,卷三十·艺文志,《四库全书》·史部·七·正史类,第249册,上海古籍出版社1987年版,第813页。
② (唐)魏征撰:《隋书》,中华书局1999年版,第728页。
③ 陈成杰、刘保康:《黄帝神话来源考略》,载《湖北大学学报》(哲学社会科学版),1995年第6期,第56–60页。
④ 赵洪钧著:《〈内经〉时代》,学苑出版社2012年版,第26页。
⑤ (汉)司马迁著,(宋)裴骃集解,(唐)司马贞索隐,(唐)张守节正义:《史记正义》,《史记三家注》,广陵书社2014年版,第28页。
⑥ (唐)欧阳询撰,汪绍楹校:《艺文类聚》(上),上海古籍出版社1999年版,第34页。
⑦ (唐)虞世南撰:《北堂书钞》,卷一百五十,《四库全书》·子部·一九五·类书类,第889册,上海古籍出版社1987年版,第777页。

卷五引《春秋合诚图》："轩辕，主雷雨之神。"①《太平御览》卷六引《天象列星图》："轩辕十七星在七星北，如龙之体，主雷雨之神。"②正因东夷部族本崇拜雷神，在与华夏部族融合之后，把雷神信仰加到黄帝身上，而非黄帝本身就具备雷神特性。③

因此，黄帝故事虽为神话，但它是华夏文明起源前夜的部落、方国态势的抽象化，甚至有人认为"有熊国"的建立说明国家形成已经具备条件。④由于神话的发展在黄帝身上堆积了许多文化内容，通过幻想、夸张的手段加以表现。有学者建议这类不能作为历史本身的神话，应当称为社会神话。⑤正如钱穆先生说的："黄帝是奠定文化最低一层基础的伟人。"⑥即便这些伟大都是后人所赋予，却反映了华夏民族对人文始祖的塑造方式。在塑造过程中，后人的种种编码方式才是研究重点所在。

对黄帝神话的一个最重大编码就是其"四面"的特征。与先前人身蛇尾的伏羲、女娲，人身牛首的炎帝等神话人物不同，黄帝没有动物性特征了。《太平御览》卷七九引《尸子》说"古者黄帝四面"，⑦黄帝的形貌只有神话特点，没有动物的影子。⑧"四面"所具有的文化内涵，推测纷纷。有说是对黄帝部族走婚制的反映，⑨有说是中央之帝称霸四方。1959年在湖南宁乡出土了一商代晚期人面方鼎，鼎腹的四面以浮雕形式刻画了人面，其特征具有浓郁的女性化气

---

① （宋）李昉撰：《太平御览》，卷五，《四库全书》·子部·一九九·类书类，第893册，上海古籍出版社1987年版，第207页。
② （宋）李昉撰：《太平御览》，卷六，《四库全书》·子部·一九九·类书类，第893册，上海古籍出版社1987年版，第214页。
③ 叶修成、梁葆莉：《黄帝神话传说与东夷文化》，载《湖北民族学院学报》（哲学社会科学版），2007年第1期，第75页。
④ 李玉洁：《黄帝与有熊国传说试析》，载《郑州大学学报》（哲学社会科学版），2010年第1期，第131页。
⑤ 田兆元：《黄帝的神话与历史真实》，载《河北学刊》，1994年第3期，第81页。
⑥ 钱穆著：《黄帝》，生活·读书·新知三联书店2004年版，第37页。
⑦ （宋）李昉撰：《太平御览》，卷七十九，《四库全书》·子部·一九九·类书类，第893册，上海古籍出版社1987年版，第755页。
⑧ 田慧霞：《黄帝神话新考》，载《中州学刊》，2004年第3期，第170-171页。
⑨ 郑先兴：《"黄帝四面"神话的历史学阐释》，载《河南师范大学学报》（哲学社会科学版），2008年第2期，第138-139页。

息,圆眼、弧眉、高颧、阔嘴、双耳肥大,头上部两侧有勾云纹犄角,下部饰有手爪纹。该鼎高度为38.5厘米,内口长29.8厘米,宽23.7厘米。四面神所呈现的方向性,可视作部落酋长们靠征战和掠夺土地而获取权力,把黄帝当作地神来信奉。黄帝位居大地中心,四张面孔分别对着东南西北四帝,即伏羲、炎帝、少昊和颛顼。爱好争斗的"四帝"不断兴风作浪,制造兵戎事端,爱好和平的黄帝于是被迫起兵,"以灭四帝"。[①]"四面"被用于表达地理空间的方位概念从抽象演绎为具象,而且以威严的面目宣示了中央之帝至高无上的霸权。[②]

对于"黄帝四面"的理解,大多学者都承袭自孔子,即由宇宙论的四方概念,衍生出道德意义上治理四方的圣王模式。后世各种与"黄帝四面"神话有关的文化现象只不过是作为文化元观念的天道模式的具体表现。比较其他先秦哲学,张和平认为,"黄帝"与"道""太极""太一"等表示中国古代哲学元范畴的概念同义,代表了造物主、世界本源和世界全体,"黄帝四面"随之成为中国古代哲学元命题之一,与此相似的有"道生万物""太极生四象""太一出两仪"。[③]

"黄帝四面"的文化特性与黄帝作为创生者的身份具有紧密的联系,由此也引出黄帝神话的另一个创生者符号——昆仑。《山海经》屡次提到:

> 海内昆仑之虚,在西北,帝之下都。昆仑之虚,方八百里,高万仞。上有木禾,长五寻,大五围。面有九井,以玉为槛。面有九门,门有开明兽守之,百神之所在。在八隅之岩,赤水之际,非仁羿莫能上网之岩。(《山海经·海内西经》)[④]

---

① (宋)李昉撰:《太平御览》,卷七十九,《四库全书》·子部·一九九·类书类,第893册,上海古籍出版社1987年版,第755页。
② 朱大可:《黄帝与牡丹:华夏神话的对偶叙事》,载《花城》,2012年第1期,第181-182页。
③ 张和平:《神话隐语与天道模式——"黄帝四面"之谜的再解读》,载《北京师范大学学报》(社会科学版),2007年第4期,第67页。
④ (晋)郭璞撰,(清)毕沅校:《山海经》,《二十二子》,上海古籍出版社1986年版,第1371-1375页。

又西北四百二十里，日峚山……其中多白玉。是有玉膏，其原沸沸汤汤，黄帝是食是飨。是生玄玉。玉膏所出，以灌丹木，丹木五岁，五色乃清，五味乃馨。黄帝乃取峚山之玉荣，而投之钟山之阳……天地鬼神，是食是飨；君子服之，以御不祥。(《山海经·西山经》)①

《淮南子·时则训》也说：

中央之极，自昆仑东绝两恒山，日月之所道，江、汉之所出，众民之野，五谷之所宜，龙门、河、济相贯，以息壤湮江水之州，东至于碣石，黄帝、后土之所司者，万二千里。②

黄帝和昆仑在远古融为一体，处于完全相同的叙事语境中，以至于人们认为和黄帝有关的神话，就是关于昆仑的神话。③《穆天子传》："吉日辛酉，天子升于昆仑之丘，以观黄帝之宫。"④古人认为昆仑为"道"之所在，昆仑之虚成为观察事物的演变和运化的理想之地、神圣之地。神境昆仑的人生指向是长生不死，道境昆仑所表现的则是对绝对自由的追求。⑤于是，若研究道家神话，黄帝与昆仑是最典型的象征符号，两者是完美创世理想的文化编码。

关于"昆仑"一词，有学者认为本是"混沌"的谐音，天地四时之从昆仑而出说明"昆仑"与开天辟地的关系。⑥叶舒宪以昆仑之玉神话为切入点，结合《山海经》中黄帝种玉、食玉的描述，后世陶渊明对琼浆玉液的想象，以及

---

① (晋)郭璞撰，(清)毕沅校：《山海经》，《二十二子》，上海古籍出版社1986年版，第1344页。
② (汉)刘安撰，(汉)高诱注，(清)庄逵吉校：《淮南子》，《二十二子》，上海古籍出版社1986年版，第1229页。
③ 朱任飞：《玄珠·昆仑神树·曲商之木——〈庄子〉中黄帝遗玄珠神话的原型考察》，载《中州学刊》，1998年第1期，第86页。
④ 顾实著：《穆天子传西征讲疏》，上海科学技术文献出版社2015年版，第63、68页。
⑤ 朱任飞：《昆仑、黄帝神话传说与〈庄子〉寓言》，载《学术交流》，1996年第6期，第103-107页。
⑥ 尹荣方：《〈山海经〉创世神话考论》，载《文艺理论研究》，2010年第2期，第36页。

医书中对玉保健养生功能的评价介绍,指出华夏民族将崇玉文化的源头上溯到华夏人文始祖黄帝的神圣行为,表现的正是民族记忆中华夏文明肇始的"创世记"。由玉石信仰大传统而酝酿出的玉文化小传统体现在诸多方面,如祭祀和巫术中的用玉礼仪,以玉为主题或隐喻的神话传说,以玉内涵作为道德的人格培育和教育范式,佩玉用玉制度和相应的社会规则,围绕玉石价值的语言习俗,以玉作为命名素材和汉字构形等,玉文化小传统随着部族征伐、文化传播和互动,在中原国家奠定了绵延几千年的社会现实,也影响了周围的文化群体,最终成为文化之根,是中华文化认同的基本要素。[①]

由黄帝神话到玉石神话,核心就是对华夏文明源头的追溯、解读,只有确认了意识形态的文化大前提,才能进一步理解作为小传统的文本所承载的文化基因,才能将体现在不同领域内的文明发展过程勾连起来。

《内经》与中国先秦时期其他典籍一样,蕴含着神话传说、神话叙事、神话思维、神话表象、神话仪式,因此研究维度不可能脱离神话,它是中国医学传世文本中最古老、最完整的材料,为文明起源的研究提供了新的维度。

第三节　一部"文学治疗"的文本

以上是对《内经》相关研究进行的回顾,本节将对"文学治疗"研究进行回顾。之所以要将研究回顾分为两个主题,一是因至今尚未发现对《内经》开展文学人类学视角的研究,二是"文学治疗"的研究成果与本书涉及的理论、方法及研究目标相关。

在笔者看来,《内经》是我国上古时期最为经典的"文学治疗"文本。本书将《内经》作为一部具有神话思维的医籍看待,所以自然也将《内经》视为

---

① 叶舒宪:《玉石神话与中华认同的形成——文化大传统视角的探索发现》,载《文学评论》,2013年第2期,第94、101页。

一部"文学治疗"文本。文学与治疗的关系在前科学时代相融无间,以《内经》为代表的富含哲理思想的医学绝非独立的学科,古人不曾将两者做明确分类,其割裂是随着近代学科的分门别类发生的。尽管如此,在面对文学疾病叙事或医学文化时,研究者还是深刻了解了两者的不可割裂性。或者说,两者在研究中互为支撑。这对构建医学的文学属性,对文学发生的反思都大有裨益。至此,且以"文学与治疗"为主题,回顾国内外学者在这方面的成果。

太阳神阿波罗掌管着医药与诗歌,人类寻找医学与文学关联性的努力在神话中早已体现。文艺复兴时期,被称为"伟大的笑匠"的法国医生、作家弗朗索瓦·拉伯雷试图用快乐来抚慰平民的心灵。18世纪以降,赫赫有名的医生还包括托比亚斯·斯摩莱特、奥利弗·戈德史密斯、济慈、柯南道尔、契诃夫、毛姆、克罗宁、沃克·帕斯等。①

中国的医生作家也比比皆是。《内经》蕴含着优美的文学性,体现出那些不知名的撰写者所具有的高度文学素养。《内经》之后,这项传统在医家和作家中得以延续。明代李时珍的《本草纲目》具有鲜明的文学特色,弃医从文的鲁迅从拯救身体转为拯救中国人的灵魂,郭沫若曾留学日本学医,当代作家余华做过五年牙医,张海迪学会了针灸等医术,池莉在武汉钢铁公司医院做过五年医生,残雪曾是赤脚医生,冯唐拥有北京协和医学院医学博士的学位,毕淑敏行医长达20多年。②他们弃医从文,或亦医亦文,寻求着身体和灵魂的解放。

再看文学作品,作家描写疾病和医疗的内容更是常见。巴金享寿百年,但疾病却相随一生,他在《灭亡》《第四病室》《寒夜》《激流三部曲》等作品中描述了疾病所带来的痛苦体验,并以疾病为观察人物和社会的出发点。他屡次描述肺病,这不仅与他自身经历相关,也将此作为宣泄忧愤的时代情绪的出口。描述肺病的还有郁达夫的《银灰色的死》《南迁》《茫茫夜》《烟影》《蜃

027

① M Faith McLellan, Anne Hudson Jones: Why Literature and Medcine? *The Lancet*, Vol 348, July 13, 1996, pp.109–111.

② 邓寒梅著:《中国现当代文学中的疾病叙事研究》,江西人民出版社2012年版,第8页。

楼》……萧红的《小城三月》,张爱玲的《金锁记》《花雕》《创世纪》……①除了肺病,文学作品还偏爱精神病、传染病、性变态、难产等疾病,而真实目的则是表现这些疾病的社会学意义。

　　无论是《内经》的作者还是后来的医生作家,都没有专门提到"文学治疗"。当研究者把"文学治疗"作为专有名词提出时,发现它的存在与文学发生一样古老。采用文学人类学方法研究《内经》,在探讨医学起源的同时,不可避免地将文学发生机制一并带入了。

　　作为一个专门的研究课题,"文学治疗"所得到的承认和重视仍然是极其有限的。它是文学、医学、社会学、人类学、心理学的交集,所有的学科都随着时代的进步调整着自身边界。20世纪又相继诞生了医学社会学和医学人类学,所以,今人才会对所谓"文学治疗"研究的真正起点问题感到困惑——而它原本并不成为问题,在古印度吠陀时代,诗歌正是为治病而唱的。今人的遮蔽,使之制度化和僵化,逐渐变成了难以解开的难题。如果一定要找到分界点,笔者认为,医生有意识地主动介入"文学与医学"两者的关联,可视为"文学治疗"作为被研究者关注的起点。

　　1879年,美国医生约翰·萧·比林斯就撰写了有关卫生事业和社会学的著作,1894年查尔斯·麦克因特尔写了一篇论述健康社会因素的文章,其中出现了"医学社会学"这个术语。1927年,第一部社会学视角的医学书籍《医学进步的社会因素》出版,作者是伯纳德·斯特恩。1935年,劳伦斯·亨德森在其撰写的一篇文章中,把医生和患者看作一个社会系统,亨德森本人也从哈佛大学的一位医生和生物化学家变成了社会学系老师,并培养出塔尔科特·帕森斯这位高徒。帕森斯在1951年出版的《社会系统》中,首次提出了"病人角色"概念,并在社会观点中建立了对医学的功能分析。②虽然从19世纪末到20世纪上半叶的医学与社会学研究中并没有明确提到"文学治疗"的概念,但医学研

---

① 邓寒梅著:《中国现当代文学中的疾病叙事研究》,江西人民出版社2012年版,第82-115页。
② [美]威廉·考克汉姆著:《医学社会学》(第11版),高永平、杨渤彦译,中国人民大学出版社2012年版,第4-5页。

究者已经开始将医学与非医学的社会因素联系起来分析和论述。

　　与《内经》和社会史的关系类似，医学史、疾病史的材料在"文学治疗"研究中具有相当的参考价值。史家在书写过程中，为医学与宗教、政治、经济和文化等领域的关联积累了大量鲜活的记录。以中国医疗史为例，其写作始于20世纪初，先驱者有陈邦贤、伍连德、谢观等医生与史家，之后的范行准、马继兴、李涛、刘伯骥、赵璞珊、马伯英、李经纬、林富士、李建民、梁其姿等学者均在不同时期作出重要贡献。国外的中国科学史家李约瑟、鲁桂珍、山田庆儿等著作影响甚巨。①医学史材料为"文学治疗"的梳理提供了丰富宝藏。

　　1982年是"文学治疗"研究里程碑式的一年，尽管在此之前数十年，文学已被纳入现代医学院研究与教育，但这一年约翰·霍普金斯大学出版的期刊《文学与医学》正式划定了其研究范畴。文学与医学独立成为专门的学科。《文学与医学》如今一年出版两刊，汇集了医学、人文和社科领域的研究者文章，他们将文学与文化文本用于研究疾痛、创伤、身体和其他医学事项，可以说是医学回归人文化趋势的学科结晶。而另一本创立于1823年的英国顶尖医学期刊《柳叶刀》也在20世纪90年代后期专门辟出了"文学与医学"专栏。由于《柳叶刀》的读者大部分为工作在一线的临床医师和医学从业者，该专栏的文章也体现出极强的可操作性和实证性。有趣的是，如《柳叶刀》《美国医学会杂志》等医学期刊甚至会在每一期都刊登一首文学诗作，仿佛一再提醒严格受训于科学殿堂的医生们不要忘记雪莱的《阿波罗之歌》，诗人与医生互为救赎，两者的目标是相同的：维护光与秩序，抵抗黑暗与疾病，创建美与健康的和谐，医学服务于身体，诗歌服务于灵魂。②此外，还有创刊于1975年的《医学伦理学杂志》，创刊于2001年的《临床医学》等医学杂志都开始探讨"文学与医学"这个主题。

---

① 梁其姿著：《面对疾病：传统中国社会的医疗观念与组织》，中国人民大学出版社2012年版，第9页。

② Anne Hudson Joans, Literature and Medicine: Physician-poets, *The Lancet*, Vol 349, Jan 25, 1997, pp.275–278.

自"文学与医学"被确立为研究课题起,相关的研究主要分为三大类,一类主要站在医学实践角度,一类将医学因素运用于文学批评,还有一类关注治疗在社会上的文化建构功能。

第一大类研究主要站在医学实践角度。心理学家弗洛伊德擅长把文学作品作为精神分析的对象,把艺术创作的动力归之于"力比多"能量的升华,启发了"文学治疗"的未来发展。以生物动力论来解释"文学治疗"的机制有一定的合理性,但如果用来解释艺术家的创作则未免庸俗。[①]虽然弗洛伊德在"文学与医学"的研究方面做出了卓越贡献,但他的问题就在于对科学方法论的过度执着,试图在精神和心灵研究领域建立一套放之四海而皆准的衡量体系。

从20世纪60年代开始,美国医学院教育课程中开始加入文学课,主要目的自然是服务于医学,当时的教学信条是:教他们阅读,是为了医学地训练他们。两位教育先驱分别是文学教授Joanne Trautmann Banks和精神病学家Robert Coles,他们的教学重点都放在对医学伦理的培养上。从70年代开始,对医患关系的研究逐渐深入,论题也细分化为女性角色、艾滋病、老年化、死亡等。在这类课程中,学生们受训从病患角度书写疾痛,从而培养他们对病人的同理心。再往后,伦理的运用已不仅仅停留在同情心的养成上,学者们将兴趣转向了通过文学来加强医疗认知水平,希望通过各种形式的文学手段帮助医生和病人共同提高治疗水平,使病人更加积极地参与到医疗实践中。[②]

从伦理教育着手,将文学融入医学可以说是现代医学教育体系的一道突破口,所有致力于研究和运用"文学治疗"的人士都在"回归完整的人"这样一个价值观导向下开展工作。一些医生撰写的行医经历成为最好的书面教材。20世纪30年代,美国全科医生、儿科医生威廉·卡洛斯·威廉姆斯将13个治疗小故事结集为《医生的故事》出版,其中一篇《使用外力》讲述了医生在给一个疑似患了白喉的小女孩检查时,不顾小女孩的坚决反抗和家人的担忧,强行

---

① 麦清、郝琦:《弗洛伊德与文学治疗》,载《天津市教科院学报》,2005年第6期,第70页。

② M Faith McLellan, Anne Hudson Jones: Why Literature and Medcine? *The Lancet*, Vol 348, July 13, 1996, pp.109-111.

完成了喉部检查。故事对以医生为代表的权威和家长制作风提出了批判和反思，这些也成为新一代医学生在走上从业岗位前需要思考的问题。类似的作品还有塞尔泽医生出版的《给一位年轻医生的信》。由此，Anne Hudson Jones 认为，只有积极地将文学运用于医疗实践领域的人才能更好地发展"文学与医学"这门学科。[①]

自20世纪80年代起，英国在部分医学院中开展了"反思写作"课程。这是纯粹自由的写作，涵盖人群包括全科医师、护理人员、监护人员、幼儿照料者、精神科医师、儿科医师、老年人照料者等，基层医疗者通过写作增加了对自身工作的了解，也为研究者提供了富有价值的文本。[②]与此相匹配的，社会学家阿瑟·弗兰克在1997年出版了《受伤的讲述者》，依据他的标准，疾痛可分为：恢复、混乱、探求、证言。Cohn 和 Shapiro 认为医学生的书写也可以按照这个类别来划分，由于医学生都受过严格的专业训练，因此，他们的文本会展现出不同特点。这项实验从2002年7月开展至2006年1月结束，收集了299位在妇产科实习的三年级学生的书写文本进行分析。[③]这一类研究的目的是考察医疗工作者的认知和情绪，符合提高医疗服务水平的内在需求。

正如 Skelton，Macleod 和 Thomas 所言，对医疗从业者来说，文学是一种思维方式，拥有文学思维有助于避免陷入唯科学论的极端。科学不愿意接受可测量范围之外的解释，但囿于科学的认知水平有限，以生命为对象的医疗从业者有时候需要勇气突破唯科学的解释方法。拥有文学思维的医生善于从病人的各类表达中发现线索，这些线索可以作为循证医学的有益补充。[④]

除了伦理教育，文学也被运用在叙事治疗中。正如符号学大师罗兰·巴特

---

① Anne Hudson Jones, Literature and Medcine: An Evolving Cannon, *The Lancet*, Vol 348, Nov. 16, 1996, p.1360-1362.

② Gillie Bolton, Stories at Work: Reflective Writing for Practitioners, *The Lancet*, Vol 354, July 17, 1999, p.243-245.

③ Therese Jones, Felicia Cohn, Johanna Shapiro, Minding the Gap(s): Narrativity and Liminality in Medical Student Writing, *Literature and Medicine*, Vol 30, No.1, Spring 2012, pp.103-123.

④ J R Skelton, J A A Macleod, C P Thomas, Teaching Literature and Medicine to Medical Students, Part II: Why Literature and Medicine? *The Lancet*, Vol 356, Dec 9, 2000, pp.2001-2003.

的观点，叙事永远在那里，如同生命本身，是全人类的、永恒的、跨文化的。医学叙事研究并不单纯归于文学或者医学，而是继伦理培养之后更为深入的跨学科尝试。在美国，这个研究阶段的高峰出现在1982年到1991年间，学者们将文学理论的方法植入医学文化领域，尤其着重于提高医患沟通的效率。从医者的角度来看，主要分析医生的表达方式是否有利于病人对诊断的接受度及治疗意愿的加强。[①]在Hurwitz看来，临床医生原本就是在"叙事"中度过职业生涯的，临床工作就是基于症状、符号、表达、情绪、行为模式和感受上做出认知和反应。具体来说，临床医生对叙事的解读包括五个步骤：倾听碎片式的描述、组织语序、观察姿态、解释症状、发现原因。[②]

从病人的角度来看，叙事研究给诊疗带来了更加深刻的内涵，自传体式的疾病叙事在医疗实践中变得愈来愈有价值，因为"叙事透露出病人和家属不会亲口吐露的信息"。McLellan的研究发现，相对急症，慢性疾病患者拥有更加丰富的叙事题材，叙事者包括癌症、神经症、精神疾病和艾滋病等患者。而叙事形式和载体也随着媒体多样化的发展而愈加丰富，研究样本已经涵盖了日记、信件、电子邮件、出版物和网络论坛等。无论采用何种形式，叙事主人公的总体目标是趋同的："试图弄明白在他们身上发生了什么，试图划分出疾病在他们生命中的边界，去躲避有时会汹涌而来的嘈杂和黑暗。"[③]叙事研究为文学介入医学提供了更加广阔的应用空间，从而对医学和文学人类学的结合提出了需求。

伴随着西方国家移民问题的突出，治疗过程中的困难展现出了新特点。其中，多元文化人群在西方医学科学面前面临的困境引起了研究者的注意。虽然医疗机构有着改善沟通的动力，但知易行难，《文学与医学》在2014年的秋季

---

① Anne Hudson Joans, Literature and Medicine: Narrative Ethics, *The Lancet*, Vol 349, Apr 26, 1997, pp.1243−1246.
② Brian Hurwitz, Narrative and the Practice of Medcine, *The Lancet*, Vol 356, Dec 16, 2000, pp.2086−2089.
③ M Faith McLellan, Literature and Medcine: Narratives of Physical Illess, *The Lancet*, Vol 349, May 31, 1997, pp.1618−1620.

特刊专题讨论了医学、文学与宗教三者割裂的现象以及融合的紧迫性。学者们求助于文学，它是表达人类最基础情感的方法，它可以作为有力的传播渠道。早在19世纪早期，歌德就介绍了世界文学的概念，200多年来这个概念被不断丰富着，世界文学对医学的贡献在于，当西方国家的传统医护体系无法涵盖多元文化需求时，对世界文学的了解有助于从业者拓宽视野，重新调整对健康与文化的预期，减少偏见。①

Downie认为文学对医学的帮助正是医学回归"全人"观念的体现。他把文学与医学互相交融的现象总结为四种类型：① 写作者自我医治，如契诃夫。② 各类文学形式被设置为医疗主题，包括戏剧、小说、电视剧、电影等。③ 医疗从业者从非医学主题的文学阅读中获益。④ 医者从"全人"角度来理解病人。② 当科学的理解遇到局限时，文化角度的理解可以作为补充。

第二类研究集中在将医学因素运用于文学创作和批评。将医学背景与文学创作结合在一起的作家比比皆是。契诃夫的名句"医学是我的合法妻子，文学是我的情人"在"文学与医学"研究者看来最具代表性。如果善用精神分析法，那么几乎所有的文学作品都可以从医学角度来加以剖析，但McLellan的研究还是聚焦于"医者文学"的创作类别上。他把从医生到仅受过医学训练但从未执业的创作者都考虑在内，医者文学可以分为三类。

一是案例写作，如奥地利精神科医师弗洛伊德的《少女杜拉的故事》，俄国文化心理学奠基人卢里亚的《记忆大师的心灵》。

二是当医生无法用医学科学来充分解释某些现象时，则通过写作来做补充说明。例如美国神经科医生米歇尔写的《乔治·戴德罗的奇怪事件》。③

三是纯虚构小说，如对死亡主题进行分析的《钟形罩》，精神病患者自传

---

① Karen Thornber, Editors's Introduction: World Literature and Global Health, Reconfiguring Literature and Medicine, *Literature and Medicine*, Vol 31, No.2, Fall 2013, pp.x–xxi.

② R. S. Downie, Literature and Medicine, *Journal of Medical Ethics*, Vol.17, No.2, Jun 1991, pp.93–96,98.

③ M Faith McLellan, Literature and Medicine: physician-writers, *The Lancet*, Vol 349, Feb 22, 1997, pp.564–567.

体小说《水中的脸》，讲述忧郁症的《黑暗的一幕》，表现人内在痛苦的《内在的卫兵》，[①]可谓不胜枚举。总而言之，医者文学的任务是为了融合外部世界与人自身的经验。

但是文学的功能不仅仅是救赎，也有反面。对于那些视文学为生命的作家，一旦失去创作，就等于失去了生命的支柱与依靠，过分醉心于文学的治疗，反而会导致心理畸变，甚至生命支柱的断裂。[②]诺贝尔文学奖获得者川端康成即为一例。

在文学批评中，以治疗作为视角的研究也很常见。疾病的文化隐喻被认为是理解"文学治疗"的重要前提。姜彩燕在分析中国现代文学中的疾病隐喻时，发现这个阶段文学作品中的疾病素材常与三个主题联系起来：对文明的隐喻与批判、现代文人的浪漫风气、作家对主人公的道德评判指向。由此证明在漫长的疾病书写史中，疾病已经突破作为个体生命的痛苦体验，常常作为修辞手法或隐喻丰富着文学创作，并附带着社会的、文化的、道德的、政治的或者美学的含义。[③]

李蓉从性别的角度考察女性疾病的政治、文化隐喻，认为女性在对疾病的自我书写中，将疾病作为重要的情节线索，而非一般细节，疾病与人物的性格、命运等有直接联系，"形成了与男性对女性疾病的符号化、象征化的书写不一样的疾病书写特征"。[④]苏珊·桑塔格是西方现代社会著名的女性疾病主题书写者，她自身患病的经历，对社会的深刻洞见，令她站在女性病患的角度，对疾病的被过度解读提出严正批评。

王立新、王旭峰认为"宣泄满足论"及"回归传统"是文学的两大疗效。文学可以满足人类被压抑的需求，归根结底是因为文学叙事和作家个体心理的

① Femi Oyebode, Christina Pourgourides, A Letter to the Editor, *The Lancet*, Vol 348, Sep 28, 1996, p.894.
② 王丰收：《虚构与践行：从文学治疗看现代文学中的自杀》，中山大学硕士学位论文，2009年。
③ 姜彩燕：《疾病的隐喻与中国现代文学》，载《西北大学学报》（哲学社会科学版），2007年第4期，第81页。
④ 李蓉著：《中国现代文学的身体阐释》，中国社会科学出版社2009年版，第324页。

直接关系导致了由内而外的心理宣泄与满足。他们通过比较研究文革叙事和20世纪后期的犹太文学，认为人们往往通过文学手段回归传统，获取文化上和身份上的认同。同一文化族群中稳定的价值体系帮助当事人从容地应对突发事件，抚平因灾难和病痛带来的心理创伤。[①]该研究提出了文学"传统结构"对接受者心灵认同的重要作用，也因此得出结论，"文学治疗"的主要作用局限于医治精神和心灵创伤。

郑怀林、郑琪研究了枚乘《七发》中所记载的吴客对楚太子的治疗，首先指明楚太子所患的是生活方式病，其次吴客所用的方法是"话疗"，尤其是吴客就"观涛"这一主题的精彩描述和引导，与冥想治疗有着异曲同工之妙。作为汉赋代表作之一的《七发》，"富含医学心理学的思想"。[②]

Garden分析了18世纪末著名的小说《夏洛特·藤布尔》。小说描述了一个15岁的英国少女在法语老师的诱惑下，背井离乡与老师私奔到美国，随之发生的是一个始乱终弃的不幸故事。小说的作者是女性，在这部小说诞生的时代，女性依旧只能仰望父权的权威，但新大陆的蓬勃崛起促使女性独立萌芽。主人公夏洛特对旧有制约并不彻底的反抗，造成了她的乡愁、苦闷、疾病、精神崩溃和死亡。研究者观察到了夏洛特一生中"床"的喻义，从病床到产床，再到临终之床，这张床象征着主人公所处的社会环境。[③]悲剧点燃了读者心目中追求自由的火种，病苦中的夏洛特承载了当时女性的心理痛苦，因而此书也在出版后成为畅销书。大量针对拉美文学和女性文学的研究，都可以从压抑、苦闷与发泄、唤起角度去解读。

赵述晓、肖向东分析了莫言的童年经历在其小说作品中的影射，童年的饥饿投射在《铁孩》《酒国》和《四十一炮》中，孤独和暴力投射在《透明的红

035

---

① 王立新、王旭峰：《传统叙事与文学治疗——以文革叙事和纳粹大屠杀后美国意识小说为中心》，载《长江学术》，2007年第2期，第73页。

② 郑怀林、郑琪：《从〈七发〉看西汉时期生活方式病的文学治疗思想》，载《陕西中医学院学报》，2008年第1期，第67页。

③ Rebecca Garden, Confined to Bed: Illness, Narrative, and Female Authority in Charlotte Temple, *Literature and Medicine*, Vol 31, No 1, Spring 2013, pp.40-62.

萝卜》和《枯河》中。莫言不幸福的童年生活成了他日后的创作灵感之源，在创作过程中，潜意识中流露出的儿童视角、儿童形象成了莫言作品独树一帜的风格。①

张昕研究了余光中的乡愁诗，对祖国统一的渴望，对回到传统文化之根源的迫切，都化作诗人的语言，从而以乡愁为物象宣泄情绪。诗歌作为心理调节的手段，化消极为积极，客观上引导作家脱离苦闷心态，起到心理上的修复、疗救效果。②张昕在另一篇论文里研究了迟子建的作品，迟子建经历了较多的不幸，她的父亲中年去世，留给她孤独的童年，婚后丈夫又英年早逝，此后她沉浸在写作中，写作使迟子建实现了自我疗愈，把自己引向了心灵健康的道路。③

白晓荣解读了阿富汗裔美国作家卡勒德·胡塞尼的《追风筝的人》，战乱给阿富汗带来了极大创伤，作家通过富有激情的语言表达了悲悯的情怀，以文学安抚战乱中人们的心灵，对具有相同文化身份的作家本人来说，也在作品中完成了自我身份的寻找、自我心灵的疗救。④

第三大类研究是关注治疗主题在社会文化构建中的影响。学者首先试图突破的就是文学的传统定义，以求回到文学的原初功能和原初状态。叶舒宪在《文学与治疗——关于文学功能的人类学研究》中，指出对文学功能的认识需要有新突破。人类作为文化动物，通过独有的符号系统创造了文学世界，在这个世界里，人的情感、意志和理性之间的冲突得以缓解，内心的障碍得以消解。文学能够维持身心健康，维护个人与社会之间的平衡关系，建设健全的人

---

① 赵述晓、肖向东：《简论莫言缺失性童年经验与文学治疗》，载《湖北职业技术学院学报》，2009年第4期，第66页。
② 张昕：《从文学治疗功能解读余光中的乡愁诗》，载《现代语文》（文学研究），2011年第3期，第66页。
③ 张昕：《释放苦痛，淡忘忧伤——从文学治疗功能解读迟子建的作品》，载《宝鸡文理学院学报》（社会科学版），2012年第3期，第84—87页。
④ 白晓荣：《心灵的疗治与救赎——从文学治疗看〈追风筝的人〉》，载《山花》，2013年第8期，第144页。

格。^①如果仅仅将文学预设为文字的表达，那么"文学治疗"至少失去了长达几千年的大传统考察样本。叶舒宪继而指出，文学发生的温床和土壤就是史前社会中的仪式表演，包括巫医、萨满等法术，随着社会发展，"仪式表演转化为戏剧艺术，仪式的叙述模拟转化为神话程式，仪式歌辞转化为诗赋，巫者特有的治疗功能也自然遗传了后世的文学艺术家"。^②仪式行为是人类特有的符号能力的显现，对其象征性意义的理解可被视为文学批评。

詹福瑞、赵树功通过对六朝时期文学的研究，提出我国文学兴发时期，娱情亦是重要的功能，甚至是与生俱来的功能。文学的审美功能是消遣娱乐功能的进一步升华，直接影响了中国文体的发展以及文学史的发展。一直以来，我国文学史和批评史在文学功能的研究方面发展出许多理论，却没有在娱情需求这一部分有所建树。中古时期，诗词本为文人佐酒之辞，小说、戏曲更是为了消遣娱乐而兴起，研究者不应忽视这些功能。^③古人对此已有觉悟，如曹植对文学作用的看法，可见《与吴质书》"慷慨有悲心，兴文自成贡"。还用以娱乐消遣，"顷何以自娱，颇复有所述造不"。^④

大量的民族志材料为治疗参与文化构建提供了许多鲜活的案例。印度《阿达婆吠陀》的治病咒诗、布依族的祷诗治疗仪式、藏族《格萨尔》中艺人的治疗、柯尔克孜族史诗《玛纳斯》中的萨满治疗、哈萨克祛病的阿尔包歌、殷商的文学治疗、蒙古萨满教的文化病因学、阿姐鼓与藏传佛教的"六字真言"是最为典型的文化遗产。这些跨越年代、民族、地区的案例，有些只留存于口头传说或书面记载中，有些依旧在民间仪式中保留着活力。"从巫史同源和巫医不分的远古事实，足以给出一再的启示：出自巫觋之口的祝咒招魂一类诗歌韵

---

① 叶舒宪：《文学与治疗——关于文学功能的人类学研究》，载《中国比较文学》，1998年第2期，第88页。

② 叶舒宪：《文学与治疗——关于文学功能的人类学研究》，载《中国比较文学》，1998年第2期，第90页。

③ 詹福瑞、赵树功：《从志思蓄愤到遣兴娱情——论六朝时期的文学娱情观》，载《文艺研究》，2006年第1期，第65页。

④ 穆克宏主编，郭丹副主编：《魏晋南北朝文论全编》，上海远东出版社2012年版，第17页。

语,从形态上看属于文学,从功能看却不是为了审美或者文艺欣赏,而是和巫医治疗的实践活动密不可分。巫师、萨满们上天入地的幻想能力,给神话叙事和仪式表演带来的文学、美学感染力非同小可,但那些也不能理解为纯粹的文艺或者审美活动。"①

王艳凤、杨荣用文学人类学的方法论述了印度史诗《罗摩衍那》的"文学治疗"和禳灾功能,指出《罗摩衍那》以复活情节突出疗救意识,以神与人的故事凸显精神疗救,言语的咒力和庄严的仪式是人类原始思维相通的部分。②

在我国,"文学治疗"作为一门专门的研究课题历时不久,曾宏伟在《文学治疗研究十年:回顾与反思》中总结:在中国(大陆),"文学治疗"研究真正肇始于20世纪90年代末,其标志性事件首先是叶舒宪于1998年发表的两篇文章《文学治疗的原理及实践》和《文学与治疗——关于文学功能的人类学研究》,这两篇论文第一次明确地提出了"文学治疗"的概念……1999年,《文学与治疗》一书由社会科学文献出版社出版,其中收录了许多关于此主题的论文。③武淑莲在分析"文学治疗"的原理时,主要以心理学和美学为依据,从创作者和接受者两个角度考察了拥有治疗功能的文学,并"呼吁把文学(艺术)的治疗功能作为文学的第四功能,认识它的客观存在性和预见性、现实性的特点,进入文学理论教材,把它纳入文学本体,来探求文学(艺术)治疗的文学理论意义、方法论意义"。④唐秋燕考察了"文学治疗"在人类学、叙事学领域的应用,指出"文学治疗"不仅能够运用于心理疾病和精神创伤,对生理疾病也有一定的治疗作用。⑤

比较发现,英美国家研究者中医学从业者比例较大,包括基层护理人员。

---

① 叶舒宪:《文学治疗的民族志——文学功能的现代遮蔽与后现代苏醒》,载《百色学院学报》,2008年第5期,第23—34页。
② 王艳凤、杨荣:《试论〈罗摩衍那〉的文学治疗功能和禳灾功能》,载《内蒙古师范大学学报》(哲学社会科学版),2014年第3期,第19—22页。
③ 曾宏伟:《文学治疗研究十年:回顾与反思》,载《学术界》,2009年第1期,第279页。
④ 武淑莲:《文学治疗作用的理论探讨》,载《宁夏社会科学》,2007年第1期,第151页。
⑤ 唐秋燕:《文学治疗原理分析》,湖北民族学院硕士学位论文,2013年。

国内学者大多集中于人文社科专业，在少见的医学工作者中，基本也来自精神医学和心理学研究领域。从研究的样本来看，文学文本和仪式文本是必不可少的材料，而基于临床观察、实验、抽样调查的样本是国内研究严重欠缺的。在选择研究方法时，以文本分析、田野调查为主，国外学者学科背景的多样性使他们也会适量采用社会科学的方法，开展定量研究。经过多年的积累，以"文学与医学"为主题的专业期刊为研究提供了学术阵地，典型的如《文学与医学》，其他医学专业期刊也纷纷辟出专栏持续讨论文学话题，相对而言，国内尚没有高质量的主题刊物，与此相关的是《医学与哲学》。

遗憾的是，在丰富的研究资料中，《内经》基本上停留在作为引文的阶段，它本身的深刻性尚未被文学研究者发掘出来。笔者认为，把《内经》当作文学文本，挖掘出服务于人类学研究的线索，以及把《内经》作为人类学考据材料，考察它对文学发生、发展的影响，都是大有可为的。之所以要参考大量国内外"文学治疗"的研究文献，是因为这有助于为剖析《内经》的文学人类学因素提供思路："文学治疗"研究的成果可以用于《内经》医学发生的构建，反之，《内经》的医学文化研究成果也可以给"文学治疗"带来启发。对于《内经》开展的多方位研究，包括文学在内，在"文学治疗"这个学科概念出现之前的数百年已经开始了。

人文主义是长久以来被医学界所倡导、宣传的，但就学科发展来讲，医学破壁而迎接文学依然是任重而道远之事，形成这个局面的原因是综合性的。在医学专业的研究者看来，人文研究缺乏实验的支持，其研究结果缺乏被反复论证和检验，因此可操作性、可实践性并不强。对人文研究者来说，医学知识的高度专业性和封闭性仿佛戒备森严的堡垒，一旦闯入一不小心就会踩到雷区，因而也不愿意贸然深入。事实上，任何学科都有天然的缺陷和壁垒，学者们尝试着放下偏见，建立复合型学科，显现了突破壁垒、开拓学术疆界的信心。

对中国医学发生的兴趣，对《内经》文化复兴的期待，对"文学治疗"重回医学应用领域的努力，是本书的初衷。之前的相关研究罕有从神话历史角度剖析《内经》的，所以这是本书的创新和巨大困难所在。《内经》与其他先秦典籍类似，蕴含着丰富的神话传说、神话叙事、神话思维、神话表象和神话仪式，所以研究《内经》的维度不可能脱离神话。

　　本章分为两个主题，一是对《内经》相关文化研究回顾，包括其作为文化单元的组成部分被考察，以及作为直接考察对象，二是对"文学治疗"的研究回顾，因为之前从未有人以文学人类学的方法来研究《内经》，与此同时，"文学治疗"的相关研究成果与本书涉及的理论、方法、研究目标都有紧密联系。通过文献回顾发现，《内经》可谓是上古中国最为经典的"文学治疗"文本。

第二章

突破书证的虚构性

第一节　大、小传统视野

近年来，文学人类学研究提倡一个观念：在大传统的视野中考察小传统。

医学文化当然也不能例外。获得2015年诺贝尔生理或医学奖的中国药学家屠呦呦，被媒体戏称为"三无"科学家，即无院士头衔、无博士学位、无留洋背景。屠呦呦教授经过多年潜心研究，受到东晋道林医生葛洪《肘后备急方》中"青蒿一握，水一升渍，绞取汁尽服之"[①]的启发，发现了青蒿粗提物的高效抗疟作用，为抗击疟疾这个世界性的传染病做出了杰出贡献。早在2011年，屠呦呦就获得了被称为诺贝尔奖风向标的拉斯克奖，她在当时的采访中说，这是中医药走向世界的一项荣誉。讽刺的是，诺奖结果一出，国内媒体竟然首先陷入了"诺奖不是颁给中医""青蒿素提炼是现代医学的胜利"等论调中，似乎急不可耐地要在第一时间撇清现代科学与中医的关系。

且不论现代医学与中医的隔阂到底有多深，就大众媒体的态度，足以看出"中医"在现代社会的隐喻，似乎象征着传统、守旧、反科学、伪科学。即便有诸多知名人士仍然为光复传统医学呐喊，仍抵挡不过主流舆论的批判。从学派间的口诛笔伐，到中医院的分科西化标准设置，这些实则都是小传统视野中知识分类后的较量。倘若知识界能拥有大传统的视野和胸怀，就不会发生这场高下莫辩的夸功赛。

屠呦呦将青蒿素用以抗疟，是利用低温乙醚从青蒿中提取有效成分。据说这一低温提炼的"反常"思路来自葛洪"绞汁"一说，从而改变了传统中药制作时的"水煎"法。但这些细节在大传统面前并不重要，中国的医学大传统向来推崇天人相通，千百年来指导着人们从大自然中寻找对抗疾病的物质。

---

① （晋）葛洪著：《肘后备急方》，卷三，《四库全书》·子部·四〇·医家类，第734册，上海古籍出版社1987年版，第407页。

以"神农"命名的中国药物学典籍之作《神农本草经》,就是神话与药物的结合,是先民在对抗疾病时采取神话思维的又一例,与《内经》有着异曲同工之妙。

最早提出"大传统"与"小传统"二元区分法的是美国人类学家罗伯特·雷德菲尔德。他指出,"大传统"是指代表文明或国家权力,由城镇知识阶层掌控的书写文化传统,"小传统"是指代表乡村的,由乡民通过口传方式传承的俗民文化传统。其"文明"概念是以有无文字书写为判断标准的。叶舒宪结合中国文化的认识要求,引入历时性的长时段视野,重新区分了大、小传统,按照符号学的分类指标,"小传统"指由汉字编码的文化传统,"大传统"指前文字时代的文化传统。①将文化传统重新分层后,直接反驳了无文字就是无历史的偏见。

在屠呦呦的案例中,无论是葛洪《肘后备急方》中记录的青蒿绞汁,还是屠呦呦研究组的乙醚提炼青蒿素,都是对小传统知识的继承、改造、发扬,因为它们来源于已形成文字记载的某一项技巧。这些技巧的有效实施则源自深远的乡民大传统:由求生繁衍中产生需求,从生产实践中积累经验,从哲学思维中形成体系。在文字产生之前,人类的医学传统,也是依靠口传心授。可以说是源于无文字,传于无文字,在大传统的源流中,医学文化早于小传统之前就建立了。

《淮南子·脩务训》记载:"神农乃始教民……尝百草之滋味,识水泉之甘苦……当此之时,一日而遇七十毒,由是医方兴焉。"②《帝王世纪》记载:"炎帝神农氏……尝味草木,宣药疗疾,救夭伤人命,百姓日用而不知,著本草四卷。"③虽然神农是传说人物,但这些记载都围绕着一个"尝"字。用今日的话语来解释,"尝"便是实践,既是屠呦呦无数次实验的尝试,也是葛洪绞汁法

---

① 叶舒宪著:《中华文明探源的神话学研究》,社会科学文献出版社2015年版,第98、101页。

② (汉)刘安撰,(汉)高诱注,(清)庄逵吉校:《淮南子》,《二十二子》,上海古籍出版社1986年版,第1296页。

③ (晋)皇甫谧著,陆吉点校:《帝王世纪·世本·逸周书·古本竹书纪年》,齐鲁书社2010年版,第4页。

的尝试。屠呦呦的灵感或许来自葛洪的文字记载，但葛洪的方法可能来自民间的传授和自己的实验。每一项小传统知识都根植于大传统，每一位研究中国医学文化起源的学者，都不会错过传说人物，包括伏羲氏、神农氏、黄帝、岐伯、巫彭、扁鹊、僦贷季、桐君、俞跗、少俞、伯高、鬼臾区、雷公、少师、巫咸、苗父等，这是为何？因为在被认为是专业知识的医学形成之前，有着一个以经验和口传为基础的大传统文化作为依托，医学的起源躲藏在大传统的迷雾中，但谁都不怀疑答案必然在大传统中，所以神话学的方法成为研究者逐渐仰赖的路径。程雅君在《中医哲学史》中说："医学起源少不了对史前时代，即原始人类卫生活动的考察，这不仅是医学、医学史研究的前提，也是哲学、哲学史研究的必要。"①可惜的是，大、小传统的断裂是已然发生的事实，在文化研究中，书写文字的权威性掩盖了代表着大传统的活态文化、口传文化、出土文物的"发言权"，它们要么被忽视，要么被生硬地与文字匹配，其价值并没有被正确发挥。医学史研究本就是历史研究中的冷门，而从事医学工作的人士往往又经过长年科学思维训练，综合两者，要在大传统的视野下研究医学文化，可谓难上加难。

　　心理学家荣格曾经批判西方人患上了一种新病——科学与宗教的冲突。事实上，这也是现代中国人的通病，诚如荣格所言：科学的批判哲学基于一种错误的判断而否定性地变成了形而上学——唯物主义。而物质不过是一种假设，是人们创造出来的某种象征，用来代替未知的东西，在荣格看来，这种东西也可以被说成是"精神"或别的东西。②他在一篇论述《易经》的文章里，特别赞扬了中国人的天赋与智慧，他指出中国没有发展出西方意义上的科学，是因为西方科学是建立在因果性原则的基础上。因果性作为公理性质的真理，基础正在动摇，所谓自然律只不过是统计学意义上的真理而已，中国可能就是一个应该被允许的例外。"当西方人小心翼翼地进行着筛滤、权衡、选择、分

---

① 程雅君著：《中医哲学史》，巴蜀书社2009年版，第11页。
② ［瑞士］卡尔·古斯塔夫·荣格著：《精神分析与灵魂治疗》，冯川译，译林出版社2012年版，第150页。

类、隔离等工作时，中国人的视野却囊括了所有的一切乃至最微小、最无稽的细节，因为观察到的瞬间情境正是由所有这些成分所构成。"①当西方学者努力理解中国式大传统下的学术与文化时，中国人又为何拿着西方尺寸的帽子往自己头上硬套呢？之所以会生搬硬套，是因为对大传统的遗忘，造成了抗拒和轻视。

所以，在对《内经》进行文学人类学研究时，求诸神话与象征，就是对大传统的回归。中国医学文化的主干，与无文字时代的大传统一脉相承，与同时代的诸子百家相辅相成，大、小传统此消彼长。《内经》以文字形式上承无文字时代的神话思维，下启知识分野的文化基因，只有结合大、小传统的文化观念，才能充分理解《内经》在中国医学发展，乃至整个中国传统文化中的重要作用。

第二节　突破文献的知识考古

研究《内经》，通常是将其作为一门单纯的知识考察对象，由此产生了对《内经》的拥护、批判乃至批判地接受。这类研究的价值能够体现在对医学知识和医学文化的追溯中，但在重建文化意义上的医学史时显得苍白无力。至今鲜有人关心《内经》的文化价值，比起秦汉其他哲学流派，《内经》的思想性和文学性或许都无法与之比较。《内经》之所以成为经典，多半还是以医学知识文献的身份，它一直都是作为"知识的文本"传世的，上古医学知识成了研究者对它持有巨大兴趣的主因。但从文学人类学的视角看来，它为什么会成为经典，比它作为经典讲了什么更有意义。

文献，作为一种最主要的、最具有影响力的话语，在以往的历史学术传统中，可以独立成为研究单位。研究者采用各类文献和文字材料互相印证、互为

①　［瑞士］卡尔·古斯塔夫·荣格著：《精神分析与灵魂治疗》，冯川译，译林出版社2012年版，第117-118页。

补充，在比较中证实或证伪。历史学的首要任务就是解释文献、确定真伪，文献本身就是历史，再参与到新的历史构建中去。历代史官高尚的地位，源于他们对书写权力的掌握，对历史评价的影响。

法国思想家米歇尔·福柯对文献这个巨大的话语发起了重要批判，他在《知识考古学》一书中声明了知识考古就是要重建曾经的文献来源，这些来源如今已远远消失在文献背后。重建失落的来源指示了历史学的人类学转向，其依靠的关键手段——考古学，是重建工作中最为有力的。历史对文献进行物质性的研究和使用，包括书籍、文本、叙述、记载、条例、建筑、机构、规则、技术、物品、习俗等，对一个社会而言，历史是文献获得地位和确立的方法。[①]但问题在于，后人所获得的历史材料必然是断裂的，不是改朝换代意义上的断裂，而是本身在时间序列中的不连续。以《内经》为例，没有充分的材料记录它是源于何种传统，基于何种情境而成书的，而所谓的"黄帝派"医学也仅仅是由今人学者通过各种推导而得出的猜测性结果。《内经》作为独立的文本，其本身就有极大的虚构性，所有创作出来的文本都具有这样的特点。也因此，如果不改变研究的单位，《内经》就不得不止步于狭义文学的范畴了。

独立的文本不足为证，相互关联的历史材料同样是危险的。正如法国哲学家巴什拉指出的，要打破认识论的条条框框，就要把它们从它们的虚构同谋关系中澄清出来。[②]话语的创立是以承载意识形态为诉求的，中国医学哲学的研究者已经指出，《内经》中渗透着不止一家一言的先秦哲学思想，包括了道家生死观和虚静大通，因循时势的思维方式；儒家正邪观和中庸调和、直觉体悟的思维方式；墨家、名家对中医标本观的影响；法家、兵家的功用性、实效性的影响；阴阳家、杂家的形神观的影响。[③]《内经》诞生的时代，无法脱离诸子百家的影响，这是小话语与大话语的关系。高文柱曾在20世纪80年代参与了

---

① ［法］米歇尔·福柯著：《知识考古学》，谢强、马月译，生活·读书·新知三联书店2007年版，第6页。

② ［法］米歇尔·福柯著：《知识考古学》，谢强、马月译，生活·读书·新知三联书店2007年版，第3页。

③ 程雅君著：《中医哲学史》，巴蜀书社2009年版，第485-488页。

《黄帝内经素问》(简称《素问》)的校注工作,与大多数学者一样,他也同意《素问》作为一本论文集是不同时代的产物,其思想体系与核心内容应当创始于战国,他举了这几个例子:

(1)阴阳五行学说大约形成于西周,盛行于春秋,战国后期哲学家邹衍首先将阴阳和五行两个概念作了结合,这个结合被医家用来指导医学理论。

(2)《素问》精气学说与战国稷下学派倡导了精气学说相一致,有《管子·内业》做比较。

(3)《素问》倡导的"恬淡虚无""去世离俗""独立守神"的养生思想与老庄道家"清静无为""见素抱朴""少私寡欲""养神全形"相符。

(4)《素问》中最大的进位数是万,与《庄子》《韩非子》记载的相一致。

(5)《周礼》中对五行、五味、五病、五毒、五谷、五色、五声、五气、九窍、九藏、四时等的描述,几乎与《素问》雷同。

(6)《素问》写作大多采用韵文,先秦诸子著作大多是这样的语言风格和文体结构。

(7)《素问》中提及的官爵与先秦时期官爵吻合。

(8)《素问》提到的"信医不信巫"反映了战国时期开始出现巫医分离。

(9)有一些出现在《素问》中的书名,与公乘阳庆传授仓公之书内容相近。

(10)《素问》对针刺疗法的论述包含了砭石与九针两种器具,符合战国时期铁针刚被利用,砭石尚未被淘汰的情况。而《山海经》记录了砭石盛行的情况。

(11)《素问》中的天文纪时,正是先秦时期的纪时方法。①

同理,《素问》的其他特点也透露出汉人增补修订的痕迹,对《内经》成书年代的全方位考察,正是通过相关联材料对历史的考察。因为方法的限制,这些考察工作也只能在书证间进行,近年来一些学者运用地下出土文物,例如

---

① 高文柱著:《跬步集:古医籍整理序例与研究》,中华书局2009年版,第434—436页。

马王堆医书、秦汉简帛等材料，对汉代之前的医学传统进行追溯，在发现大部分是符合之前的书证推论时，也发现了一些疑点，比如河图洛书的来源与经典记载矛盾，甚至引出对圣数"五"的重新思考。

考察同时代的其他材料有助于了解文本形成的时代背景，建立起相应的逻辑关系。考古学在另一个层面上可以加固因果关系的可靠度，本书采用一系列考古材料就是基于此思路。但就华夏文明大传统而言，无文字时代的材料是无法通过文献来呈现的，考古学和人类学的方法是目前仅有的选择。但在引入理论方法之前，首先要具备一个清楚的认识，即《内经》不仅代表着传统医学知识，也是文学的、哲学的、政治的、科学的文本，它是一部综合的知识文献，所以具备巨大的考察价值。

知识考古学面对的对象，绝不能根据字面意思就认为是古老的"知识"。在这个语境中，知识不是当代社会所理解的科学知识。利奥塔尔把知识分为科学知识和叙述性知识，科学知识不等于全部知识，它与另一种知识总是处于竞争和冲突中。[①]这个拗口的表达是对重新定义知识合法化的要求，知识的制定权到底掌握在谁手里？就拿中国传统医学知识地位的边缘化来说，在现代科学的权力统治下，传统医学的评判方应当是谁？当传统医学受到冷落时，为他们叫屈喊冤的人有没有思考过，造成知识被遗弃是否还有其他因素？利奥塔尔提醒，知识性质不会亘古不变，只有被转译为信息量才能成为可操作的、可接受的、可以进入新渠道的实用，否则就会遭到遗弃。[②]以《内经》为代表的传统医学知识，在现代社会面临的最大障碍就是缺乏转译，它在医学科学层面上的价值一落千丈，但很少人发现它在重构文化大传统上的潜在作用。

《内经》作为进入上古神话时代的一把钥匙，力图显现话语形成与非话语范围之间的关系。《内经》的话语不限于凝固的文字，也包括被视作中医正宗

049

① ［法］让-弗朗索瓦·利奥塔尔著：《后现代状态：关于知识的报告》，车槿山译，南京大学出版社2011年版，第29页。
② ［法］让-弗朗索瓦·利奥塔尔著：《后现代状态：关于知识的报告》，车槿山译，南京大学出版社2011年版，第13页。

的医学思想。《内经》话语的背后所蕴藏的深厚大传统,已渐渐遗失。利用先秦时期的思想、文化、政治背景来阐述医学经典的形成,已经成为一种方法,但好奇心总是促使人还要继续发问。任何文献总不能凭空形成,观念亦是如此。运用知识考古学的理论来研究观念史,就有希望获得突破。中国医学的起源是个十分难解的谜,科学史和文化史都在某一个时间节点就无法再深入了,因为史学研究者通常不会触及虚无缥缈的神话。知识考古本身就打破了传统的史学治学方法,它重建了考察对象的单位与结构,提供了打通学科的可能性。

按照福柯的说法,大可以将一部作品的结构作为单位来考察,先断裂,再重建,体现的是不破不立的精神。本研究的考察对象不是中国传统医学,不是上古医学"黄帝派",不是医家,不是先秦哲学,当然也不是医学人类学或者医学神话,而是单纯的《内经》文本,以及与文本内容关联的文化传统,其中既有神话的,也有政治的、哲学的、医学的,甚至民俗的。之所以选取神话学作为指导原则,是因为在这些思想观念中,有理由认为神话是早于其他存在的,是能够被追溯到的最古老的精神因素。医史学家廖育群在评价早期巫术治疗时指出,"如果没有文化人类学家的剖析与归纳,便不会有从思维方式视角进行解读的'巫术概念'浮出水面——无论过去还是现在,都将始终处于如古人所言'百姓日用而不觉'的状态"。[①]人类的童年时代就形成了知识,没有合适的学术语言能够描述"神话知识",但《内经》的神话历史在无文字时代已经获得了相应的证据,这是将考古学引进观念史研究后的成果。

《内经》的思想土壤就是一部流动的历史,它的诞生、结集、补充、改写、成为经典、评价等,所有的动态发展都有值得研究的地方。总有一个人,在某一时某一地写下了后来成为《内经》的第一个字,即便其创作动机与后来相去甚远。相信在落笔第一个字之前的岁月极其漫长,中国人用两千年来传承《内经》知识,却不知用多少年来形成《内经》思想体系,这就是本书最感兴趣的地方。

---

① 廖育群著:《繁露下的岐黄春秋:宫廷医学与生生之政》,上海交通大学出版社2012年版,第16页。

第三节　神话—原型批评

加拿大文学批评家弗莱认为，探求原型实际上就是一种文学上的人类学。[①]据此反推，对《内经》开展文学人类学研究，最基础的方法就是探求原型。

国内对于原型理论的研究可以参考《神话—原型批评》[②]，这本书系统地论述了原型理论在西方的发展，选编了弗雷泽、赫丽生、荣格、鲍特金、弗莱、威尔莱特、列维-斯特劳斯等西方文化学者的代表性文章，以及叶舒宪、程金城、彭兆荣等国内学者的研究文章。前述的西方学者是原型理论在近一个世纪以来的研究主力，尤以弗雷泽、荣格和弗莱最具影响。

原型，英文是archetype，出自希腊文archetypos。古希腊先哲柏拉图认为一切现实都是理念的影子，所以理念是客观事物的原型。[③]英国人类学家弗雷泽在《金枝》中所描绘的民间习俗是跨国界、跨种族的，通过比较不同文化间的巫术思维和仪式行为，《金枝》为理解人类早期文化提供了巨大的启示，推动文化变化的最直接动力就是原型。弗雷兹的研究促生了文化人类学的主要力量"剑桥学派"，也就是后来的"神话—仪式学派"，他们的工作主要是在被割裂的原始文明与现代文明之间建立起有机联系，使众多文化现象得以在史前背景中得到解释。

在荣格的分析心理学中，原型是被抑制和遗忘的心理素材，尚未经过意识加工，是心理体验直接基点的心理内容。"从本质上讲，原型是一种经由成为意识以及被感知而被改变的无意识内容。"在荣格的另一个重要概念"集体无意识"的内涵中，其基本构成就是原型。荣格特别指出，原型的一个众所周知

---

① 叶舒宪编选：《神话—原型批评》，陕西师范大学出版总社有限公司2011年版，第12页。
② 叶舒宪编选：《神话—原型批评》，陕西师范大学出版总社有限公司2011年版。
③ 叶舒宪编选：《神话—原型批评》，陕西师范大学出版总社有限公司2011年版，第9页。

的表达方式是神话与童话。①为了论述原型的作用，荣格举了许多例子，他对东方文化有着浓厚的兴趣。在比较了神秘的曼陀罗和古老的《易经》之后，荣格相信两者间尽管存在着象征思想的根本相似性，但无需有任何直接影响，它们所含的思想是从本土产生，相互独立的。荣格于是感慨"关于这些被无意识地运作的象征的相同源头的知识已全部丧失"。②原型在不同的学术语境里有着不同的表达，它是神话学中的母题，是文学批评中的文学象征、象征群、联想群（弗莱），是哲学中的象征（卡西尔），它是源自人类本能的无意识形象。自从原型理论建立之后，它不仅在文学批评中发挥着作用，也被广泛用于对人类精神文化所有的具体形式的研究，这些形式无不是象征活动所创造的产品。

作为大文学概念范畴的《内经》，在面临深广的史前背景时，必然要借助于原型理论对医学原理、治疗仪式做出解释。中国传统医学和其他理性传统一样，出发点都是非理性。在非理性的原始人那里，孕育的正是日后被视为理性的知识。但在早期，它们还属于神话的言说。《内经》中遗留着神秘的知识相授仪式，展现为歃血、沐浴斋戒，并将知识藏于金匮和灵台。荣格把这类知识称为"部落知识"，它们始终神圣又危险，"所有秘传教学都试图理解未曾被目睹过的心理事件，都自称拥有至高权威"。"它们的庙宇、宗教经典以形象与文字的形式，昭告远古时代流传下来的神圣教旨，使其可以到达每一颗虔诚的心、每一双敏锐的眼、每一缕幽远的思想。""通过传统的演变和传承，形象在变得越漂亮、越崇高、越全面的同时，越是远离个人经验。"③医学知识是荣格所谓的部落知识的组成部分，保持氏族的繁衍、生命的永续是全人类共同的诉求，也是最为神圣的知识。

当《内经》被系统整理为论文集时，已经成为远离原始经验的文献。它比

---

① ［瑞士］卡尔·古斯塔夫·荣格著：《原型与集体无意识》，国际文化出版公司2011年版，第7、36页。

② ［瑞士］卡尔·古斯塔夫·荣格著：《原型与集体无意识》，国际文化出版公司2011年版，第325、349页。

③ ［瑞士］卡尔·古斯塔夫·荣格著：《原型与集体无意识》，国际文化出版公司2011年版，第8-9页。

传统的文学更为理性，它的规整和理性由一代代经验传授者后续加工而成，这些无名的知识传授者构成了"集体的人"。程金城指出，原型置换变形表明了"集体的人"在自身历史发展中的不断完善和抉择。[①] 现代人在比较现代科学知识和古老的经验型叙述知识时，会产生很大的疑问和排斥。基于相同的道理，《内经》成书时代的人们也会排斥更为古老的神话知识体系，以诉诸文字为高明，只是他们仍不自觉地在新的知识建构体系中继续书写神话，留下线索的恰恰是"不发言"的原型。

原型批评在弗莱等人的发扬下已经被灵活运用于多种文化形式的研究，与神话对接则是提升原型批评应用深度和广度的又一次进步。神话之于大传统的重构无疑具有决定性作用，原型则在混沌中亮起一盏明灯，华夏文明大传统中有迹可循的原型是支持多重证据论证的核心内容。《内经》与大传统互相依存的原型，包括作为上古图腾的"熊—有熊氏""大母神—道""阴阳""风—鸟—气""头颅崇拜—还精补脑""玉—德—身体象征"等。对原型的界定是谨慎的，一方面因为历史无法重现，更何况是史前的神话时代，另一方面因为精神和心理现象无法重现，更何况用以说明的实物尚不足够。但手握原型批评这把钥匙，至少能确立研究的方向。从弗洛伊德到荣格，从弗莱到费德莱尔，原型批评的运用空间正在不断拓展，这是文学人类学得以解读经典的重要方法。正是基于原型批评，以层层推进、环环相应为特点的多重证据法才会应运而生。

第四节　四重证据法探源

本节要说明的是文学人类学的重要研究方法——四重证据法，这是一个具有批判性的重大命题，必须具备理论方法作为研究的支撑。

---

① 程金城著：《原型批判与重释》，东方出版社1998年版，第225页。

四重证据法强调的是证据链,在刑事案件审判中,上下游证据必须互为印证,形成合理的逻辑,方能促成判案。上古史是最大的疑案,国人信古、尊古、崇古的悠久传统,在《内经》托名撰书一案中即可见一斑。尤其在书写文明垄断了文化继承、传播的主要渠道之后,文字和经典的权威让沉默的真相躲藏得越来越深。20世纪上半叶,以顾颉刚为首的古史辨运动横空出世,俨然是在历史学界丢下了一颗重磅炸弹。顾颉刚无不尖锐地批评"无条件地信史"是缺乏勇气的表现:

> 当时人(战国)的智力已不能再信神话,他们和我们的怀疑正在同一点上出发。不过他们的胆子小,不敢明说它假,于是替它设法解释。而又因胆子小,不敢自己负解释的责任,于是把这些解释的话推托在孔子的身上。因此,出发点虽在辨伪,但是结果则反而成了造伪:造了孔子的假话和古代的伪史来破除神话。不过这样总比胡乱信仰的好一点,因为它已经有了别择真伪的萌芽了。①

同时,他还指出"战国、秦、汉之间,造成了两个大偶像:种族的偶像是黄帝,疆域的偶像是禹。这是使中国之所以为中国;这是使中国人之所以为中国人的"。②古史辨运动兴起之前,兴起于清代的乾嘉考据学派就对"束书不观,游谈无根"等空谈义理心性的宋明理学提出了批评。章学诚提出"六经皆史"的思想,尊"实事求是"为学术要义,乾嘉学派又被称为"朴学",为学结合经学、史学、小学、音韵、天算、水地、典章制度、金石、校勘、辑佚等学术方法,章太炎赞其"审名实,重佐证,戒妄牵,守凡例,断情感,汰华辞"。③"朴学"兴起,为治学者壮了胆,提供了方法,在一定程度上催生了后

---

① 顾颉刚著:《古史辨自序》,河北教育出版社2003年版,第128页。
② 顾颉刚著:《古史辨自序》,河北教育出版社2003年版,第112页。
③ 王大桥著:《文学人类学的中国进路与问题研究》,中国社会科学出版社2014年版,第215—216页。

世的疑古思想。古史辨运动之后，以徐旭生、丁山为代表的古史考证者将考古学与文字学结合对比，已是对多重证据法的运用。

古史辨运动的理论基础，恐怕是考古学传入中国，对以书证为唯一证据，以考据、义理和辞章为主要方法的历史学研究造成了冲击。古史辨运动在20世纪20年代的中国学术界一石激起千层浪，胡适把顾颉刚的观点称为"剥皮主义"，指出"剥皮主义"的发明权至少要追溯到清乾隆时代学者崔述。1928年，"中央研究院"历史语言研究所创立，第一任所长傅斯年的治学名言"上穷碧落下黄泉，动手动脚找东西"，明确表示了其提倡采用新材料来填补文献的片面性。同一时期，王国维在"古史新证"课堂上已提出了"二重证据说"，他号召研究者到当时已经发现的地下材料——甲骨文中去找证据，从而来印证经典中的材料。王国维于1917年写就的论文《殷卜辞所见先公先王考》间接推动了顾颉刚的古史辨运动。① 此后，我国学者采取西方人类学的方法，陆续发表了引入人类学材料的考据论文，极大拓宽了我国历史与文化研究的学术视野。

1922年，梁启超在《中国历史研究法》中解了两则神话：姜嫄"履帝武敏"而生后稷，以及简狄吞燕卵生契，推论出隐藏在故事表象背后的母系社会事实。1933年，郑振铎在《汤祷篇》中论证了王与祭司的关系。20世纪30年代至40年代，闻一多先后发表了多篇论文，《伏羲考》考证了伏羲与女娲的关系，论述了人首蛇身问题；《高唐神女传说之分析》揭示了古代高禖之祀的本相；《蝃蝀》《候人》《高唐赋》论述了虹与美人的关系；《说鱼》是从民俗学的角度讲了鱼鱼"匹偶"的关系；在解读《诗经·召南·摽有梅》时分析了抛物定情的民俗。② 民国学者们的"文学考古"为文献考据做了重要补充，丰富了佐证、新政和实证。可见单纯的文史考证方面的理想主义目标，无法仅仅通过实证来实现，也需要借由"阐释"这个方法。

---

① 叶舒宪著：《中华文明探源的神话学研究》，社会科学文献出版社2015年版，第56-57页。
② 廖群著：《先秦两汉文学的多维研究》，山东大学出版社2013年版，第200-211页。

最先提出"三重证据说"的是顾颉刚的弟子杨向奎,他着重强调了民族学材料的重要性,实际上是向文化人类学的转型。之后,张光直在《商文明》中提出理论模式的解释力问题,指出探索商代历史有五条途径:文献、青铜器、甲骨文、考古学和理论模式,可见理论模式是考据上古历史不可或缺的必备条件。他借鉴史料学和发展模式论,运用中介理论模式进行历史重构。[①]身为人类学家的张光直具有跨文化比较的视野,使其在古史的构建中更加游刃有余。从张光直的个人经历可以发现,丰富的考古材料和宽广的人类学视野是立体释古的重要学术准备。

近年来,得益于新出土的考古材料越来越丰富,多重证据法的应用空间也越来越大。与此同时,随着人类学、社会学、民俗学、法学,乃至非人文学科的逐渐融合介入,立体释古所能依靠的手段日渐增多。可以说,从二重证据说到四重证据法是学科发展的必然。

在这个过程中,千百年来被视为"经"的圣人之书,被视为造就了最不可推翻的"书证"的孔子、老子,逐渐显现出他们传播思想过程中运用口传心授方法的真相。儒家的礼乐文化,道家的无为哲学,最初都是通过仪式、口传来传播发扬的,再看佛陀在鹿野苑说法,又何尝不是如此?轴心时代,东西方文明经历着大变革,盲人荷马唱着史诗,东方民族唱着"风雅颂",诗人屈原高吟《离骚》,黄帝与雷公歃血结盟,秘密相授的内容其实是对医学社团口传心授形式的变相反映。这些内容虽然都以文字的形式流传下来了,但不意味着它们一开始就是文字。

文字是书写时代最大的神话,"仓颉造字"竟然惊天地泣鬼神,那目不识丁的凡夫俗子对这样鬼斧神工的"文字"又怎能不心生畏惧?又如何不视其为神的语言?文字书写不仅是知识分子的专利,也是王权贵族阶层的专利,它固然从神圣化逐渐退化为法典化,但是它的权威横行了数千年,这亦是书证最难被突破的原因。

---

① 叶舒宪著:《中华文明探源的神话学研究》,社会科学文献出版社2015年版,第65页。

　　然而，中国的文字得幸于文明一贯的延续性，象形文字的造字思维模式本身又成为一重有力的证据。从甲骨文出土开始，殷商以降的文明便有了可兹参考的文字记录。结合传世或地下出土的金文材料，以及通过考古挖掘陆续出土的帛书、竹简等材料，中国文字学自身已可作为释古的重要切入点。一个世纪以来，王国维、郭沫若、陈梦家、丁山、吴其昌、容庚等学者已经打下了十分扎实的基础，他们的成就也为后来研究者提供了极其丰富的材料，开拓了研究古史的思路。文字本身的字形演变，文字使用的物质载体和场合，文字的使用方法和指代对象，文字的音韵等，都是文字学透露出的线索。从符号学的角度看，文字之所以重要，是因为文字是约定成俗的符号，它们所展现出来的是适应时代语言的相应形态。[①]其阶段性的差异就是社会观念演变的反映，蕴含着丰富的信息。

　　尽管考古学和人类学的方法都是从西方传入的，尽管当今学者们也已经付出了立体释古的努力，但面对纠缠不清的上古史，却始终没有揭开华夏文明第一朝——夏代的面纱。由于缺乏直接书面证据，夏代的存在在国际史学界始终未受到承认。但是考古发掘的物质材料，如红山文化、良渚文化、大汶口文化、二里头文化、石峁文化、石家河文化等，已纷纷获得国内外研究者的关注。对考古材料的解释成为当务之急，既然目前没有文字作为佐证，就要找它们之间的关联、异同，就要进行横向与纵向的比较，就要与民间传说和神话故事中的情节做对应评析。关于后两者——民间传说和神话故事，在传统的文学研究中或许不登大雅之堂，但它们已经成为上古史研究越来越重要的参考材料。一百年前，人类学奠基人弗雷泽就是通过搜集全世界的神话、民间故事与仪式，撰写了鸿篇巨制《金枝》。而后，世界各地的人类学家以田野调查作为最重要的研究方法，他们深入各个相对而言还保持着原始风貌与习俗的部族，采集到的案例通常具有高度的相似之处，从而也让人思考，是不是人类的最初阶段都具有相似的文化习俗？相似的地理气候环境会不会造就相似的文化类型？

---

① 刘钊著：《古文字构形学》，福建人民出版社2006年版，第235页。

对中国古史的研究亦是如此。当文字失去发言权之后,考古学家的铲子就成为主力军,对出土文物的解释是后考古学时代的迫切任务。人文学科的转型就是以打通学科之间的壁垒为第一要义,从而使各种类型的材料能够得到全方位的解读、利用。四重证据法的诞生正缘于此。叶舒宪把四重证据法所利用的四种类型资料归纳为:① 传世文献;② 出土文献;③ 民族志和口传文化;④ 出土实物及图像。借鉴证据法学,对四重证据各自作用可以编排为(见表2-1):

表2-1 四重证据的各自作用[①]

证据内容	证据序列	证据类型
文字叙事	一重证据,二重证据	人证之书证
口传叙事	三重证据	人证之证词
图像叙事	四重证据	物证
物的叙事	四重证据	物证
仪式(礼乐)叙事	三重证据,四重证据	人证+物证

四重证据法提出之后,学者们更为关注的是证据运用的可靠性,而不是单纯的证据罗列。四重证据法的类型,总结起来便是证据法中的人证、物证、书证。人证,也称证人证言,是指知道"案件"真实情况的人,就有关"案件"的部分所做的陈述。与案件无关的内容,或者是证人的估计、猜想、想象,不能作为证言的内容。证人证言具有不稳定性、多变性,证人的诚实不代表他的证言不会失真。与此同时,证人也具有不可代替性,不了解案件的人不可能成为证人。物证是用以查明"案件"真实情况的一切物品和痕迹,以其存在的形状、质量、规格、特性等外部特征证明案件真实。现代法学认为,物证的证明力在各种证据中是最高的,它可以用于检验言词证词是否真实,是促使当事人如实陈述的有力武器。书证是指一切实在的物品,这些物品表达的思想和记载

---

① 叶舒宪著:《中华文明探源的神话学研究》,社会科学文献出版社2015年版,第10、75页。

的内容能够帮助查明"案件"的真实情况，具体来说，包括了以文字形式和其他符号形式，如数字、图画、印章等形式的书面载体。相对口头表达，书证的意思更为明确清楚，逻辑性更强。[①] 以上的定义都是法学范围的，在人证方面，强调了不稳定与变化性；在物证方面，强调了"痕迹"，即多种形态的物质；在书证方面，强调了多种符号形式的呈现。文学人类学虽然借鉴了法学的概念，但面对的却是千年以上的历史学证据，而且除了活态文化的传承，不可能有直接的证人证言，书证又往往晦涩难解。因此，以证据法学解古史的难度是巨大的，对证据法的运用需要更加谨慎。

多重证据类似于法学上的证据链，对于参与重构古史的证据，不仅需要互相印证，也要有互补的作用。多重证据应当体现为闭环。闭环构造要求在采信证据时，以同一文化类型为基本范围，超过该文化类型的，或者时间跨度过大，缺乏连续性的，仅可作为参考佐证，不宜直接采信。唐启翠细化了四重证据的材料运用及互相间的关系（见图2-1）。

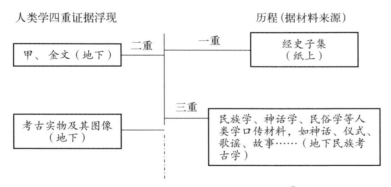

图2-1　四重证据浮现历程示意简图[②]

历史造成了严重的证据"不在场"，因此考古学的材料面临着解读与阐释的必要性，格尔茨的"深描"说正出于这样的动力。人文学科无法像科学一样

---

① 樊崇义主编：《证据法学》，法律出版社2004年版，第140-157页。

② 唐启翠：《认知、证成与呈现——论人类学"四重证据法"》，载《社会科学战线》，2010年第6期，第136-141页。

给出直接的实证,证据链的互补也只能做到"无限接近"真相,之所以还是要做这方面的尝试,是因为人类的过去不仅能唤起文化认同,也是对将来的预测。或许,这也是人文学科的一项意义吧。

华夏文明具有一以贯之的延续性特点,就拿《内经》来说,它是中国传统医学文化从古至今发展过程中一项里程碑式的书证,前有地下出土的神熊崇拜偶像,有应和天文历法的古文明城址,有展现玉崇拜的神圣器物,有老庄哲学对生命的阐释,有以"熊经鸟伸"为代表的养生仪式……后有承袭《内经》思想的浩瀚中医著作,有对"身—心—社会"医学观念的运用,有以阴阳五行哲学作为治疗大则的大量医案,还有无数研究和运用《内经》的著作。由于中医在中国仍然具有强大的活力,因此《内经》几乎可以解释所有至今仍可触及的传统医学思想和现象。作为一部经典书证之前的多级编码,则有助于了解华夏文明如何孕育出中医这个千古难题。

中国传统医学是华夏文明大传统的有机组成部分,它蕴含的哲学、思想体系和方法论与以天人相应为认识基础的儒道思想同出一脉,它的原型植根于华夏文明之源头。因此,探求医道,就是探求华夏之道、文明之源。它们共有的编码是返璞、回归、守序、重生,它们的表现形式则是以宏大的生命过程为背景的通过仪式,经历孕育、出生、成长、死亡、回归。这既是华夏文明生命哲学的模式,也是创世神话的叙事模式。

《内经》作为四重证据中的一重书证,其中既有具体的象,也有抽象的观念,但只要上溯到神话时代的原型编码,就呈现出万宗归一的条理性,复归于传统社会对万物初始的迷恋,统一在伊利亚德所谓的"神圣时间"和"神圣空间"中。文学人类学的方法有助于在研究时去繁就简、围绕宗旨,并让神话原型服务于每个时代的需求。诚如希腊神话已经成为西方现代心理学的原型案例,蒋勋说过:"神话不管再古老,永远都具备着最现代也最新的解读可能。"[1] 在当前的客观条件下,古史的真相固然重要,但是比之更重要的,是探求神话

---

[1] 蒋勋著:《九歌——诸神复活》,中国文联出版社2013年版,第26页。

传说之所以成为这样、成为那样的背后原因，是人们观念改变的文化动力。为了得到这些答案，文学人类学结合自身的学科特色归纳出包括四重证据法在内的几项重要研究方法。

大传统是本书的视野，医学作为一门独立技艺，是小传统的产物，需要连接文化大传统才能挖出深广的历史背景。知识考古是本书的理论指导，要挖掘《内经》思想形成的土壤，就要突破书证等一系列文献材料的虚构性，显现出话语与非话语之间的关系。本书主要采用两种方法，第一是借助神话—原型批评理论对医学原理、治疗仪式做出解释，第二是采用四重证据法填补历史"证人""不在场"的缺陷，在知识考古的过程中充实证据链，建立文化演进的逻辑。

第三章

治疗中的"文学"

突破传统定义的治疗是由"大文学"的概念构建的,"大文学"包含了形形色色的活态文学,这一切肇始于文学的人类学转向。文学向人类学转向的一个突破是:在神话历史中重构经典。相对于《庄子》《老子》《诗经》等有着较明显神话意象的经典,《内经》的神话色彩初看并不强烈,它作为医学经典的评价使它"不能够"被认为是一部神话文学作品。尤其是医学这个名词,在现代语境中有着界限分明的管辖地,与神话、文学天然不相容。然而,在追溯医学史的时候,研究者往往又从神话与文学中受惠良多,相对于科学的"诚实",神话的"真实"价值正在被逐渐认识。《内经》是一部以治疗为主题的文献,在对其进行"探源"之前,需要对文学人类学视野下的"文学""治疗""疾病""医者"和"病者"进行谱系梳理。本章还将对《内经》中的神话及其"文学"疗效展开论述。

第一节　文学及其人类学转向

在"literature"这个英文单词传入之前,"文学"一词已经在中国存在了,两者之间是不宜画上等号的。要区分西方语义的"文学"和古汉语语义的"文学",就要反思现代性的文学与文学史观,因为一个世纪以来文学的西化造成了"文本中心主义、大汉族主义、中原中心主义"的观念误区。[①]由此,活态文学、多元族群文学和口传文学的地位就被一再边缘化,而事实上它们原本应该是中国文学值得骄傲的组成部分,更是"非物质文化遗产"最珍贵的题材。

我国上古经典始于口传文学。作为华夏文明最早的书写文本、最早的史书、最早的经典之一的《尚书》,其现存的大部分内容多为君王言语活动的口传记忆,

---

① 叶舒宪著:《文学人类学教程》,中国社会科学出版社2010年版,第95页。

在"典、谟、训、诰、誓、命"六种"文体"(语体)中,非但没有能比附于西方的"散文"概念,反而"训、诰、誓"这些篇名多为"言"说的产物。①

再从字义上来考察"文"的起源。甲骨文的"文"象形一个胸部写画着"心""×""∨"之形的人,白川静认为这可能表示死者胸前用朱色水彩画上巫术性装饰符号,既防死者之灵从遗体逸出,同时又祈祷死者的复活。而后这种仪礼性的彩绘成为文身,"文"从此有了美丽的色彩、纹样、色调、装饰之义。②可见,"文"学最初有着赞美某种形式的意思,并不以书写为本义。

在20世纪50年代,钱谷融先生发表了一篇《论"文学是人学"》的文章,从而引发了一场旷日持久的大讨论。虽然这些讨论基本上都围绕着文学的性质展开,鲜少触及对文学形式的质疑,但学者们对文学回归人的吁求是愈加强烈了。刘为钦认为"人学"是考察文学的一个维度,但不是全部。文学的任何一种表达形式都含有"自然"成分,"人学"的内涵不仅限于文学的范畴之内。③"人学"本身是个无边无际的宏大概念,作为学术探讨其实并不太合适,它更适合作为价值观的论述。但不可否认的是,文学从来都不是遗世独立的,从内容上,它包罗万物,既表现人也表现自然。从形式上,它可以是单一的书写,也可以是包含着口头、图像、音乐、舞蹈的整套仪式。文学的创造主体是人类,它最初并不是为了供人欣赏。自从学者将结构主义和符号学运用于文学理论后,他们便可以通过分析的方法一窥文学最初的功能。但比起分析法的有效性,更为重要的是对文学初始功能的认同意愿,这意味着打破文学固有的疆界,甚至是对文学史的重新书写。

至今,媒体上仍然把那些成功的作家称为"最会讲故事的人",这一讲一写的差别,直接体现了文学的口头传统。讲唱传统贯穿于人类文明的整个进程,但"讲"却因为传承的不稳定性输给了"写"。没有文字的民族靠讲唱口授持续着文明,生活在历史边缘的人,或曰"被历史遗忘的人"——平民、妇

---

① 叶舒宪著:《文学人类学教程》,中国社会科学出版社2010年版,第100页。
② [日]白川静著:《常用字解》,苏冰译,九州出版社2010年版,第390页。
③ 刘为钦:《"文学是人学"命题之反思》,载《中国社会科学》,2010年第1期,第171页。

女、儿童并非真的不存在，他们在帝王书写文明之外不曾被记录，因此可能使历史研究失去了组成延绵文明的重要对象。尚流传于民间的故事大多数都产生了变形、误传，和最先的样子差之千里，因为它们都是通过口授传播和留世的。书写在某个历史阶段固化、记载、拯救了离散脆弱的口头文学，好比蒲松龄听着故事写下《聊斋志异》，格林兄弟寻访民间写下了德国民间故事集，出版《儿童与家庭童话集》，后来成为深受孩子们喜爱的《格林童话》。就在1998年，联合国教科文组织与中国民间文艺家协会授予四川一位会说1 000多则民间故事的老人魏显德"中国十大民间故事家"称号，而他与兄弟魏显发也被称为中国的"格林兄弟"。的确，"写"能记录"讲"，但没有被记录下来的"讲"，并不会因此而失去文学性。

固态文学与活态文学在不同的历史时期担当了不同的角色，根据人类的发展规律，必是先有活态再有固态，在共同登上历史舞台后，两者互为依存，共同为文学的家园浇灌出缤纷的花朵。

根据现有的认知手段，对文学进行形式上的分类、起始时间上的确认，都是徒劳而充满争议的。也许正因如此，学者们最热切讨论的还是回归文学功能，它应人的需求而生。但既被称为文学，说明它应有完整的逻辑和表现形式。孔子曰："诗，可以兴，可以观，可以群，可以怨。迩之事父，远之事君，多识于鸟兽草木之名。"[1]文学的发生动力，就是以治病和救灾为导向的，逐渐形成了文化整合，是"人通过法术性的语言实践获得精神的自我救援与自我确证"。[2]在这个功能的指引下，唯有通过人类学与考古学的方法，才能在多重证据中构建出文学降生的最初面貌。

中国的"文学"不等同于西方的"literature"，西方学者对文学转向的讨论也早已开始。米歇尔·福柯提出了知识考古学，他认为文学分析的单位不应该是某一时代的精神或感觉，不是文学教科书上一直运用的"团体""流派""世代"

---

① （魏）何晏等注，（宋）邢昺疏：《论语注疏》，《十三经注疏》，上海古籍出版社1997年版，第2525页。

② 叶舒宪著：《文学人类学教程》，中国社会科学出版社2010年版，第219页。

或者"运动",也不是将作者的生活和"创作"结合起来的交换手法中所塑造的人物,而应该是一部作品、一本书、一篇文章的结构。^①也就是说,文学的意义不在文字里,也不在传统的文学单位里,它具有历史学和社会学的多重属性。特里·伊格尔顿是西方马克思主义文学批评最重要的代表人物之一,他在《文学理论导论》一书中系统梳理了20世纪以来西方文学批评发展演变的脉络,主要包括了现象学、解释学、接受理论、结构主义和符号学、后结构主义以及精神分析。20世纪的重要文学理论不外乎将人作为主体参与过程,在伊格尔顿看来,"纯文学理论"只能是学术神话,"文学经典"以及具有"伟大传统"的"民族文学"是一个由特定人群出于特定理由而在某一时代形成的一种建构。文学的价值不是永恒的。"人们可能会把一部作品在一个世纪中看做哲学,而在下一个世纪中看做文学,或者相反。人们对于他们认为有价值的那些作品的想法当然也会发生变化。"每个社会,每个时代,每个读者都按照自己的出发点解释文学。^②就如《内经》这部作品,按照伊格尔顿的文学理论,它并不具备作为文学的稳定性,也不具备绝对的价值性。它的问答体裁显示了它最初作为口传文学被记录的特点,《论语》也是如此。《内经》在古代社会作为医学经典的地位无可厚非,在现代社会,它的医学实践的参考价值愈加下降。但这些都不影响它能够作为文学研究对象而产生的价值。文学是意识形态的产物,无论是原始时期的祝祷和祭祀,还是当今商业社会的雇佣型写作,文学都是创作者意识的产物。创作者并不仅限于"版权著作人",也包含了接受者的期许和机构的议程设置。

因此,自古以来,为文学下定义的人的身份至少有三类:一是文本的"原创者",二是原始文本在多级传播过程中的创造者,三是文本及表演的受众。比如藏族英雄史诗《格萨尔王》,原创者的身份已不为人所知。史诗是神话时代的文化遗产,有理由相信,它的创作是由一个或数个群体积累完成的。千百年来,史诗的传播者是一些被称为"神授艺人"的民间讲唱者,他们大多目不

① [法]米歇尔·福柯著:《知识考古学》,谢强、马月译,生活·读书·新知三联书店1998年版。
② [英]特雷·伊格尔顿著:《二十世纪西方文学理论》,伍晓明译,北京大学出版社2007年版,第10-11页。

识丁，却以一种神秘的形式，例如托梦，学会了史诗的唱词和音律。每一次表演的过程都充满随机性，没有两次表演是一模一样的。美国人类学家理查德·鲍曼用表演的"新生性"来解释这种现象。而完整的《格萨尔王》史诗长达数百万行，每一次讲唱都只是表现其中某个或某几个情节，有时候是由观众点名来决定的，观众的赞许或许会让原本应该结束的表演继续下去，在乡野间的"舞台"上，观众经常会充当文化表演范围的划定者。

另一个典型的例子是上演于公元前468年雅典酒神大节舞台上的《俄狄浦斯王》，剧作者是索福克勒斯。他经历过刻骨铭心的雅典大瘟疫，在德国人类学家伯克特看来，戏剧《俄狄浦斯王》是在大瘟疫面前的禳灾叙事，这是索福克勒斯的高明之处，通过戏剧叙事来完成净化仪式。[①]无疑，《俄狄浦斯王》在古希腊舞台上所展现的意义是非凡的，因此，它获得了当年酒神大节的头等大奖。而今，《俄狄浦斯王》被改编成歌剧等，仍然在世界各地上演着，但它的禳灾价值已然失却，只是作为戏剧经典而延续。

显然，《格萨尔王》和《俄狄浦斯王》的审美价值已经与它们最初上演和传播时大为不同。伊格尔顿提醒道，不可仅仅以我们自身的立场来对待一切文学，不同社会中文学的机制是不同的。所谓的文学的"永恒魅力"也是不存在的，现代人无法与古希腊人一样欣赏古希腊戏剧。[②]

《格萨尔王》和《俄狄浦斯王》的例子也是对文学研究的一种提示，当研究者局限于语言本身的技巧时，可能并没有意识到，作为研究对象的文本不是"真实"的。所谓的不真实，蕴含着两个风险，第一个就是伽达默尔所说的，作者的意图不可能穷尽，在文本进入另一个文化背景或历史时期，出离于作者或当时读者的意义就会发生。[③]第二个在于口头语言表达与文字文本的差距导

---

① 叶舒宪：《戏剧文学的救灾解难功能：〈俄狄浦斯王〉与〈窦娥冤〉对读》，载《百色学院学报》，2010年第1期，第5页。

② Terry Eagleton, *Literary Theory: An Introduction*, Blackwell Publishers, 外语教学与研究出版社，2004.p.8,10.

③ Terry Eagleton, *Literary Theory: An Introduction*, Blackwell Publishers, 外语教学与研究出版社，2004, p.61.

致的失真,即海德格尔指出的,语言先于个体主观性(主体)而存在,显现了比语言表象更为真实丰富的真实,语言超越了沟通工具本身。①在传统文学观的指导下,手持书写文本来理解《格萨尔王》和《俄狄浦斯王》,而不结合区域文化的历史、生态、神话和信仰,是断然无法消除作者对灾难的恐惧心理,对族群生存的担忧和期待。没有对"神授艺人"的抢救性访问,是不可能获取神话历史主导文明延续这样的惊人线索的。

回到"什么是文学"这个主题,文学是对人类创造的文化符号系统的归纳与演绎,由于符号与象征没有永恒的对应,所以文学也没有永恒的价值判断。从某种程度上说,文学可以分为"好的文学"和"坏的文学",正如某些艺术被称为"美术"。"好的文学"在一定历史阶段能够解决人类群体的困惑,安抚心灵,舒缓痛苦,赋予勇气,给予希望。"坏的文学"与情感和教化的需求背道而驰,或者几乎不起作用。文学的形式与书写没有必然联系,但书写是保存文学的理想方式之一。文学在人类的创造性活动中被启蒙,它的历史和人类文明的历史一样长——请暂且忽视考古学上的时间概念。文学的功能起始于人类对治疗和禳灾的需要,由人类求生存求发展的内在动力驱动,从这个意义上说,文学确实是人学的一部分。

再回到《内经》,是否可以认为,它以固态文学的形式,多少保留了上古时期中国的活态文学信息?

第二节 文学中的"医者""病"与"治疗"

在治疗体系中,有三个关键词:医者、疾病、治疗。在"大文学"的语境下,有必要对这三个关键词的谱系进行梳理,以便于之后从大传统的角度来阐

---

① Terry Eagleton, *Literary Theory: An Introduction*, Blackwell Publishers,外语教学与研究出版社,2004, p.55.

释《内经》所代表的传统医学神话起源以及"文学治疗"。

一、医者

医者，是指实施治疗的人。但在神话思维支配的时代，医者的身份涵盖了整个象征体系，用今人的眼光看，它们是符号学意义的医者。在《内经》中，上古真人、移精变气、太乙游宫、道、阴阳、德……都是符号化的治疗者或治疗手段。

对所有的宗教徒来说，"神圣空间"和"神圣时间"是宗教活动的基本构成概念。按照宗教学家伊利亚德的观点，宗教徒把自己的居住地置于"世界的中心"、一个固定点——或者对世界中心的具体化就等于对世界的创造。[①] 对于宗教活动中治疗行为的关注是引发研究"文学治疗"的一个重要灵感，宗教中所包含的再生、重建、赎罪和自我修复，继承了原始巫术中的一贯逻辑，也在祛魅之后的文学形式中继续保持着，转而成为人格的自我反省以及"身—心—社会"医学的逻辑依据。

大多数的人类文化群体都具有这个共性：疾病起源的神话是对宇宙起源神话的复制。两者相伴而生，互相融合。在这样信仰体系中的医者和病者，认为疗效的确证有时候仅仅取决于仪式上的吟诵，咒语中包含着对恶魔的挑战，对疾病历史的叙述，最后是在神话时间中表现神祇和圣徒征服了疾病。[②] 人类在早期实施治疗的主要手段就有神话的参与，人们对神秘事件的兴趣至今未减，治疗中的"神迹"一直是人们津津乐道的话题。

因此，在用文学人类学的方法考察医学之前，首先要说明文学意义上医者的身份和作用。文学意义上的医者，并不是现在人们熟悉的医生，文学医者的最简单分类：非人与人。

---

① ［罗马尼亚］米尔恰·伊利亚德著：《神圣与世俗》，王建光译，华夏出版社2002年版，第2、32页。

② ［罗马尼亚］米尔恰·伊利亚德著：《神圣与世俗》，王建光译，华夏出版社2002年版，第42页。

（1）非人，是指具有人格化特征的物质和观念载体，具体包括：神、神话、象征性载体、治疗仪式。

神：中国的乡村社会都供奉着专门祈求治病消灾的神和庙，民间宗教除了供奉专门的药王和医圣，其他神也通常具有消灾祛病的"能力"。换言之，几乎每个神祇都是潜在的神医。[①]在古欧洲，女神崇拜的古老传统也是源于人类对生存和繁衍的强烈渴求，以生育作为最初崇拜功能的女神还统治着湖泊、河流、泉水、井、雨云等一切维系着大自然生命源泉的水系。金芭塔丝认为，女性子宫潮湿的环境孕育了人类生命的起源，因此，水汽、生命和女神之间的联系蕴含着人类的宇宙论。[②]此外，在欧洲发掘出的古代女神像通常还有着夸张的阴部三角区，墓葬中失去生命的人，需要"进入"女神身体之后获得再生。

古希腊有专门的神圣治疗所，被称为"Abaton""Avaton""Adytom"，意为"禁践之地"，是只有神和祭司及被允许受治疗者才可践履的地方。在这里寻求治疗的人，夜晚就睡在神殿之内，之所以能够保持昏睡，据说是因为服用了具有催眠功能的药剂。这样的情节和圣诞老人送礼物的故事套路类似，人们更愿意认可在睡梦中发生的神奇故事，这种混合了迷幻色彩的治疗，并不排除有草药的加入。由神实施治疗，古今中外以不同的面貌、相似的思维展现出丰富多彩的形式。

神话：神的故事自然归为神话。作为观念，作为对前科学时代世界的解释方式，也作为地区文化的历史，神话在治疗中的作用几乎附着于所有医者以及医疗行为上。神话确立了一个社会的基本组织原则，每一个文化群体都有被称为基本神话的叙事。基本神话是与原始文化关系最密切、作用最大的神话。在这个神话的基础上，社会的一系列规律与技术都脱胎于此。[③]如果了解了一个社会的基本神话，就找到了解释生产过程的基本思路，治疗是每个社会最古

---

① 杨庆堃著:《中国社会中的宗教：宗教的现代社会功能与其历史因素之研究》，范丽珠译，上海人民出版社2007年版，第29页。

② ［美］马丽加·金芭塔丝著:《活着的女神》，叶舒宪等译，广西师范大学出版社2008年版，第11页。

③ 王青著:《中国神话研究》，中华书局2010年版。

老、最常见的生产技术。

人类学家和社会学家正在重新正视神话这块闪亮的宝藏，约瑟夫·坎贝尔把神话世界分为两类。第一类是人和自己的本性，和大自然相联结。第二类是人类和特定的社会团体发生关系，人作为特定族群的一分子。[①]荣格直接把神话看成原始人的真实世界，原始人的头脑是真正"经验"神话的。[②]如果现代人用狭义文学的范围来认识神话，是绝不会体验到原始人"信以为真"的经验世界的，自然也无从放下科学的有色眼镜去平等对待人类童年的经验。

在缺医少药的时代，神话思维在治疗过程中放大了局限性极强的医药的疗效。但神话不是原始人的专利，在科学爆炸式发展的21世纪，新的神话持续产生，当叙述者变成言之凿凿的科学家时，人们信"科学"和信仰神并没有差别太多。

象征性载体：神的世界需要道具，人神沟通除了依靠专职的通神者，也有丰富多彩的中介。从神山、圣湖、气象到具有象征意义的动物，都是人神之间的桥梁。在原始社会，人们无法从生理角度解释女人为什么每个月会流血，却发现了月亮盈亏也具有相同的月度节奏。月亮死而又生，女人流血不死，也担负着孕育新生命的使命。显然，女神崇拜是在如此生生不息的宇宙观上建立起来的。对女神的崇拜转而形成了对具有再生能力的子宫的崇拜，从而衍生出对牛头、鱼、蛙、蟾蜍、豪猪、龟、蜥蜴、野兔的崇拜。

人类的仿生思维造就了对具有"再生性"外在特征的动物的崇拜。古欧洲人崇拜熊、鹿、鸟、蛇、猫头鹰、鱼、蛙等。它们由于自身的生理特征，呈现于外的共性是"死而复生"和"生生不息"。熊一年一度的冬眠与复苏象征着死亡与再生；鹿的犄角能够在春天再生，象征意义十分明显；鸟儿栖息在江河湖泊区，也能飞上天——降雨的源头所在，它们将尘世的生命同尘世之外的世

---

① ［美］约瑟夫·坎贝尔、［美］比尔·莫耶斯著：《神话的力量》，朱侃如译，万卷出版公司2011年版，第39页。

② ［美］阿兰·邓迪斯编，刘魁立主编：《西方神话学读本》，朝戈金等译，广西师范大学出版社2006年版，第300页。

界联结起来；蛇是两栖动物，在土中冬眠，在春天重回地面，周期性地蜕皮强化了它们的再生象征功能；猫头鹰高高在上，极好的视力和夜间的尖叫激发了人们对它的敬畏感，它充当了死亡与阴间的统治者；鱼和蛙的栖息地类似于子宫羊膜液体，蛙和蟾蜍在每年春天定期出现，与人类胎儿的高度相似，使它们成为生殖崇拜的重要象征。[①]

古欧洲与中国古代所崇拜的动物有大量重合，说明人类的经验是类似的，象征性载体在运用过程中通常不是单一的。例如圣湖上折射出的太阳光芒（圣湖、气象），求医路上遇到的吉兆（动物或植物），甚至延续至今的"吃啥补啥""以形养形"的民间饮食观念，也是象征物崇拜的体现。象征物崇拜发展为每个群体都有的"预兆"体系，成为民间文化的重要组成部分。

治疗仪式：结合了神、神话思维和象征物载体的一整套形式，已经称得上是完整精致的仪式了。神、神话思维和象征物载体三者密不可分，也能够随机组合，因此在研究医疗行为时，原型分析是不可忽视的。传统医学从未将自身分野为宗教、哲学、心理学、医学等支离破碎的独立学科。传播到全世界的东方式修炼之法——禅和瑜伽，源于东方传统思想的整体性，并在此基础上结合了宗教、医学和心理学的因素，被西方人视为东方医学的典型代表。世界各地的传统医学大致都遵循这样的发展套路。论及仪式治疗，必然离不开人的参与，接下去讨论第二类组成部分：人。

（2）人，主要可以分为神的代言人、文人医生（儒医）、亲友网络、病患自身。

神的代言人：神话思维的发展促使了巫术和宗教的诞生。在前现代社会能够为神代言、与神沟通的，主要是巫、萨满、神职人员、通神者。他们最初的职能便是驱除灾疫，其地位随着他们禳灾效果的变化而变化，但只要人类还未完全征服大自然，神的代言人依旧被认为有存在的价值。

---

① ［美］马丽加·金芭塔丝著：《活着的女神》，叶舒宪等译，广西师范大学出版社2008年版，第13-15，20-21页。

人类是从神话世界走来的，在这个世界中，巫是掌握着丰富知识的文化精英。神话世界中的人将疾病归因于妖魔鬼怪作祟，能够驱除妖魔的唯有巫。古代文献中对巫的记载可以证明巫早期的精英地位，巫不仅是类似于百工的职业，甚至是最神圣的一种职业，文献中记载：

> 乡立巫医，具百药以备疾灾，畜百草以备五味。(《逸周书·大聚解》)①
> 巫咸，尧臣也，以鸿术为帝尧之医。(《太平御览》卷七百二十一)②
> 南人有言曰："人而无恒，不可以作巫医。"(《论语·子路》)③

对史书上记载的名医扁鹊，有些研究者已经指出扁鹊并不特指一人，而是对医术高超的巫医群体的神话式记载。考虑到古代技艺高超之人往往得名于他所操持的职业，甚至与神话相关，那么以黄鸟象征神医，唤之扁鹊，情有可原。

扁鹊故事中有三则可证其由巫术脱胎而来：一为扁鹊之师长桑君教授时"出其怀中药予扁鹊，饮是以上池之水""忽然不见，殆非人也"。扁鹊依嘱引药，三十日后能"视见恒一方人。以此视病，尽见五脏症结"。④二为《史记》中记载的扁鹊为赵简子治病，预言简子三日内醒来，还说出简子同秦穆公神游天地之所。简子果然醒来，还印证了扁鹊之言。三为《列子·汤问》记载的扁鹊为鲁公扈、赵齐婴"换心"。这都是巫术神话。⑤长桑君与扁鹊师徒的事迹包含了巫术与医术，但他们以名医身份流芳百世，展现出巫医嬗变的历史过程。

"医"的字形演变也展现出医脱胎于巫的轨迹，医古代作"醫"，以"巫"

---

① 黄怀信、张懋镕、田旭东撰：《逸周书汇校集注》(上册)，上海古籍出版社2007年版，第399页。
② (宋)李昉撰：《太平御览》，卷七百二十一，《四库全书》·子部·二〇五·类书类，第899册，上海古籍出版社1987年版，第429页。
③ (魏)何晏等注，(宋)邢昺疏：《论语注疏》，《十三经注疏》，上海古籍出版社1997年版，第2508页。
④ (汉)司马迁著：《史记》，卷一〇五，《扁鹊仓公列传第四十五》，中华书局2006年版，第605页。
⑤ 马伯英著：《中国医学文化史》(上卷)，上海人民出版社2010年版，第174页。

为意符。《大荒西经》中的"十巫"掌管着百药,取自西方的"不死之药"被巫所掌握,交杂于西王母传说中的嫦娥与"蟾蜍"也有着神秘的关联。结合民间对蛙与蟾蜍的崇拜,人间生死的秘密皆掌握在巫手中。胡新生指出,到了西周,巫与医已现明显区别,随着时间的推移,专职医师对巫的排斥也愈加明显,巫渐渐沦为民间的奇技淫巧。即便如此,唐代皇家医院中还设有"按摩咒禁博士",以祝由术来治病。孙思邈撰写的医学经典《千金翼方》最末两卷《禁经》专讲如何念咒治病,孙思邈把禁咒、符印与汤药、针灸、导引都视为"救急之术"。[①]只不过从孙思邈的案例可以看出,此时的法术已不单纯等同于巫术了,而是融合在宗教背景下的"医术"。

巫术治疗至今在民间依旧有迹可循,北方少数民族中可见的萨满经常被人们请去施术治疗,萨满在施术和通神过程中出现的癫狂状态至今未获得确切的解释,也因此引发人们的好奇心。无论是在受训过程中有意培养的人格分裂,还是萨满自身的天赋,科学仍然无法对此做出理性解释。民族志记载,努尔哈赤在攻占哈达、朱舍里、长白山、辉发、叶赫、董鄂、乌拉等部的时候,总是先破"堂色",也就是萨满,以摧毁氏族的精神力量载体为首任。战败部落的萨满被杀,有时候部落酋长却可以留下来。[②]可见萨满的神圣力量对于群体的意义。

除了巫和萨满,成熟宗教体系中的神职人员通常也是病人寻求帮助的对象。上溯至美索不达米亚文明,祭司同时身兼内科医生,他们虽然采用草药,但同时还配合吟诵咒语以增加效果。《吉尔伽美什》中就有关于草药与咒语结合的内容。若仅仅把《吉尔伽美什》当作一部文学作品来欣赏,无疑会掩盖它作为神话在原始阶段、戏剧阶段、礼拜仪式阶段的意义。[③]史诗文学中所展现出的"言语"和崇拜仪式中的"行为",应当在相同的情境下被理解。宗教文本中留下的朝圣、献祭等仪式,是人们向神示好。在欧洲天主教地区,人们认

---

① 胡新生著:《中国古代巫术》,人民出版社2010年版,第18—19页。
② 张亚辉:《萨满式文明:从巫的延续看"多元一体格局"》,转引自:张亚辉、张原、陈波等著,《历史、神话与民族志》,民族出版社2012年版,第18页。
③ [美]阿兰·邓迪斯编,刘魁立主编:《西方神话学读本》,朝戈金等译,广西师范大学出版社2006年版,第155页。

为疾病来自某位特定的圣人，通过投其所好可以消解灾难。[①]如果说宗教和巫术有什么明显区别的话，在宗教中，信徒和神职人员对神的态度通常是畏惧、敬仰的，而巫术中则常常出现威胁神灵的情景。在宗教信仰的教化下，疾病也愈加和道德审判紧密联系起来。

文人医生（儒医）：文医实则是政治文化、道德文化与医疗文化捆绑在一起的产物。例如，将《内经》视为政治文本来考察，便能发现国体、政体与人体相通。《内经》假托黄帝与臣子的对话，展开对医学知识的论述，表明医学已经成为国家层面的政治议题，通过对人的归真探讨展现了国家的政治理想。

受过良好教育的文人对身体与心灵的通神有着狂热的渴求，道家医术体现了文人追求出离于俗世，向往清宁世界的社会文化背景。应运而生的，还有半仙半医的长生不老术、炼丹术等介于医药和巫术之间的成仙益寿之法。今人或许会惊讶于魏晋人士因为迷恋五石散而导致丧命的行为，但若看过士人对五石散的描述，"外朗内润"，身体产生玉质化的美，"神明开朗"，神仙中人，这与今人深陷毒品而不能自拔的情形是何其相像。而在当时颓废的政治环境下，文人追求"通达"，修炼以期进入神仙世界可以被视作一种美德。更何况他们还未能意识到五石散会导致砷中毒。魏晋士人在服用五石散后，有一套独特的调节方式，即"寒食""寒饮""寒衣""寒卧将息""外出散步"，继而享受药物带来的身体成果，甚至因此形成了一套独特的文学表现主题。服五石散可以使皮肤变得粉白细腻，且呈现透明状态。[②]《世说新语·容止》记载的关于魏晋名士都具有玉一样的容颜肤色。"王夷甫容貌整丽，妙于玄谈。恒捉白玉柄麈尾，与手都无分别。"王羲之见到杜弘后惊叹："面如凝脂，眼如点漆，此神仙中人。"[③]

---

① ［英］罗宾·布里吉斯著：《与巫为邻：欧洲巫术的社会和文化语境》，雷鹏、高永宏译，北京大学出版社2005年版，第125页。

② 费振钟著：《中国人的身体与疾病——医学的修辞及叙事》，上海书店出版社2009年版，第97－98页。

③ （南朝宋）刘义庆撰、（南朝梁）刘孝标注，朱碧莲详解：《世说新语详解》，上海古籍出版社2013年版，第404、411页。

如果说魏晋士人所进行的还是不自觉的医疗行为,宋代则正式开启了儒医的道德传统。因皇帝对医学的偏好,儒教正统地位的巩固和突出,以及宋儒格物致知的价值取向,寄希望于医学来实现儒家理想,成为许多儒士的选择。儒家之医学突破了技艺本身的局限,被赋予了过多的诠释。

儒医传统的确立,一来确立了中国医学的大统,二来也把医者身份分为三六九等,理学一统学术正统,医学经典的学习需要深厚的教育背景。所谓"不为良相,宁为良医",反映出儒医首先要具有士人身份的社会现实,是读书人才可以选择的仅次于出仕的职业。

这个局面与中世纪欧洲僧侣医学的"正统性"极其相似,神学家把医学分成两个部分:宗教医学,关注的是"天堂的事情",包括祈祷、忏悔、驱魔、圣物、符咒和咒语等疗法;人类医学,关注的是"世俗的事情",依靠饮食管理、药物、放血和简单的外科手术等来源于经验的方法进行治疗。[1]外科医生和剃头匠一样是位列下等的工匠,他们从事的是"介入"身体的不洁工作,内科医生则因拯救灵魂而地位高尚。在中国,儒医阶级形成后,草泽医的地位被逐渐边缘化、下层化。文人医生不愿意从事"俗医"才会从事的工作,从而导致外科技术在中国传统医学中的急剧没落。梁其姿提醒到,佛教中的龙树菩萨也是一位眼科专家,有关眼疾的医学文本标题中常有"龙目"二字。[2]此外,针灸、眼科及其他外科技艺和巫术疗法成为社会底层的专利,特别是一些女性也能掌握这些技术,更加重了其污名化。令人感慨的是,许多民间技艺的流失、断代,也是因为缺乏主流支持,才导致这些知识的传授、推广不得不依赖口授,继承链条因而变得脆弱。

在西方,替代医学的兴起也是出于对正统医学垄断的不满。替代医学的从业者被称为非正规行医者,包括草药专家、助产士、牙医和眼科医生,他们有

---

① [美]洛伊斯·N.玛格纳著:《医学史》(第2版),刘学礼主译,上海人民出版社2009年版,第115-116页。

② 梁其姿著:《面对疾病:传统中国社会的医疗观念与组织》,中国人民大学出版社2012年版,第13页。

些根本没有接受过医疗教育，但秉持着不同的健康理念，做出各种各样反正统的尝试。19世纪出现了许多新兴医学宗派，如托马斯主义、折中主义、物理治疗法、水疗法、体内疗法等，都算作替代医学。

文人医学带来的一个危险在于，疾病中道德审判的地位被正统化了，以至于在医生不在场的情况下，也能做出"诊断"——被诊断的是社会领域或精神世界。① 由此，人们对文人从医的质疑也层出不穷。

亲友网络：在大多数传统社会中，亲友的照护才是病人寻求康复的最普遍渠道。在西医入华传教的初始，也有过这样的困惑。西医传教士们不能理解病人家属为什么要把锅碗瓢盆和过夜寝具都一起搬到井然有序的病房中，事实上这本是最常规的做法，人生病了，亲人当然是留下照顾。对清末的中国人来讲，病人一旦没有死在自己家中，便会冒着成为孤魂野鬼的极大风险。在传统中国社会，人生病后第一求助的通常是亲友网络，不从医的家人同样可以用医术保护家人和朋友。比如刘禹锡，他记得幼时家人生病便向巫觋求助，当他自习医术以后，家人患病便由他治疗。段成式记录过一次唐代官员交流医药信息的聚会："一日江枫亭会，众说单方，成式记治壁镜用白矾。"②

病患自身：古希腊名医希波克拉底提出，自己才是自己最好的医生。被认为是西方医学奠基人的希波克拉底在宗教医学环境的笼罩下，运用一切方法治疗一切类型的病人。他讽刺宗教行医所具有的欺骗性，却也说："事实上祈祷是有益的，但求助于神时必须先自我帮助。"③ 成为自己的医生，有时候靠自己，有时候也是在医者和自己的共同作用之下达到目标。借鉴荣格说的："人的灵魂中的种种问题，如果由神职人员和医生从对立的立场去处理，无疑给双方都会带来可想而知的困难。然而也正是从这种相遇之中，双方都渴望获得最能结

079

---

① ［美］拜伦·古德著：《医学、理性与经验：一个人类学的视角》，吕文江等译，北京大学出版社2009年版，第32页。

② 范家伟：《刘禹锡与〈传信方〉——以唐代南方形象、贬官和验方为中心的考察》，转引自：李建民主编，《从医疗看中国史》，中华书局2012年版，第143-144页。

③ ［美］洛伊斯·N.玛格纳著：《医学史》（第2版），刘学礼主译，上海人民出版社2009年版，第79页。

出丰硕果实的挑战和刺激。"① 医者和病人自身也是互相协作或互相角力的双方，如果自身一方完全败下阵来，治疗很难说是成功的（见表3-1）。

表3-1　文学意义上的医者身份分类

分类	身　份	列　　举
非人	神	药王、药师佛、阿斯克勒庇俄斯、内尔格勒
	神话	嫦娥偷不死之药，《圣经》中上帝降下瘟疫（民25：6）
	象征性载体	蛙，亚当偷食苹果哽噎在喉形成喉结（Adam's apple）
	治疗仪式	藏人吸病，印度《阿达婆吠陀》治疗
人	神的代言人	巫、萨满、僧侣、通神者
	文人医生（儒医）	苏轼、白居易、金元四大家、《利未记》及《圣洁法典》
	亲友网络	刘禹锡和段成式的记载
	病患自身	华佗"五禽戏"

　　所有医学都结合了理性的和极端非理性的因素，结合了对物质身体和病痛、苦痛之道德维度的某种关注。从医者在开展医疗行为之前，必须要了解到，"习惯和信仰"是一套精致的"文化系统"的构成要素。② 在以上的分类中，并没有提到真正的、职业的医生，事实上，在传统社会，这样独立的身份是不存在的，没有不具备文人背景的正统医生，也没有不具备神话思维的草泽医，没有脱离于病人自身而存在的单纯行医者，也没有脱离象征物而举行的仪式。

二、病

　　中国传统医学中的疾病完全不同于现代医学的分科，传统文化对疾病的认知自有一套规范，随着时间的推移，它的边缘在不断改变。这样一个动态对象

---

① ［瑞士］卡尔·古斯塔夫·荣格著：《精神分析与灵魂治疗》，冯川译，译林出版社2012年版，第8页。
② ［美］拜伦·古德著：《医学、理性与经验：一个人类学的视角》，吕文江等译，北京大学出版社2009年版，第34、37页。

中的文化基因是值得关注的，因为文化基因是传统医学与现代社会的连接点。疾病是治疗的对象，文字的构造是中国人疾病观的阶段性体现，文字结合文化文本——包括汉字、卜辞、经典，便能一探中国人自前文字时期以来对"疾病"概念的理解。

今人所称"疾病"，在古时本是两个独立的字，据古文字学专家于省吾先生的意见，秦汉以来才以"疾"代"疒"（病），[①]之前是两个相对独立的意思。接下来所要考察的，是甲骨文中用"疒"到秦汉用"病"来指代疾病的演变，以及将"丙"加入造字过程背后的动力。

《说文解字》释"疒"："倚也，人有疾病，象倚箸之形。凡疒之属，皆从疒。"[②]《说文解字》中的"疒"字为小篆，由金文"𤕫、𤕫"演变而来，其甲骨文则为"𤕫""𤕫""𤕫"。其形如人有病痛而卧于床上，并淌着大汗或滴着鲜血。

甲骨卜辞中，问病的题材屡屡出现，如果将这一题材的卜辞分类，大致有三种：第一种是最粗浅地问有病无病，实则对病状的认识不明，如：

081

> 贞，其㞢（有）疒？（《乙》2141）
>
> ……不其㞢（有）疒？（《乙》1772）
>
> 丙申卜：其疒？丙申卜：弗疒？（《邺三》38.1）

第二种是问疾病的发展，如初萌、迁延转移或久久不愈，如：

> ……疒民（萌）？（《明》1633）
>
> 王役（疫），民（萌）？（《后》下32.8）
>
> 戊申卜，争贞：帚（妇）好不征（延）㞢（有）疒？【贞】：帚（妇）

---

① 于省吾著：《甲骨文字释林》，商务印书馆2010年版，第321页。

② （汉）许慎撰：《说文解字》，岳麓书社2006年版，第154页。

好其征（延）㞢（有）疒？（《合》275）

㞢（有）疒目，其征（延）？㞢（有）疒目，不征？（《合》210）甲子卜，㱿贞，疒役（疫），不征（延）？贞：疒役（疫），其征（延）？（《乙》7310）

第三种是对严重病症的愈后情况进行发问的，如：

贞：㞢（有）疒差，其囚（死）？（《前》6.1.5）

丙午【卜】贞：……㞢（有）疒，不囚（死）？（《人》446）

庚子卜，耳贞：疛，不囚（死）？（《综》23.4）

……瘧（虐），不隹薛？（《存》1.817）

以上卜辞所关心的不适的起因，到底是由内在生理引发的？还是由外在创伤引发的？卜辞文字短小残缺，况且缺乏上下文的语境，例如"疒目"到底是什么症状的眼疾？是受伤导致还是罹患疾病所致？殷商先民对疾病的理解，包括了眼见的外伤，也包括今人所说的自发性生理疾病，在他们眼中，伤痛，尤其是后者所带来的伤害可能是邪灵所致。因此，卜辞中所见的"疒"，是一种起因笼统的，但导致人感到不适的病，如果用一个英文单词对应，应当是"illness"。

字形的演变表现了先民对疾病认识的变化，民国时期名医余岩出版了《古代疾病名候疏义》，其中"疒"部就有99字。余岩按，刘熙《释名》："疾，疾也，客气中人急疾也。"小徐盖本《释名》为说。段氏《说文解字注》云："析言之，则病为疾加；浑言之，则疾亦病也。"①在许多文字学材料中，"疒"被认为是甲骨文中对"疾"早期的表达，接下来就看一下"疾"字的演变。

---

① ［民国］余云岫编著，张华航、王育林点校：《古代疾病名候疏义》，学苑出版社2012年版，第117页。

《古文字谱系疏证》释"疾"：病之，甲骨文作"𤵸""𤶸"二形，金文作"𤶸"，战国文字从矢，从疒，会人中箭卧牀有一之意，疒亦声，合"𤵸""𤶸"二形为一，是疒和"𤶸"的后起增繁字，或说一从矢是叠加声符。[①]

罗振玉对"疾"的解释是："𤶸"象矢著人肱下，毛公鼎愍（旻）天疾畏（威）之疾字作"𤶸"，与此正同，知此亦疒字也。于省吾认为这个说解辨别不清，他在《甲骨文字释林》中写道：

其实，疒为疒病之疒，甲骨文作𤵸，象人卧牀（床）上。𤶸象矢著肱下，矢亦声，系会意兼形声字。依据上述，则疒与𤶸之本义有别，但也有时通用。甲骨文的"囚凡又（有）𤶸"（辍合三六四），他辞皆作"囚凡有疒"；毛公鼎的"愍天𤶸畏"，诗雨无正作"旻天疾威"，是其证。……秦汉以来以疾代疒，疾字通行而疒与𤶸则废而不用。[②]

除了字形的比对，《释名》以"客气"描述病因，体现的是邪气从外侵入，把邪气视为病的外来因素，此同《内经》："今风寒客于人，使人毫毛毕直，皮肤闭而为热。"（《素问·玉机真藏论》）[③]

按照以上资料，"疾"并非"疒"和"𤶸"的增繁字，"疾"与"疒"在使用过程中逐渐形成了互相通用的局面，但初义不同。王礼贤认为，造字之初的人不认为内病和外伤是同一回事，甲骨卜辞的混用说明殷商时期的人们已将两者统一，在医学上这应该被视作认识上的进步。[④]笔者认为，二者混用在汉字成形过程中是十分常见的现象，字量的缺乏，官书与民间传播的混淆，都是造成混用的原因。"疾"不仅与"疒"混用，与"急"也有混用的现象，这是由传统六书中的假借之法造成的，即段玉裁说文叙注说的"古文初作而文不备，

① 黄德宽主编：《古文字谱系疏证》，商务印书馆2007年版，第3366页。
② 于省吾著：《甲骨文字释林》，商务印书馆2010年版，第321页。
③ （唐）启玄子注，（宋）林亿等校注：《补注黄帝内经素问》，《二十二子》，上海古籍出版社1986年版，第898页。
④ 金芷君、张建中主编：《中医文化掬萃》，上海中医药大学出版社2010年版，第81页。

乃以同声为同义"。①在造成混用的过程中,两者的语义区别仍有据可循,殷商时期的医案证明了文字对研究医学史的价值。

以上材料说明,尽管起因不同,但"疒"与"疾"在甲骨文和金文中都有表示疾病、不适、外伤等的用法,而在秦汉之前,"病"字罕有所用。为何将"疒"与"丙"组合成为指代"疒"与"疾"的"病"字呢?这就需要对"丙"字进行考察。

"病"的程度比"疾"更加严重,或者是"疾"的进一步发展,何晏《集解》引包咸注《论语·子罕》之"子疾病":"疾甚曰病。"②从字形的发展看,"病"的出现是对"疾"后状态的描述。

前文提到秦汉之前罕见"病"字,可以推论"病"字的出现与《内经》时期相近。之所以要确定年代范围,是因为作为五行学说的代表作《尚书·洪范》在汉代有古文和今文两种版本,并形成了古文派和今文派,两者的五脏与五行配属关系不同。古文派的配属关系是:脾—木,肺—火,心—土,肝—金,肾—水。今文派则是:肝—木,心—火,脾—土,肺—金,肾—水。《礼记》《吕氏春秋》所载的是古文说,《春秋繁露》是今文说,《淮南子》古今俱载,《内经》引用的是今文说。③因此,在旁征博引先秦古籍来说明"心"的属性时,需要辨析古今学派的差别。

思考字源的不仅有文字学家,也有中医医生,刘力红先生在其著作《思考中医:对自然与生命的时间解读》里就曾经探讨在造"病"字过程中为什么选择"丙",而不是排在天干第一位的"甲"?④若按《说文解字》:"病,疾加也,从疒丙声。"则"丙"在此起到了声符作用。《说文解字》释"丙":位南方,万物成,炳然。阴气初起,阳气将亏。从一入冂。一者,阳也。丙承乙,象人肩。凡丙之属皆从丙。兵永切[注]徐锴曰:"阳功成,入于冂。冂,门也,天

① (汉)许慎撰,(清)段玉裁注:《说文解字注》,上海古籍出版社1988年版,第756页。
② [民国]余云岫编著,张华航、王育林点校:《古代疾病名候疏义》,学苑出版社2012年版,第384页。
③ 邓铁涛、吴弥漫主编:《中医基本理论》,科学出版社2012年版,第4页。
④ 刘力红著:《思考中医:对自然与生命的时间解读》,广西师范大学出版社2006年版,第166页。

地阴阳之门也。"①《说文解字》的解释已经较为抽象，用阴阳之气来说明"丙"之属火。郭沫若指出"丙"字从火，可以推出十干已与五行方位相配，丙属南方。②在传统哲学思想中，火与阳气的属性是一致的，火与气也是人体生命力的基本保障。

考古出土战国文物《行气铭》中"气"字从火，写作"炁"。《内经》载："水为阴，火为阳。阳为气，阴为味。"（《素问·阴阳应象大论》）③中医有"气火学说"，火与气作为生命力的象征，是健康最基础的要素。在中医理论中，心有两大主要功能：主血脉，出神明，即"心者，生之本，神之变也"。藏象学是中医最基本的理论，藏象学说中的五脏，不是现代解剖学中的单个器官，而是以该脏器为代表的多器官的功能集合组成的生理系统。藏象包括三个内涵：① 脏腑的实际形态；② 脏腑生理活动反映于体表的征象；③ 脏腑所通应的自然现象。④心能够"生血"的功能早就已被古代医生认识，《素问·阴阳应象大论》说"心生血"，《素问·五藏生成》说"诸血者皆属于心"，想必这是源于古人对于心跳停止、血不流动、心气衰竭脉不通就意味着死亡的观测。红色的血液正是五行中属火的"赤"，唐容川《血证论·阴阳水火气血论》："何以言火即为血哉？血色赤，大之，色也。火者，心之所主，化生血液，以濡周身。"⑤心跳则"赤"生。

"心主神明"是源于古人认识到心为精神所藏之处，《难经·四十二难》："心重十二两，中有七孔三毛，盛精汁三合，主藏神。"⑥这个"神"既指生命活力，也指精神情志思维，后者包括了《内经》中称为"神魂魄意志"的认识、

---

① （汉）许慎撰：《说文解字》，岳麓书社2006年版，第308页。
② 郭沫若著：《两周金文辞大系考释》，转引自：李圃主编，《古文字诂林》（第十册），上海教育出版社2000年版，第960页。
③ （唐）启玄子注，（宋）林亿等校注：《补注黄帝内经素问》，《二十二子》，上海古籍出版社1986年版，第881页。
④ 邓铁涛、吴弥漫主编：《中医基本理论》，科学出版社2012年版，第26、30—31页。
⑤ （清）唐宗海撰：《血证论八卷》，《续修四库全书》·一○○六·子部·医家类，上海古籍出版社，第462页。
⑥ （战国）秦越人原著，（元）滑寿注释：《难经》，西南师范大学出版社1994年版，第97页。

感知、记忆，称为"意志思虑智"的思维，称为"怒、喜、思、忧、悲、恐、惊"的"七情"，以及称为"怒、喜、思、悲、恐"的"五志"，"七情"与"五志"统称为情志活动。[1] 人体五脏都影响着人的精神活动，但心担负着君主之责，因此"心主神明"。可见，心与人的生命力是直接相关的，古代医生通过藏象原理观测到的疾病现象，都绕不开心的外在反映。

五行学说在医学中的运用以五行配属五脏最具代表，中医五行学说将心归属为火，是阳中之阳，是自然界的夏季、南方。火色赤，其味苦，其臭焦，其音徵，其气热。医案中，典型如人过度受热则中暑，热昏则神志不清，对症下苦味药物泻心火。[2] 古代对疾病的认知，有一类就被称为"心病"，根据《左传·襄三年传》："子重病之，遂遇心病而卒。"通行本常做"心疾"。《昭元年传》记载医和诊晋侯之病："明淫心疾。"杜注云："明，画也。思虑烦多，心劳生疾。"此说似将心疾视为神经衰弱之症。《昭二十一年传》："王其以心疾死乎？"《昭二十二年传》："王有心疾，乙丑，崩于荣锜氏。"[3] 余岩不完全同意杜注，"然神经衰弱，未有急死，今王死速，非神经衰弱所能说明也。……盖别有致死之病，而适值忧虑烦劳为之诱因，遂以为'心疾'也？"[4] 心疾速死，不如理解为阳气衰落导致死亡更为确切。古之所言"心病"，是神志受损造成的生命危险，而非今人理解的心脏病，或者神经系统疾病。脱离整体论，这种认识是无法建立的。

于是，"丙"—"火"—"气"—"血"—"心"之间的联系，就完成了哲学和医学的对接，此乃"病"字背后的构形叙事。

三、治疗

基于古时对疾病性质的认识，治疗最初是以一种祝祷行为登场的。

---

[1] 邓铁涛、吴弥漫主编：《中医基本理论》，科学出版社2012年版，第31页。

[2] 邓铁涛、吴弥漫主编：《中医基本理论》，科学出版社2012年版，第32页。

[3] （晋）杜预注，（唐）孔颖达等正义：《春秋左传正义》，《十三经注疏》，上海古籍出版社1997年版，第1930、2025、2097、2100页。

[4] ［民国］余云岫编著，张华航、王育林点校：《古代疾病名候疏义》，学苑出版社2012年版，第374页。

《说文解字》释"療"，写成"疒樂"：治也，从疒，樂声。①

治，形声，声符为"台"。"台"为耒之形的"厶"下加"口"，表示农耕开始前举行的清祓犁锄、祈祷丰收的礼仪。想来，将清祓仪式扩及至水事，"治"用来指治水仪式。在大河频频泛滥成灾、饱受洪水之苦的古代中国，治水属于一项重要的政治事业，因此"治"有了治世、政治之义。此外，还有修身、收心之义，并泛指各种处治、整治、矫治等。②

療（疗），形声，声符为"尞"。古字体为"瘵"，声符为"樂"。"樂"形示带手柄的摇铃，巫（神灵附体而意识不清，成为神灵的代言人）摇动手铃，被除病魔，治疗疾病，谓"🔔"，有医疗、治疗之义。后来，随着巫摇铃治病的行为渐渐消失，据"liao"音而演变为形声字"療"。③作为治疗的重要工具——药，古字为"藥"，其声符亦为"樂"，这个字在金文中已经出现了，显示了它的古老。

巫者持祭祀法器"凵"的祝告与持铃降神的"表演"构成了一场生动的治疗仪式。至于巫者口中念诵之"歌"与"谣"，据考，"歌"本体为"可"，古体做"哥"，从"凵"，用于仪式中，是为咒歌。"谣"为"言""肉"相叠，具有供肉而念祈语之意。④从"治""疗""歌""谣"几个汉字发源的线索中，已然看到了治疗是在"载歌载舞"的形式中兴起的。

许慎认为"疗"的古体字是从"瘵"而来，但就"療"本身来看，其声符"尞"在《说文解字》中释为：柴祭天也，从火从昚，昚古文慎字，祭天所以慎也。⑤这与周策纵先生的观点"医者或医药的性质是燃烧"完全吻合。清代王筠在《说文句读》中对"醫"（医）的解释中写道"医之性然，得酒而使"。⑥"然"在《说文解字》中训为烧，因此，周策纵做了巫医用火驱邪治病

---

① （汉）许慎撰：《说文解字》，岳麓书社2006年版，第156页。
② ［日］白川静著：《常用字解》，苏冰译，九州出版社2010年版，第180页。
③ ［日］白川静著：《常用字解》，苏冰译，九州出版社2010年版，第449页。
④ 叶舒宪著：《诗经的文化阐释》，陕西人民出版社2005年版，第92页。
⑤ （汉）许慎撰：《说文解字》，岳麓书社2006年版，第207页。
⑥ （清）王筠注：《说文解字句读》，中华书局1988年版，第598页。

的理解。他还指出古人因相信宇宙间的"阳气",如天与日,便认为人身的阳气便是用来维持生命和生殖力的。[①] 如此,巫医用火和药酒治疗形成了最初的医学大传统。

在二里头遗址四期一座随葬品丰富的中型墓中,出土了一件玉铃舌,乳白色,圆管状,凹腰,下端周缘有撞击痕,高5.7厘米,西侧还出土了铜铃,铜铃位于墓主人胸腰之间。[②] 二里头四期被认为处于夏晚期至早商,玉礼器的形制在夏商周三代逐步得到了规定,以玉制成的铃舌绝非普通器物,当它与铜铃相击发出神圣的金声玉振之时,便是神灵降下之时,源于巫师持铃作法的"樂"字栩栩如生。丰富的随葬品也体现了墓主人的地位,罕见的铜铃和玉铃舌则表明了主人是"巫"。巫者不应单纯理解为百工之一,考虑到古代方国、氏族的徽号和称号经常与职务及工作有关,这些家族占有一定领土便成为方国,巫与统治者的身份有时统一,有时合作,某些王室也会宣传他们的祖先起源于巫。[③] 因此,巫所具有的神圣特质后来成为上层阶级崇尚、追求的对象,比如降神时候巫所奏出的玉振之音,演变为后世人喜爱的佩玉声。

巫所操的铃、棒、蛇等神圣用具,以后逐渐演变为我国乐舞文化中的道具,形式愈加丰富,娱乐功能也渐渐超越了神圣色彩。这可以作为一个专门的主题展开讨论,但这些道具根源上的神圣性必须要回到大传统中才能得到理解。

上古治疗从舞蹈、音乐、诗歌的迷人形式中形成了完整的结构仪式,用今人的话来讲,它几乎不脱仪式的范畴,《内经》中有许多对仪式医学的表述,涉及移精变气法、祝由、歃血而盟、医患互信等主题。仪式医学并不等同于巫术,它是医学手段与文化手段的结合,在不同的历史阶段展现出不同的面貌。《内经》中的仪式医学是先秦两汉时期治疗观念的体现,根据"黄帝"对

---

① 周策纵著:《古巫医与"六诗"考:中国浪漫文学探源》,上海古籍出版社2009年版,第64、67页。

② 陈雪香:《二里头遗址墓葬出土玉器探析》,载《中原文物》,2003年第3期,第35页。

③ 周策纵著:《古巫医与"六诗"考:中国浪漫文学探源》,上海古籍出版社2009年版,第49页。

祝由之法的评论，可见即便在作者时代，祝由也已是古老的、很少被使用的治疗手段了。与此同时，"岐伯"的回答说明了祝由地位下降的原因并不是因为医疗技术的提高，而是归咎于病人本身的适应力退化，也是作者对世风不满的流露。

> 黄帝问曰：余闻古之治病，惟其移精变气，可祝由而已。今世治病，毒药治其内，针石治其外，或愈或不愈，何也？
>
> 岐伯对曰：往古人居禽兽之间，动作以避寒，阴居以避暑。内无眷慕之累，外无伸宦之形。此恬惔之世，邪不能深入也。故毒药不能治其内，针石不能治其外，故可移精变气，祝由而已。当今之世不然。忧患缘其内，苦形伤其外，又失四时之从，逆寒暑之宜，贼风数至，虚邪朝夕，内至五藏骨髓，外伤空窍肌肤，所以小病必甚，大病必死，故祝由不能已也。（《素问·移精变气论》）[①]

岐伯的意思是当今世人有了爱慕的累赘和奔走求取官宦的形役，因此，仅靠改变精神状态是无法获取有效治疗的。

《内经》被收录于《汉书·艺文志·方技略》，显示了它所代表的医学最初是作为实用技艺而服务于世的，若参考"岐伯"的观点，是在缺乏真人、至人、圣人和贤人的时代的产物。

《内经》的治疗观承续了上古巫史传统，屡屡强调祝由之法，但对以仪式为主的祝由疗法已产生新的理解，不拘泥于狭义的鬼神之说。《灵枢》篇中，黄帝与岐伯讨论"贼风"：

> 黄帝曰：今夫子之所言者，皆病人之所自知也。其毋所遇邪气，又毋怵惕之所志，卒然而病者，其故何也？唯有因鬼神之事乎？

---

① （唐）启玄子注，（宋）林亿等校注：《补注黄帝内经素问》，《二十二子》，上海古籍出版社1986年版，第890页。

　　岐伯曰：此亦有故邪留而未发，因而志有所恶，及有所慕，血气内乱，两气相搏。其所从来者微，视之不见，听而不闻，故似鬼神。

　　黄帝曰：其祝而已者，其故何也?

　　岐伯曰：先巫者，因知百病之胜，先知其病之所从生者，可祝而已也。(《灵枢·贼风》)[1]

　　岐伯在此处指出了情志上的病因微妙不可听闻，有如鬼神作祟，前代能够通过祝由术来治疗的巫医，是因为懂得各种疾病之间的关系，掌握疾病的根源，才能"祝而已也"。祝由术在《内经》中作为有效的治疗手段之一，展现出去鬼神化的趋向，所谓鬼神，也是对不易察觉的病因的另一种解释罢了。

　　脱胎于祝由的治疗，无论是在官方的小传统还是民间的大传统中，从未与它的原始形式彻底分离。言"子不语怪力乱神"的孔子面对疾病时采用的即是祈祷之法，《述而》篇对此有所描写：

　　子疾病，子路请祷。子曰："有诸?"子路对曰："有之。《诔》曰：'祷尔于上下神祇。'"子曰："丘之祷久矣。"[2]

　　此外，孔子在转引南人之言"人而无恒，不可以作巫医"[3]后表示了赞美"善夫"，表明了对巫医神圣性的崇敬。[4]孔子的赞美首先是给予医者的德行，从病后祈祷到赞美巫医，儒家圣人的治疗观集中在"医德"和"祝由"两个关键词上。

---

[1] （唐）启玄子注，（宋）林亿等校注：《补注黄帝内经灵枢》，《二十二子》，上海古籍出版社1986年版，第1025页。

[2] （魏）何晏等注，（宋）邢昺疏：《论语注疏》，《十三经注疏》，上海古籍出版社1997年版，第2484页。

[3] （魏）何晏等注，（宋）邢昺疏：《论语注疏》，《十三经注疏》，上海古籍出版社1997年版，第2508页。

[4] 叶舒宪著：《金枝玉叶——比较神话学的中国视角》，复旦大学出版社2012年版，第209页。

与医学关系更为紧密的道教和佛教呈现了不胜枚举的关于治疗与祝由术的案例。林富士通过研究六朝时期的巫觋与医疗，指出早期道士与巫者尽管常处于竞争关系，但也大量采用巫者的仪式和法术，道家医学通常运用各种咒术、符印和"严胜"术。[1]需要指出的是，真正从道家治疗中脱颖而出，极大影响了后世医学的，还是结合了药物、针灸、饮食、养生术、导引行气功法的道林医者，如著有《抱朴子》《肘后方》的葛洪，著有《本草经注》《肘后百一方》的陶弘景。佛教亦是如此，《弘明集》卷一《牟子理惑论》曰：

> 问曰："为道之人，云能却疾不病，不御针药而愈。信有之乎？何以佛家有病而进针药耶？"牟子曰："《老子》云：'物壮则老，谓之不道，不道早已。'唯有得道者，不生亦不壮，不壮亦不老，不老亦不病，不病亦不朽。是以老子以身为大患焉。武王居病，周公乞命。仲尼病，子路请祷。吾见圣人皆有病矣，未睹其无病也。神农尝草，殆死者数十。黄帝稽首，受针于岐伯。此之三圣，岂当不如今之道士乎？察省斯言，亦足以废矣。"[2]

这段话透露出几个重要信息：第一，人不可能无病，治疗是人类永恒的需求。第二，圣人得病治疗既有乞命请祷，也有受针尝草。只是从"治疗"字源本身来看，当时人心目中祝由之法的重要性列于草药针石之法前。第三，佛家不仅不排斥，而且善于利用针药医治，看重的是更为现实的疗效。这段话或有为佛教争斗辩护的意图，但已明白指出了巫药技不分家的治疗理念。可以说，在此之后，该理念在传统医学发展道路上没有发生实质性的改变。

再看安世高所译的《佛说温室洗浴众僧经》：

> 佛告耆域，澡浴之法，当用七物除去七病，得七福报。何谓七物？一

091

---

[1] 林富士著：《中国中古时期的宗教与医疗》，中华书局2012年版，第249页。

[2] 刘立夫、魏建中、胡勇译注：《弘明集》，中华书局2013年版，第59-60页。

者然火，二者净水，三者澡豆，四者苏膏，五者淳灰，六者杨枝，七者内
衣。此是澡浴之法。何谓除去七病？一者四大安隐，二者除风病，三者除
湿痹，四者除寒冰，五者除热气，六者除垢秽，七者身体轻便。是为除去
众僧七病。如是供养，便得七福。……佛告耆域，作此洗浴众僧开士七福
如是，从此因缘，或为人臣，或为帝王，或为日月四天神王，或为帝释转
轮圣王，或生梵天，受福无量。[①]

这则包含了公共卫生思想的教诲与儒家君子洁身自好的追求不谋而已，身
体的洁净和灵魂的纯洁具有高度的统一性。在佛教中，自我清洁是重要的修
行，宗教对日常生活的影响可见一斑。这则佛教译经同样展现了巫药技相结合
的治疗观。

本节梳理"治疗"的三级编码考，可归纳为以下表格（见表3-2）：

表3-2 "治疗"的三级编码

一级编码	物与图像	二里头出土玉铃舌与铜铃
二级编码	文字	治、疗、樂、寮
三级编码	古代经典	《黄帝内经》《论语·述而》《理惑论》《佛说温室洗浴众僧经》

第三节　疾病的神话历史

"从此以后，癌症不再难治""基因技术可以让人长生不死""人的梦境可
以移植"……这些看似像科幻小说的标题，虽不是目前科技水平可成就的，却
是流传在各种各样的新媒体上，让许多人信以为真的"新神话"。

孔子所言"子不语怪力乱神"，表明了对尚未求证的鬼神之说的客观态度，

---

① 安世高译：《佛说温室洗浴众僧经》，《大正新修大藏经》·经集部三·卷十六，第701册，佛
陀教育基金会印赠，1990年，第802-803页。

客观上是不赞成也不反对，不加妄评。换言之，就是"我不知道，所以我现在不说"。但神话则不同，神话看似鬼神之说，但之所以能成为"神话"，是因为它已成为在其诞生、流传的时代用以解释世间各种现象和规律的阐释方法。因此，无论是新神话还是旧神话，它的形成动机、方式、结构、流传和毁灭，规律近乎相同。

　　藏传佛教黄教六大寺庙之一的拉卜楞寺，以对藏医的继承和发扬为荣，寺庙自产的藏药已有数种被收入中华人民共和国药典，这些药物由僧人采集、制作、诵经、开光。僧人和信众深信诵经加持的力量与药物本身的配伍一样重要，所以即便是一样的成分，如果由俗人制作，在生病的信众看来，必然不可能发挥同样的作用。通常这会被解释为信仰的力量，其实，这就是神话的解释体系。《素问·五脏别论》中岐伯说道："拘于鬼神者，不可与言至德；恶于针石者，不可与言至巧；病不许治者，病必不治，治之无功矣。"[1]岐伯表达的意思是如果病者不相信医者所施用的医术，那么治疗是无效的。面对信鬼神的病人，医者就不要和他讲医理；面对讨厌针石之术的病人，医者不要去强调针石的技巧；如果病人不愿意配合治疗，那么治疗就会无效。归根结底，病人要信医者所采用的方法，医患双方要处于同样的治疗信仰中。这段话后来通常被解读为《内经》突破了唯心的桎梏，走向去鬼神论的唯物境界，这样说未免有些牵强附会，掩盖了道由信而入的教诲。身为高明的医者，首先应该把病人带入具有强烈意念推动力的神话治疗中。

　　神话历史，就是指人类对世界的理解方式，就是他所生活的神话体系。对神话的定义有狭义和广义之分，所谓古代的中国神话、希腊神话、巴比伦神话、埃及神话……都是狭义的神话，而罗兰·巴特指出的"凡归属于言语表达方式（discours）的一切就都是神话"，[2]就是广义的神话，也是本书在论述神话历史主导治疗时所采用的概念范畴。

---

① （唐）启玄子注，（宋）林亿等校注：《补注黄帝内经素问》，《二十二子》，上海古籍出版社1986年版，第889页。

② ［法］罗兰·巴特著：《神话修辞术·批评与真实》，屠友祥、温晋仪译，上海人民出版社2009年版，第169页。

神话学在20世纪的转向展现了它贯通文史哲的非凡潜力,叶舒宪认为神话是引领人们重新进入所有文明传统之本源和根脉的一个有效门径,神话是作为文化基因存在的,神话历史、神话哲学和神话思维是学习文学、历史、哲学的必备基础。①

关于神话观的变革在西方人文学界已著述颇丰,总体来说,神话构造的有意识、理性、结构、叙事性是受到最集中关注的。德国哲学家卡西尔认为人类文化生存的基本形式就起源于神话意识,在发轫之时,这些形式被某种神话形式掩盖着,"几乎没有任何客观精神的领域不能被证明曾经有过这种与神话的融合、具体的统一"。②

列维-斯特劳斯倾心研究神话中的结构,出版了《神话学》《野性的思维》,首先是因为他相信神话起源于人的理智,人类社会流传下来的神话可以是由一连串的象征符号组成的逻辑,它们不仅充满理性,还反映了人类思考的全过程。神话的结构在全人类中间都能找到共性,人类提出各种问题,神话就是对各种问题、矛盾的调解、回答。从最初的生存,到后来的宗教、形而上学、物理学、社会学、法学、心理学、美学,直至科学研究,都归神话学管辖。③

除了列维-斯特劳斯,另一位符号学者罗兰·巴特更是把一切言说方式都归为神话,因为他认为神话是一种意指样式,一种形式,这种言说状态被社会自由利用,它们都是从封闭而缄默的存在转变而来的。④巴特哲学式的解释揭示了神话的存在基础——人类历史能够决定神话语言的生死,是历史选择了神话的言说方式,并非神话从事物的"原始状态"中突然涌现。这么一来,就不存在永恒的神话了。⑤

---

① 叶舒宪著:《金枝玉叶——比较神话学的中国视角》,复旦大学出版社2012年版,第39页。
② [德]恩斯特·卡西尔著:《神话思维》,黄龙保、周振选译,中国社会科学出版社1992年版,第5页。
③ 蔡艳菊著:《列维-斯特劳斯的神话观》,载《民族文学研究》,2014年第4期,第120-127页。
④ [法]罗兰·巴特著:《神话修辞术·批评与真实》,屠友祥、温晋仪译,上海人民出版社2009年版,第169页。
⑤ [法]罗兰·巴特著:《神话修辞术·批评与真实》,屠友祥、温晋仪译,上海人民出版社2009年版,第170页。

同意巴特观点的还有海登·怀特，他认为人不可能找到"逝去"的"历史"，所有的历史都是当代史，能找到的只有关于历史的叙述，以及被阐释和编织过的"历史"。①怀特倡导的"历史诗学"促进了学者去提炼神话中的符码、基因，从而对史书的记载加以补充和修正。神话反而拨开了掩盖在人类社会发展史上的迷雾，让"没有历史的人"得到发言机会。这是一种典型的后现代研究思潮，是重审历史的切入点。

随着现代心理学的发展，以弗洛伊德、荣格为代表的一批心理医生在病人的臆想中感受到了神话的力量。提出"集体无意识"概念是荣格最著名的学术贡献，在他之前，集体无意识从未成为心理学的研究对象，尽管古代神话以及后来的基督教教会都起着同样的治疗作用。荣格认为，集体无意识并不存在于人类的意识之中，而是得自于遗传，其主要内容是原型，这与由各种情结构成的个人无意识完全不同。当原型在某种特定情境的激发下"复活"过来，便会产生一种强制的本能驱动力，当它与一切理性和意志对抗时，可能制造出病理性冲突，或者说神经病。荣格对病人在恍惚状态和妄想时叙述的材料加以记录、比较，发现这种幻想在三至五岁的幼童早期的梦境中也能找到，当把这些材料与人类经典神话做比较后，神话与梦境的相类、相关性十分有助于对病因的判断，反之，如果缺乏神话的引证，则毫无价值。②荣格说："在我的病人中，几乎没有谁不返回到新石器时代的艺术形式中去，或者迷恋于臆想的酒神狂欢的情景。"③作为早期的心理学奠基人，弗洛伊德与荣格的观点被一些医生斥为伪科学，它们缺乏最基本的量化计算与可重复性，但脑科学也尚不能完成对精神疾病的治疗，反而造就了一些不人道的机械治疗手段。④

---

① 王岳川：《海登·怀特的新历史主义理论》，载《天津社会科学》，1997年第3期，第72页。

② ［瑞士］卡尔·古斯塔夫·荣格著：《心理学与文学》，冯川、苏克译，译林出版社2011年版，第30、61—69页。

③ ［瑞士］卡尔·古斯塔夫·荣格著：《心理学与文学》，冯川、苏克译，译林出版社2011年版，第136页。

④ 可参见安东尼·伯吉斯的小说《发条橙》，以及由斯坦利·库布里克于1972年改编导演的同名电影，讲述了一位问题少年在入狱后自愿接受人格治疗，在出狱后再被社会"正义"迫害的故事。人格治疗中的"反丑恶"疗法采用巴普洛夫反射原理，生理上的机械反应可以训练，但与思想上的道德要求完全割裂。

神话对人类社会的影响还体现在包括文学在内的一系列文化文本创造中,我国六种上古经典都蕴含着神话编码逻辑:《春秋》的始末隐含了创世及日落神话;《庄子》"内七篇"对应了神话运动方向,刚好组成一个圆圈;《周礼》的始终潜含宇宙四方六合的时空转运大法;《礼记》完成了生命循环的完整周期;《吕氏春秋》效法天道运行且使人道与其对应;《说文解字》的框架遵循天干地支的循环数码。[①]如果把神话编码作为文化基因,上溯至物与图像,下行至后世创作,大传统系统中的多重编码几乎都能找到一贯始终的对应。

加拿大文学理论家弗莱单纯以原型象征为标准,对文学结构做了三个分类:第一类是纯粹的神话,未经置换变形,通常直接描写神明或恶魔,他们的隐喻是两个对立的世界:理想世界和非理想世界,天堂和地狱。此类隐喻结构分别称为启示结构和魔幻结构。第二类别是传奇,它与人类经验具有更加密切的关系,显示出各种不明显的神话模式,人物都处于一个世界中。第三类是"现实主义",强调内容和表现,不强调故事的外在形式。[②]

重读神话对了解哲学、历史学、心理学和文学有重要意义,它为理解文化文本打开了新的思路。疾病与治疗是人类最为古老的主题,唯有依靠神话才能理解为什么在单一的文化系统中会有持续至今的治疗信念。

在河北省西南部晋冀豫三省交界处有一座拥有1 450多年历史的娲皇宫,如今依旧香客盈门,当地政府于2003年和2004年组织过两次公祭。娲皇宫供奉的是汉族信仰中的抟土造人者女娲,政府举行公祭,虽意在弘扬传统文化,但平日里民间延绵不绝的香火所求则与千年前无异。老百姓求女娲娘娘保佑风调雨顺、五谷丰登、婚姻生育顺利等。女娲护佑丰产的背后,是上古时期的女神崇拜神话。据考,神话中女娲和西王母的原型源自"东母、西母",甲骨卜辞对其已有提及,商人历法基于"宇宙中有十个太阳和十二个月亮"的认识,日月诞生的东方就是"东母",回归之处为"西母"。人格化的母亲形象继而又

① 叶舒宪著:《金枝玉叶——比较神话学的中国视角》,复旦大学出版社2012年版,第43—44页。
② [加] N.弗莱:《原型批评:神话理论》,选自叶舒宪选编:《神话-原型批评》,陕西师范大学出版总社有限公司2011年版,第174页。

演变为东母主管生育日月，西母主管吐纳（孕育）。生育之神东母得到的崇拜远远多于死亡之神西母，两位"母亲"随后对应了造人的女娲和"主知灾厉、无刑残杀之气"的西王母。①

古文献中有以"皋禖"称女娲的说法，如《路史·后纪二》：以其（女娲）载媒，是以后世有国，是祀为皋禖之神。②与"禖"相关的"腜"在《说文解字》中被释为"腜，妇始孕腜兆也"。金文中的"身"字，其象形如隆起的肚子中有一个胎儿。《诗经·大雅·大明》中："大任有身，生此文王。"③说明"身"在此指怀孕，之后，表示怀孕的"娠"与"身"同音，人们也渐渐淡忘了"身"原有孕育之意。

以女娲神话为蓝本的女神崇拜透露了汉族数千年来对生育的理解，在世界各地也能找到类似的案例。在中国，汉族人结合佛教信仰造出了送子观音的形象，在日本京都，人们乐此不疲地进入象征着子宫的黑洞祈福。④

每一个民族的生老病死都由神话而起，至今，在集体无意识的领域里，并没有完全脱离最古老的神话原型，若说神话记录了人类治疗的历史，亦不为过。

第四节　华夏文明大传统中的治疗

有关中国医学最有影响力的神话，是神农氏尝百草的故事。这一故事衍生和变化的版本还涉及了伏羲氏、岐伯等传说人物，因而尝百草的神农应当不是指专门一人，而是指氏族部落在漫长时代中的经验积累。提及尝百草神话较为知名的文献有：

---

① 叶舒宪著：《高唐神女与维纳斯》，陕西人民出版社2005年版，第70-78页。
② （宋）罗泌著：《路史》，卷十一，《四库全书》·史部·一四一·别史类，第383册，上海古籍出版社1987年版，第85页。
③ 叶舒宪著：《高唐神女与维纳斯》，陕西人民出版社2005年版，第85-86页。
④ 日本京都清水寺有一处被称为"胎内巡游"的祈福岩洞，已成为著名景点，此处象征着进入一位女菩萨的子宫。

于是神农乃始教民播种五谷,相土地宜燥湿肥墝高下;尝百草之滋味,水泉之甘苦,令民知所避就。当此之时,一日而遇七十毒。(《淮南子·脩务训》)①

伏义氏……选书契以代结绳之政,画八卦以通神明之德,以类万物之情,所以六气六腑六脏,五行阴阳,水火升降得以有象,万物之理,得以类推,炎黄因斯乃尝味百药而制九针,以拯天枉焉。

(黄)帝使岐伯尝味草木,典主医药,经方、本草、素问之书咸出焉。

炎黄因斯乃尝味百药而制九针。(《帝王世纪》)②

神农以赭鞭鞭百草,尽知其平毒寒温之性,臭味所主。(《搜神记》卷一)③

神农氏于是作蜡祭,以赭鞭鞭草木,始尝百草,始有医药。(《补史记·三皇本纪》)④

神农始究息脉,辨药性,制针灸,作医方。(《广博物志》卷二十二《物原》)⑤

城阳山中神农氏鞭草处,一名神农原,药草山,山上紫阳观,世传神

---

① (汉)刘安撰,(汉)高诱注,(清)庄逵吉校:《淮南子》,《二十二子》,上海古籍出版社1986年版,第1296页。
② (晋)皇甫谧著,陆吉点校:《帝王世纪·世本·逸周书·古本竹书纪年》,齐鲁书社2010年版,第3页。
③ 马银琴译注:《搜神记》,中华书局2012年版,第1页。
④ (唐)司马贞著:《补史记》,《四库全书》·史部·二·正史类,第244册,上海古籍出版社1987年版,第965页。
⑤ (明)董斯张著:《广博物志》,卷二十二,《四库全书》·子部·二八六·类书类,第980册,上海古籍出版社1987年版,第447页。

农于此辨百药，中有千年龙脑。

太原神釜冈中，有神农尝药之鼎存焉。(《述异记》)[1]

磨唇鞭茇，察色嗅，尝草木，而正名之，审其平毒，旌其燥寒，察其畏恶，辨其臣使，厘而三之，以养其性命而治病，一日之间而七十毒，极含气也。(《路史》卷十二《炎帝》)[2]

此外，燧人氏钻木取火、有巢氏构木为巢的神话也与治疗有着密切关系，但比起这些圣帝神话，西王母的治疗神话更能体现出大传统的影响力。

自古以来，从君王到修行者，以各种方式表达着对长生不死的追求。神话中后羿获不死药又被嫦娥窃去，周穆王西去与西王母和歌作谣，汉武帝获得西王母"三千年一着子"的仙桃，秦始皇遣徐福率童男童女海外求药，唐太宗服天竺方士所炼延年丹药，直到时下最热门的运用基因预测和排序技术可以彻底消灭疾病……对不死的追求不仅成就了宗教的发展，甚至成为影响国家政治和经济举措的根源性动力。

比起由东母演变成生育女神的女娲，西王母——这位掌管生死吉凶转换的医药女神，对治疗的神话历史具有更深刻的意义。西王母神话揭示了华夏玉文化信仰的大传统，《内经》医学文化正是诞生在这片文化土壤之中。

在被认为最早提到西王母的材料《山海经》中，半人半兽的西王母在《大荒西经》和《西山经》中分别被描述为：

西海之南，流沙之滨，赤水之后，黑水之前，有大山，名曰昆仑之丘。有神——人面虎身，有文有尾，皆白——处之。其下有弱水之渊环

---

[1] （南朝梁）任昉著：《述异记》，《四库全书》·子部·三五三·小说家类，第1047册，上海古籍出版社1987年版，第626页。

[2] （宋）罗泌著：《路史》，卷十二，《四库全书》·史部·一四一·别史类，第383册，上海古籍出版社1987年版，第92页。

之，其外有炎火之山，投物辄然。有人戴胜，虎齿，有豹尾，穴处，名曰西王母。此山万物尽有。(《山海经·大荒西经》)[①]

又西三百五十里，曰玉山，是西王母所居也。西王母其状如人，豹尾虎齿而善啸，蓬发戴胜，是司天之厉及五残。有兽焉，其状如犬而豹文，其角如牛，其名曰狡，其音如吠犬，见则其国大穰。有鸟焉，其状如翟而赤，名曰胜遇，是食鱼，其音如录，见则其国大水。(《山海经·西山经》)[②]

根据这般描述，西王母形象可怖，所居处遥远，见者不祥，那么这就引出了两个问题：第一，周穆王为何要千里迢迢去拜见一位如此可怕的凶神，且又如何嬗变出后续的美丽传说？第二，西王母又是如何变成中国老百姓心目中高贵的王母娘娘的呢？

关于西王母的凶恶形象，陈连山在对《〈山海经〉西王母的吉神属性考》中提到，应参考西王母在神国地位来作理解，"豹尾""虎齿"代表的是威严，而非吃人。[③]事实上也有很多学者认为"西王母"可能是地处西部的部落之名，动物文身在上古部落中十分常见，羌戎部落所奉图腾与此类似，这既有可能是对当地民俗的一种描述，也有可能是中原书写者对遥远西部的想象。西王母作为一个神话母题，在不同地区的传播过程中都结合了当地信仰体系，经过涵化形成各种各样的神话子题。

关于"豹尾"的另一个说法是："尾"暗喻着生殖器，非但不是指凶残，反而是指赐予人类生命的神性标志。[④]"豹尾"在《山海经》佚文中又变成"狗尾"，神话在流传的过程中会遭遇很多误读，但尾巴和生殖的关系在民间还有迹可循。

---

① (晋)郭璞撰，(清)毕沅校:《山海经》，《二十二子》，上海古籍出版社1986年版，第1383页。
② (晋)郭璞撰，(清)毕沅校:《山海经》，《二十二子》，上海古籍出版社1986年版，第1346页。
③ 陈连山:《〈山海经〉西王母的吉神属性考》，载迟文杰主编:《西王母文化研究集成论文卷》(续编一)，广西师范大学出版社2011年版，第5页。
④ 赵宗福:《西王母神话的诸要素辨析》，载迟文杰主编:《西王母文化研究集成论文卷》(续编一)，广西师范大学出版社2011年版，第231页。

争议较大的是西王母所执掌的"司天之厉及五残",对此,《山海经》历代注者表达了不同见解,郭璞注"主知灾厉、五刑残杀之气也"。[1]陈连山认为把"五残"解释为"五刑残杀"有误,疑是郭璞把"五行观念"中西方的"刑杀之气"特征嫁接过来,然而郭璞没有注意到《山海经》中尚未有完整的五行观念。其后的郝懿行指出"厉"为星宿名,持这个看法的学者不少,而陈连山在对"厉"的解释上则认同郭璞的灾厉说,指其可以理解为厉鬼。[2]这些灾厉、厉鬼都是在西王母的掌管控制之下的,但西王母本身并非灾厉。同理可鉴的是佛教的六道轮回说,执掌地狱道的阎王是六道中的一位执掌者,并非死神本身。因此,西王母是一位掌握着生死秘密的女神,其所居之地遥远,昆仑乃古人心目中天人所处之地,从"黄河之水天上来"便可见西高东低的中国地形特征,导致了中原之人对西部世界的想象。考虑到《山海经》的成书年代——东周至战国,最晚不出汉代,其中描写西王母居于"玉山""蓬发戴胜",能身处神圣美玉之地的神绝对不可能是凶神恶煞的,中国的"玉教"崇拜大传统在《山海经》成书时已经完成。

101

这就不奇怪西王母是如何与"不死药"联系起来的了。《汉书》记载了在哀帝年间发生的一件崇拜西王母的群众运动:

> 哀帝建平四年正月,民惊走,持稿或棷一筹。道中相过逢多至千数,或被发徒践,或夜折关,或逾墙入,或乘车骑奔驰,以置驿传行,经历郡国二十六,至京师。其夏,京师郡国民聚会里巷阡陌,设祭张博具,歌舞祠西王母。又传书曰:"母告百姓,佩此书者不死。不信我言,视门枢下,当有白发。"[3]

---

① (晋)郭璞撰,(清)毕沅校:《山海经》,《二十二子》,上海古籍出版社1986年版,第1346页。

② 陈连山:《〈山海经〉西王母的吉神属性考》,载迟文杰主编:《西王母文化研究集成论文卷》(续编一),广西师范大学出版社2011年版,第7—8页。

③ (汉)班固著:《汉书》,《四库全书》·史部·七·正史类,第249册,上海古籍出版社1987年版,第703页。

　　西王母题材在汉画像中也十分常见。陕北出土的汉画像石中有62幅是西王母题材，四川彭县、河南密县、山东嘉祥宋山和山东滕县西户口都出土了西王母画像。西王母总是端坐于昆仑山顶的龙虎座上，身边有各种仙禽神兽。此外，捣药的兔子、成仙的蟾蜍和九尾狐都是民间故事中的素材，另有手持"稿"或"椒"的人。[1] 在孔望山摩崖石刻上也出现了这个题材，这种长长的禾梗状物被解释为"灵芝草""三株树"或"不死药"，它们都是神药的象征，是人们祈求获得疗救的信物。

　　孔望山摩崖石刻地处江苏连云港，此地毗邻东海，与西王母所在的昆仑相去十万八千里。昆仑具体所在位置，在《山海经·海内西经》中记载为：

　　　　西胡白玉山在大夏东，苍梧在白玉山西南，皆在流沙西，昆仑虚东南。[2]

　　林梅村据此认为先秦时代的"昆山"或"昆仑山"在今天新疆哈密北部天山，同时也是汉代所说的"祁连山"。在孔望山摩崖石刻中出现西王母题材，一来说明了东汉末期西王母崇拜已经传播至东部沿海地区，成为国家范围内的信仰。二来说明西王母已经成为一个求仙母题，中国古代神话传说的两大系统已经渐渐融合，[3] 进入同一个华夏文明的视野中。汉武帝更是因为到东海寻仙失败转而西去，至宋金时期，西王母和瑶池会被搬上天庭，两大神话系统可算是正式融为一体。[4]

　　《山海经》对昆仑的描述，说明了昆仑山就是西王母所在的玉山。一个执掌人间生死秘密的女神，居于通天之玉山，这俨然就是对瑶池仙境的最好注

---

[1]　［美］巫鸿著：《礼仪中的美术》，郑岩等译，生活·读书·新知三联书店2005年版，第179-180页。

[2]　（晋）郭璞撰，（清）毕沅校：《山海经》，《二十二子》，上海古籍出版社1986年版，第1374页。

[3]　据《山海经》记载，中国古代神话传说有两大系统：一为西域昆仑山系统，另一为东海蓬莱系统。（参见林梅村著：《丝绸之路考古十五讲》，北京大学出版社2006年版，第93页。）

[4]　黄景春、郑艳：《西王母瑶池蟠桃会的历史考察》，载迟文杰主编：《西王母文化研究集成论文卷》（续编一），广西师范大学出版社2011年版，第54页。

解。古时文人墨客即使已经知道西王母只是不可得、不可遇的神仙，却依然相信得昆仑玉即可得长生，屈原吟诵道："登昆仑兮食玉英，与天地兮同寿，与日月兮同光。"①道士医生葛洪说："玉亦仙药，但难得耳……当得璞玉，乃可用也。得于阗玉尤善。"②于阗玉就是昆仑玉，也是和田玉，在玉石中至高无上的地位至今无可动摇。

玉石之长生不死的象征伴随着道教炼丹术、养生术的发展，以及大乘佛教由西东进的传播影响日甚，但玉的阴性气质恐怕和西王母的女性特征也有关联。明末宋应星的《天工开物》中有一幅《和田女采玉图》，画面上的场景正如宋应星所言"亦力把力地，其地有名望野者，河水多聚玉。其俗以女人赤身没水而取者，云阴气相召，则玉留不逝，易于捞取，此或夷人之愚也"。③在采玉人的心目中，玉绝不是美丽的石头，而是"映月精光而生"的有灵性的宝物。宋应星将此视为"此或夷人之愚也"，其理由是"夷中不贵此物，更流数百里，途远莫货，则弃而不用"。④可惜，我国古代科学史巨匠宋应星却没有解读出玉石神话背后的含义。

玉石信仰始自神话，成为中国文化传统中最具有代表性的价值观。儒家比德于玉，玉之美象征着身体与灵魂的最佳状态。如果说掌管瑶池的西王母拥有长生不老药披挂着浓重的神话迷雾，那么着金缕玉衣下葬的帝王则是追求灵肉不朽的最直接证据。在儒家信仰中，作为圣山神食的玉，奉享神灵先祖可获万寿无疆，肉体凡胎可食之不死，服之可抵御不祥，用之可获肉体超越。⑤玉石成为治疗传统中最神圣的物质载体。有趣的是，和田美玉的神圣特征是被华夏玉文化传统所赋予的，考古工作至今尚未发现和田地区有唐代之前的玉制器物出土，这个强烈的对比透露出和田当地本来没有玉崇拜传统，也不制造玉雕产

103

---

① （汉）刘向辑，（汉）王逸注，（宋）洪兴祖补注，孙雪霄校点：《楚辞》，卷四，上海古籍出版社2015年版，第155页。
② 张松辉译注：《抱朴子内篇》，中华书局2011年版，第362页。
③ （明）宋应星撰，邹其昌整理：《天工开物》，人民出版社2015年版，第284页。
④ （明）宋应星撰，邹其昌整理：《天工开物》，人民出版社2015年版，第284页。
⑤ 叶舒宪、唐启翠编：《儒家神话》，南方日报出版社2011年版，第173页。

品,因此,才有了穆天子以玉赏赐西域之民的记载。[①]从这个角度看,西王母及其背后的玉石神话是诞生于华夏先民的头脑想象中的,而和田地区的采玉盛况亦是在华夏文明的刺激下被驱动的。

西王母神格众多,除了执掌生死,也被认为是山神、月神、玉神、秋神、纺织神等,几乎具有全能的性质。接下来单从治疗意义考察,看西王母如何具备了生死转化的能力。

女娲原型为东母,西王母原型为西母,日月落下之地的西母,象征着吐纳和孕育,这与商人祖先神话——简狄吞卵生商是一致的。日月被西母吞下的意象象征着死亡,而经过一轮轮转之后又从东方的地母口中生出,东西两位地母交替完成了生与死的转换,在西方地母的腹中,被吞下的生命则进行新一轮的孕育。地母之腹是万物生命本源的归宿,这个观念渐渐变为人类制造出的大地子宫——坟墓。为了在大地之母的腹中被重新孕育,因此,也出现了"屈肢葬"这种模仿胎儿状态的丧葬仪式。[②]由于西王母的神格也是执掌生死,西母与西王母是同一个神的观点基本得到认可。

西王母神话中有几个关于治疗的配角:嫦娥、蟾蜍、玉兔、桂树。它们虽然较之西王母晚出,却延续了西王母治疗功能的神格。

嫦娥与蟾蜍都出现在《后汉书·志第十·天文上》中转引张衡《灵宪》的说法:"嫦娥遂托身于月,是为蟾蜍。"[③]这是张衡沿用了古本《淮南子·览冥训》中的说法,这里虽然描述了蟾蜍是由嫦娥变化的,然后蟾蜍成了月精,但基于神话的传播,事实上很难排列出绝对的先后顺序。目前能够确认的是玉兔出现得比蟾蜍晚,因为马王堆一号墓出土的西汉帛画并不见玉兔形象。蟾蜍的繁殖功能早已被先民所认识到,从出土的8 000年前内蒙古兴隆洼石蛙,即可看出蟾蜍已被作为生殖崇拜的对象。蛙自此成为史前文化的重要表现题材,如马家

---

① 叶舒宪:《从昆仑玉神话看西王母与"西游"想象的发生》,载迟文杰主编:《西王母文化研究集成论文卷》(续编一),广西师范大学出版社2011年版,第197页。

② 叶舒宪著:《高唐神女与维纳斯:中西方文化中的爱与美主题》,陕西人民出版社2005年版,第74、97页。

③ (宋)范晔撰,(唐)李贤等注:《后汉书》,中华书局1965年版,第2596页。

窑类型彩陶盆（见图3-1）和马厂类型蛙纹罐（见图3-2）。红山文化出土的5 000年前的牛梁河女神同样代表着生殖崇拜，她的双目用玉球制成，炯炯有神。通过女神和石蛙的结合似乎可以看到西王母与蟾蜍联系在一起的依据。

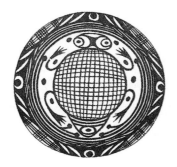

图3-1　马家窑类型彩陶盆俯视图[①]

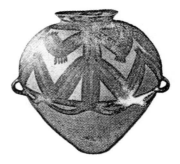

图3-2　马厂类型蛙纹罐[②]

古人对生命延续的关注通常是对生育现象的观测。蟾蜍以及后来的玉兔都与月亮盈亏拥有类似的生殖周期，民间因而有"兔子望月而孕"的说法。经过凡俗之间的比较，人们继而也相信月亮是主导着人间生育的阴性神，月亮皎洁、白润的外表看起来只有人间的白玉方能比拟，"玉盘"是人世间的月亮，白玉、月亮、玉兔、蟾蜍……它们之间最大的共同点就是孕育。既然人们也相信大地之母可以让死去的生命得以再生，生生不死也就成为另一种意义上的永生。不死之药当然只能掌握在蟾蜍和玉兔的主人——西方孕育女神、高坐瑶池的西王母手中。

西王母、嫦娥与蟾蜍三者之间的关系成为一段难以了断的公案。马伯英认为蟾蜍本身就是一味不死药，也是羿从西王母那儿请来的药，这可能是最早的一次中外医药交流。[③]丝绸之路早已在张骞的官方凿空之旅前开启，《穆天子传》所记载的是丝路东段的交流：从西王母所在地继续西去，延伸到古巴比伦文化所在地区。古巴比伦疫疾流行，泥板书记载了很多治疗方药，其中包括用

---

① 王先胜著：《初读中国远古纹饰》，学苑出版社2015年版，第67页。
② 王先胜著：《初读中国远古纹饰》，学苑出版社2015年版，第67页。
③ 马伯英著：《中国医学文化史》（上卷），上海人民出版社2010年版，第4页。

绿蛙驱鬼，绿蛙或许流传入华，蜕变为蟾蜍。这可能是一则文化传统不断变形的例子。[①]

　　总体来说，西王母操不死药是基于华夏文明对西域空间想象的神话，它的产生是由帝王追求长生不老、人们避疾畏灾的需求推动的。它产生的土壤是女神崇拜大传统，当时的人们将氏族繁衍作为第一要义，神话思维指导着具体行为模式。它在文学上的表达方式显示了华夏文明玉石信仰的生死观，并在其后两千年一直影响着宗教和民间信仰的发展。西王母信仰对于医药发展的作用是巨大的，生命盈亏的宇宙观构成了中国传统医学最基本的纲领——阴阳。

第五节　"文学"在《内经》中的体现

　　《内经》中并没有直接讲述神话传说，因此，一直没有进入神话研究者的视野。然而，它的思想恰恰是在流传着女娲、西王母等神圣治疗故事的上古时期被孕育的，并依托上古传说中的圣王黄帝为作者。可见其"血统"与华夏文明大传统神话历史的深厚渊源。《内经》成书年代漫长，本是思想、观念、经验的长期积累，因此，它的主旨不可能脱离时代背景，即先秦两汉各家学派的影响。通过文本比较，历代注疏者受黄老之学和儒家学说影响最深，由此亦可推知，以《内经》为纲领的中国传统医学，可谓对早期汉家医学的继承、发扬和补充，又以道家为最。巫、道、医的发展路径奠定了中医学的文化基础。因此，言中医不可不言道，言道不可不言巫，言巫不可不言神话。纵观古代杏林大师，华佗、葛洪、陶弘景、孙思邈等，皆以神道之术结合医术治病救人，这既是巫医不分的医学传统的延续，也是文（文化）医相融在医学实践中的必然结果。研究《内经》，倘若执意要祛魅，恰如研究老庄避谈上古神话一样，只能隔靴搔痒，触不到作为文化原型意象的实质，丢弃的恐怕不是"糟粕"，而

---

① 马伯英著：《中国医学文化史》（上卷），上海人民出版社2010年版，第7页。

是真正的原生之"道"。博大精深的医人之术，也会从贯通天地人的"道术"，沦为限于局部之用的"方术"。

东汉名医张仲景在写作《伤寒杂病论》时提到他曾参阅《素问》与《九卷》，可见早期并无《灵枢》之名，据说《灵枢》之说最早出现在宋史崧始以"家藏旧本《灵枢》九卷"的记载，流传至今。①

何为灵枢？《灵枢·根结》提到"枢"："奇邪离经，不可胜数，不知根结，五脏六腑，折关败枢，开阖而走，阴阳大失，不可复取。"②此处说的是如果针刺时不懂经脉的起始与始终，以及五脏六腑之间的关系，会导致六经的关守折损、枢纽败坏。③可见"枢"在此应释为门轴。而冠之以"灵枢"，绝不是普通的门轴，在古人看来，天地日月皆在周行，天有天度，因此《素问·六节脏象论》中说：

> 天度者，所以制日月之行也，气数者，所以纪化生之用也。天为阳，地为阴；日为阳，月为阴。行有分纪，周有道理。日行一度，月行十三度而有奇焉。故大小月三百六十五日而成岁，积气余而盈闰矣。立端于始，表正于中，推余于终，而天度毕矣。④

天旋地转的情形必有一轴心，天的轴心可参考孔子所说的"譬如北辰，居其所而众星共之"的北极星。北极成为天上天枢，一切宇宙现象都随着徐徐转动的天枢交替呈现。在天人感应的观念中，它影响天地人万物，"灵枢"之名，正是说明人与天相应的奥秘。道家之中，又有《玉枢》《神枢》《灵轴》等经，更可见《灵枢》的道家思想渊流。

107

---

① 姚春鹏译注：《黄帝内经·素问》，中华书局2010年版，第4页。
② （唐）启玄子注，（宋）林亿等校注：《补注黄帝内经灵枢》，《二十二子》，上海古籍出版社1986年版，第1002页。
③ 姚春鹏译注：《黄帝内经·灵枢》，中华书局2010年版，第907页。
④ （唐）启玄子注，（宋）林亿等校注：《补注黄帝内经素问》，《二十二子》，上海古籍出版社1986年版，第886页。

"灵枢"一说实则天象基础上的神话，对比《素问·五常政大论》:"天不足西北，左寒而右凉；地不满东南，右热而左温。"①以及《周礼·大司徒》疏引《河图括地象》:"天不足西北，地不足东南，西北为天门，东南为地户，天门无上，地户无下。"②可见天地门户是接壤着想象中神仙世界的通道的，它不停地运动，日月星辰移焉。"灵枢"是想象中的天体运动，它可以被视为天文科学早期的萌芽。

再看《素问》之"素"，有释作"平素问答之书"的，有释作"法"的，林亿等《新校正》引《乾凿度》释为"质之始"的说法被认为较符合原义。《乾凿度》云:"太始而后有太素，有形始于弗形。"郑玄注:"万物素质者也，质素未离混元。太易气未分，太初气始见，太始物有形，太素万物素质由淳在。"③隋唐名医杨上善后整理《内经》为《黄帝内经太素》，当本源于此。④太易、太初、太始、太素皆为老子学说中的"道"的异称，背后蕴藏着神秘的混沌神话。

卷名如此，篇名亦是有神话思维可循。譬如以玉为名的有《素问》中的《玉版论》《玉机真藏论》，《灵枢》中的《玉版》，延续经上古三代逐渐成形的用玉传统，将重要的文献刻写于玉版之上，因此得名。但如此用玉方法的背后，是已经持续了数千年的玉文化崇拜信仰。在上古神话思维中，玉是通天应地的法器，是王权合法性的承载，是最高的"德"和最神秘的"道"的物质显现，是出于昆冈的仙界圣物。玉是把不死的理想、求道的修为与黄帝、昆仑神话紧密结合的最直接物证。《内经》与其他先秦哲学在对玉的认识、引用上具有高度统一性，在采用四重证据法论证的过程中，玉也是最可信赖的见证者。

---

① （唐）启玄子注，（宋）林亿等校注:《补注黄帝内经素问》，《二十二子》，上海古籍出版社1986年版，第961页。
② （汉）郑玄注，（唐）贾公彦疏:《周礼注疏》，《十三经注疏》（上），上海古籍出版社1997年版，第704页。
③ （汉）郑玄注:《易纬》，《四库全书》·经部·四七·易类，第53册，上海古籍出版社1987年版，第827页。
④ 姚春鹏译注:《黄帝内经·素问》，中华书局2010年版，第3页。

除玉之外,《内经》的篇名还呈现出两类特点,一是以神圣数字命名,二是以天人感应观命名。这两者的成立首先是因为先秦时期的天文历法本就建立在神圣数理思维之上。天地有五方六合,人体就有五脏六腑;天有四时,人有四支(肢);地分九野,人有九窍;岁有三百六十五日,人有三百六十五节(关节),这类类比思维不胜枚举,而且推而及之,幻化出无穷奥妙。更令后世学医之人感到困惑的是,人体与天地的对应不仅是机械的对比,更有无穷的变数,例如五脏应四时,三阴三阳的离合变化,五脏与天干地支的对应,五运六气的相配,这些出神入化的技巧都需要从医者掌握变化的宗旨,遵循"道"的始终(根结),才能不沦为死板迂腐的下工。《内经》篇名关于神圣数字的有《素问》中的《四气调神大论》《六节脏象论》《五脏生成篇》《五脏别论篇》《三部九候论篇》《宣明五气篇》《八正神明论》《四时刺逆从论》《五运行大论》《六微旨大论》《五常政大论》《六元正纪大论》《疏五过论》《徵四失论》,《灵枢》中的《九针十二原》《五十营》《四时气》《五邪》《五乱》《五癃津液》《五阅五使》《顺气一日分为四时》《五变》《五色》《五味》《五禁》《五味论》《阴阳二十五人》《五音五味》《百病始生》《九宫八风》《九针论》。以圣数,或曰天数命名的篇名最直接地表达了天人感应观,此外直表天人感应的篇名还有《素问》中的《上古天真论》《生气通天论》《阴阳应象大论》《阴阳离合论》《移精变气论》《平人气象论》《脏气法时论》《宝命全形论》《离合真邪论》《太阴阳明论》《逆调论》《天元纪大论》《气交变大论》《至真要大论》《阴阳类论》等,《灵枢》中的《邪气脏腑病形》《根结》《本神》《始终》《阴阳清浊》《阴阳系日月》《天年》《通天》《岁露论》等。

篇名如此,卷数亦不例外。今本所见《内经》,分为《素问》《灵枢》两部分,每部都是十八卷八十一篇。如前述,《内经》为集大成者,卷数篇数定为有心之作,岐伯在《素问·三部九候论》中的论数之说能作一答:

> 岐伯曰:天地之至数,始于一,终于九焉。一者天,二者地,三者人,因而三之,三三者九,以应九野。故人有三部,部有三候,以决死

生，以处百病，以调虚实，而除邪疾。[①]

《汉书》中记载"以律起历":"至武帝元丰七年……其法以律起历，曰：'律容一龠，积八十一寸，则一日之分也……乃诏迁用邓平所造八十一分律历，罢废尤疏远者十七家。"汉家历法源于律，奥妙无穷的八十一还运用在宫音定弦长、太初历规定的每日八十一刻等，[②]《内经》中的"九九八十一，以起黄钟数焉"已经回答了由音乐而起的圣数渊源。黄帝命伶伦制乐的神话传说将汉儒的价值观上溯到史前，万宗归一。《内经》讲述的医学之道实为顺应天地的大道，"九"不仅是对天下分野的想象，也是对作为小宇宙的人体的分部想象，以至数之倍数为篇数，试图表现的是所言之道亦为至道。《内经》的重数思维，在后文会进一步展开。

在篇名、卷名、篇数、卷数之外，"黄帝内经"这个名字本是最大的神话。依照历史退化观的观点，上古三皇时代乃言大道的"黄金时代"，因此，孔安国序《尚书》言："伏羲、神农、黄帝之书，谓之三坟，言大道也。"[③]托古三皇医书除了《内经》，还有《神农本草经》，此外又传说伏羲制九针。三皇五帝的身份本已湮没在一片神话的疑云中，未曾获得统一认识。他们身上的医学发明，可用《淮南子·脩务训》中的观点来解释："世俗之人，多尊古而贱今，故为道者，必托之与神农、黄帝而后能入说。乱世暗主，高远其所从来，因而贵之。为学者，蔽于论而尊其所闻，相与危坐而称之，正领而诵之，此见是非之分不明。"[④]托古的目的在于求正统与尊贵，但这股风气之形成，并不能完全归咎于功利之心，华夏文明初始阶段形成的信仰与文化认同，是形成此风的

---

① （唐）启玄子注，（宋）林亿等校注：《补注黄帝内经素问》，《二十二子》，上海古籍出版社1986年版，第899页。
② 赵洪钧著：《〈内经〉时代》，学苑出版社2012年版，第261页。
③ （唐）孔颖达疏：《尚书注疏》，《四库全书》·经部·四八·书部，第54册，上海古籍出版社1987年版，第10页。
④ （汉）刘安撰，（汉）高诱注，（清）庄逵吉校：《淮南子》，《二十二子》，上海古籍出版社1986年版，第1299页。

大传统。

《内经》中有三十三篇是不依托撰人的篇文，这些篇文在文风、文体，甚至学术渊源上都有不统一之处，或是后人汇编的众家之说。在依托撰人的篇文中，除了黄帝，还有与黄帝对答对问的岐伯、伯高、少师、少俞、雷公和鬼臾区。对于这几位黄帝的"大臣"，《内经》学者的研究多从对答的篇文内容来判断他们所代表的医学流派和文明渊源，当以求真去伪为目标时，不免落入撰文医家精心设计的文字迷雾中。在文字出现之前，口传心授是文明赖以继承的主要方式，即便在文字发明之后，书写仍是王权贵族的专利。因此，《内经》用文字书写的方式，还原的却是上古时期的神圣言说方式。过去普遍以《尚书》文本的六类划分所代表的上古文学为"历史散文"，实际上它们是出自口传文化言说的"语体"，神圣言说的主题集中于社会中的最高领袖人物，围绕着圣王—天子的神话信仰展开和传承。解谜的线索潜藏在作为神圣言说的口头文学中，书写文字所提供的信息或与神圣仪式行为相关，或与神话信仰相关，是整体性还原早期文本的重要编码。①由此可见，《内经》选择以君臣坐而论道的方式作为主要叙事文体，还原的正是治疗仪式的神圣性，这也符合医源于圣、医源于巫的医学发展路径。

治疗仪式在《内经》中有两种表现模式，一种是直叙形式，一种是依托于叙事修辞法来展现。它们的仪式主题也围绕两个，一个是师徒相授的医学秘传仪式，一个是以道家医学思想为主的治疗仪式。

直叙形式是指《内经》中数次提及的秘传医之大道，黄帝与大臣之间的礼仪描写。如在《素问·灵兰秘典论》中，黄帝听完岐伯对十二脏之相使的解答后，择吉日将道理存于灵台兰室。

> 黄帝曰：善哉！余闻精光之道，大圣之业。而宣明大道，非斋戒择吉日，不敢受也。

111

---

① 叶舒宪著：《文学人类学教程》，中国社会科学出版社2010年版，第213-214页。

黄帝乃择吉日良兆,而藏灵兰之室,以传保焉。[①]

《素问·天元纪大论》中,黄帝在与鬼臾区讨论完五运六气之后,最后说的是"光乎哉道!明乎哉论!请著之玉版,藏之金匮,署曰《天元纪》"。[②]

以上两例,都是对王者圣言的保存,殷商甲骨卜辞和金文铸鼎都是这种玉版、灵兰神话的置换变形,考古发现的陶文、玉瑞,也是神圣信物的物化形式。

而在《素问·三部九候论》中,黄帝与岐伯之间表现出的是方士医学密授的神秘仪式。

黄帝问曰:余闻九针于夫子,众多博大,不可胜数。余愿闻要道,以属子孙,传之后世,著之骨髓,藏之肝肺,歃血而受,不敢妄泄,令合天道,必有始终,上应天光星辰历纪,下副四时五行。贵贱更立,冬阴夏阳,以人应之奈何?愿闻其方。[③]

是为圣王的黄帝,在取经之前竟要如此赌咒发誓,此处并不是为了展现黄帝的恭谦有礼,而是展现先秦时期方士医学传授技艺的要求。方士医学继承了巫医的天授性和秘密性,而后逐渐崛起的佛道医学在逐渐获取官方正统地位之后,也仍然保留着佛道神话观的理解方式。

周而复始之圆的神话哲学是老庄哲学的基本观点,在《内经》中亦是如此。见《素问·六节脏象论》:

帝曰:余已闻六六九九之会也,夫子言积气盈闰,愿闻何谓气?请夫

① (唐)启玄子注,(宋)林亿等校注:《补注黄帝内经素问》,《二十二子》,上海古籍出版社1986年版,第886页。
② (唐)启玄子注,(宋)林亿等校注:《补注黄帝内经素问》,《二十二子》,上海古籍出版社1986年版,第949页。
③ (唐)启玄子注,(宋)林亿等校注:《补注黄帝内经素问》,《二十二子》,上海古籍出版社1986年版,第899页。

子发蒙解惑焉！

　　岐伯曰：此上帝所秘，先师传之也。

　　帝曰：请遂闻之。

　　岐伯曰：五日谓之候，三候谓之气；六气谓之时，四时谓之岁。而各从其主治焉。五运相袭，而皆治之；终期之日，周而复始。时立气布，如环无端，候亦同法。故曰：不知年之所加，气之盛衰，虚实之所起，不可以为工矣。[①]

　　在《内经》的治疗仪式中，所有的象征都立足于周而复始、生生不息、阴阳三合的意象之上，这不仅是道家哲学的基本观点，也是源于创世神话和生殖神话的集体无意识传承。在后文的解析中，将以老庄神话思维与《内经》做一详细比较。

　　叙事修辞法在《内经》中的表现形式也十分巧妙丰富，最为常用的是循环、排比和比喻。所谓循环，即依据着四时五方六合的空间观和时间观，以圆的形式按次序分述人体构造，以及它们之间的相互作用、相互消长之理。见《素问·金匮真言论》中：

　　帝曰：五脏应四时，各有收受乎？

　　岐伯曰：有。东方青色，入通于肝。开窍于目，藏精于肝，故病在头。其味酸，其类草木，其畜鸡，其谷麦。其应四时，上为岁星，是以知病之在筋也。其音角，其数八，其臭臊。

　　南方赤色，入通于心。开窍于舌，藏精于心，故病在五脏。其味苦，其类火，其畜羊，其谷黍。其应四时，上为荧惑星，是以知病之在脉也。其音徵，其数七，其臭焦。

----

① （唐）启玄子注，（宋）林亿等校注：《补注黄帝内经素问》，《二十二子》，上海古籍出版社1986年版，第886页。

中央黄色，入通于脾。开窍于口，藏精于脾，故病在脊。其味甘，其类土，其畜牛，其谷稷。其应四时，上为镇星，是以知病之在肉也。其音宫，其数五，其臭香。

西方白色，入通于肺。开窍于鼻，藏精于肺，故病在背。其味辛，其类金，其畜马，其谷稻。其应四时，上为太白星，是以知病之在皮毛也。其音商，其数九，其臭腥。

北方黑色，入通于肾。开窍于二阴，藏精于肾，故病在豀。其味咸，其类水，其畜彘，其谷豆。其应四时，上为辰星，是以知病之在骨也。其音羽，其数六，其臭腐。[①]

五行是传统医学中最为基本的概念之一，这种方位、性质的循环对应模式，贯通于整部《内经》。取象比类是中国哲学的重要思维方式，作为叙事模式的象征原型本就是圆满和回归状态。任秀玲将《内经》中的类推模式归纳为精气、阴阳、五行、四时、藏象五种，[②]但万变不离其宗的主导思想就是人法天地的对应模式。《内经》的叙事模式和道家的循环仪式有着天然对应。

《内经》中大量采用了排比和句式频繁重复等言辞方式，类似于诗歌中的叠唱部分。例如在《素问·六元正纪大论》中：

帝曰：善。郁之甚者，治之奈何？

岐伯曰：木郁达之，火郁发之，土郁夺之，金郁泄之，水郁折之。然调其气。过者折之，以其畏也，所谓泄之。

《内经》虽然不是治疗诗歌，但是它的来源却不乏作为治疗的唱诗仪式。

---

① （唐）启玄子注，（宋）林亿等校注：《补注黄帝内经素问》，《二十二子》，上海古籍出版社1986年版，第879-880页。

② 任秀玲：《〈黄帝内经〉类比推理系统》，载周山主编：《中国传统类比推理系统研究》，上海辞书出版社2011年版，第72-102页。

研究上古文学的发生，可知汉语诗歌发生谱系的重要部分之一就是"诗言咒"，诗的表述方式作为具有神圣力量的仪式组成部分，在早期的治疗中发挥着重要作用。《内经》所继承的上古巫风，也可视作医学诗学的发生，与其他先秦散文具有类似的特征。医学秘密相授的特点，使讲唱形式在治疗中得到广泛运用。在古代印度，当某个青年被选定为吠陀经典的继承人后，他的首要学习任务就是诵读。老师严格指导继承人每日背诵，直到发音的高低长短都严格符合吠陀经典要求，因为这些细节都关乎着"咒"的力量。① 口授传统是古老文明的共同特点，我国少数民族四大医学藏、蒙、维、傣医学依靠着口授和书写传统被保留，但被称为四小医学的壮、苗、瑶、彝医学则完全是靠着口传和仪式流传至今。

比喻修辞在《内经》中比比皆是，本体固然是人体各部位，以及人发病的情形，而喻体则取材于日月星辰和山川河流，大自然的气候特征，以及帝王政治术语。人类学家普雷斯顿认为人的意识具有放大和缩小的想象潜能，世界可以在某一层面被缩小，在另一层面被放大。② 在《内经》中，作为圣王的黄帝能够执掌宇宙规律，这就是意识的放大，渺小的人体却能够对应宇宙万物及其规律，这就是意识的缩小。无限地放大和缩小成就了人体、疾病与自然界之间丰富的联系，择一例，《素问·大奇论》中论述奇病的脉象：

> 脉至浮合，浮合如数，一息十至以上，是经气予不足也，微见九十日死。脉至如火薪然，是心精之予夺也，草干而死。脉至如散叶，是肝气予虚也，木叶落而死。脉至如省客，省客者，脉寒而鼓，是肾气予不足也，悬去枣华而死。脉至如丸泥，是胃精予不足也，榆荚落而死。脉至如横格，是胆气予不足也，禾熟而死。脉至如弦缕，是胞精予不足也，病善言，下霜而死，不言可治。脉至如交漆，交漆者，左右傍至也，微见三十

---

① 廖育群著：《传统医学纵横谈》，上海交通大学出版社2014年版，第93页。
② 叶舒宪著：《庄子的文化解析》，陕西人民出版社2005年版，第4页。

日死。脉至如涌泉,浮鼓肌中,太阳气予不足也。少气味,韭英而死。脉
至如颓土之状,按之不得,是肌气予不足也。五色先见黑,白垒发死。脉
至如悬雍,悬雍者,浮揣切之益大,是十二俞之予不足也。水凝而死。脉
至如偃刀,偃刀者,浮之小急,按之坚大急,五脏菀热,寒热独并于肾
也,如此其人不得坐,立春而死。脉至如丸滑,不直手,不直手者,按之
不可得也。是大肠气予不足也。枣叶生而死。脉至如华者令人善恐,不欲
坐卧,行立常听,是小肠气予不足也。季秋而死。①

如此丰富的比喻,源自古人对自然界现象的仔细观察和总结,但以脉象之
抽象与自然之具象做联系,是中国医学独特之道。现代医学批评它缺乏实证,
但现代人并不理解的是传统医学依靠的是取象思维。取象思维源于神话思维,
它以"象"作为中介,把看似不相干的两个事物置于一个"象"的中介环境
里找到联结点,唯有对"象"外之物都充分理解的人,才能贯通本体与喻体
两方。

基于取象思维,中国传统医学的许多专有名词也因此继承了神话特征。之
所以有必要从这些延续至今的命名倒推它的最初形成过程,是因为这些名词
代表着先人对人体和疾病的认识过程,中国医学的最初成形就是一部上古神
话史。

《内经》认为"风为百病之始",此"风"并不能单纯从气象学角度来理
解。它既是邪风,又是从"所居之乡"来的"实风",从"其冲后"来的"虚
风",从南方来的"大弱风",从西南方来的"谋风",从西方来的"刚风",从
西北方来的"折风",从北方来的"大刚风",从东北方来的"凶风",从东方
来的"婴儿风",从东南方来的"弱风"。《灵枢·九宫八风》对"八方之风"
有着详细描述,"风"是《内经》神话观中的一个重要角色,黄帝有臣名"风

---

① (唐)启玄子注,(宋)林亿等校注:《补注黄帝内经素问》,《二十二子》,上海古籍出版社
1986年版,第927-928页。

后","风"与史前风化的关系有待进一步论述。

在《灵枢·九宫八风》中，还讲到了"太一游宫"这个天文现象。"太一"是具有神格的天帝化身，"太一"是创世神话中"混沌"的另一种说法。"太一"游"九宫"衍生出的另一重神话为明堂制，传其为黄帝创制。明堂因其所处中央尊贵地位，在《内经》中又被比喻为人面部的鼻。以上所述的这些关系，在"是故太一徙，立于中宫，乃朝八风，以占吉凶"①中流畅地结合起来。

中医中独有的概念三阴三阳，其机制被称为"关阖枢"，《灵枢·根结》："奇邪离经，不可胜数，不知根结，五脏六腑，折关败枢，开阖而走。"②虽然可以简单地把关阖枢视作门的一个部分，但是这种开启闭合机制所具有的神圣性，却源于一个更为古老的图腾崇拜，即华夏民族对熊穴冬闭夏启、"死而复生"模式的观察和敬畏。华夏民族为何崇拜熊？又如何为黄帝安上了"有熊氏"的尊号？亦有必要展开论证。人体之"气穴"一说，恐怕与此也有关系。

综上所述，《内经》虽然在医学的实践性、祛魅方面取得了历史性的突破，但它所蕴藏的神话思维则是更珍贵的文化财富。自古医家从未搞清楚一个问题，中医到底是从何时产生的？《内经》是医学发展道路上关键的书证，它上承神话思维和天人哲学，下启治疗技法和传统医学，只有承认并且探清它的神话思维及原型，才能更好地理解祖国医学发展背后的文化动力。

第六节 《内经》"文学"的疗效

如前文所述，贯穿了神话思维的文学在《内经》中无处不在，主要表现形式可分为六大类：篇名、卷数、神圣数字、依托撰人、文体和医学名词。它

117

---

① （唐）启玄子注，（宋）林亿等校注：《补注黄帝内经灵枢》，《二十二子》，上海古籍出版社1986年版，第1035页。

② （唐）启玄子注，（宋）林亿等校注：《补注黄帝内经灵枢》，《二十二子》，上海古籍出版社1986年版，第1002页。

们构成了完整的叙事模式。因此,《内经》中蕴含着以治疗神话为主题的故事。结合成书背景,可以说,《内经》叙事所反映的思想,主要以道家、儒家为主,同时也结合了当时其他思想流派。《内经》叙事正是它作为"文学"发挥疗效的主要原因。与此同时,在叙事文本结集整理的过程中,也发现了不同医学流派的产生。

对于《内经》文本的叙事疗效开展研究,主要说明的是医者面对疾病这个"故事",如何帮助病人通过"重写故事"来获得解放。从这个角度看,《内经》中的问答,尤其是发生在黄帝与雷公之间的对话,蕴含着两条线索,一条是提问者的疾病叙事,一条是回答者的"重写故事"。

黄帝与雷公在《内经》中为师徒关系,雷公受道于黄帝,在请教的过程中,有时因不能体察到治疗的真谛而受到黄帝责问。在文学表述方式的背后,雷公的某些疑问所代表的是疾病给人们带来的困惑,如在《素问·著至教论》中,雷公面对黄帝的考核,惭愧地说自己"足以治群僚,不足治侯王"。[1]黄帝在回答时略略提到"中知人事",意思是得道的医者须了解人情世故,方能医治。"群僚"和"侯王"这两个群体,在面对同样的疾病时,不能予以同样的疗法。在《素问·疏五过论》中,黄帝进一步说明:"诊有三常,必问贵贱。封君败伤,及欲侯王。故贵脱势,虽不中邪,精神内伤,身必败亡。始富后贫,虽不伤邪,皮焦筋屈,痿躄为挛。"[2]通过贵贱、贫富、苦乐三种情况,说明了面对不同精神状态的患者,需要分别对待。

这是中国传统医学中典型的情志疗法,情志疗法要求医者首先注意到病人的情绪,并加以调节,从而调动导致疾病的其他因素,最终使病人恢复健康状态。但疾病和治疗是一项综合工作,解决精神上的问题只是第一步,并非所有的疾病都能通过精神调节来化解。由医者引导的叙事,是达到"道由信而入"

---

① (唐)启玄子注,(宋)林亿等校注:《补注黄帝内经素问》,《二十二子》,上海古籍出版社1986年版,第983页。

② (唐)启玄子注,(宋)林亿等校注:《补注黄帝内经素问》,《二十二子》,上海古籍出版社1986年版,第985页。

的手段。

《素问·方盛衰论》中黄帝教导雷公："是以诊有大方，坐起有常，出入有行，以转神明。必清必净，上观下观，司八正邪，别五中部，按脉动静，循尺滑涩，寒温之意，视其大小，合之病能，逆从以得，复知病名，诊可十全，不失人情。"①医者在依照诊治要求判断疾病的时候，人情亦是不可失的。在实际的诊疗过程中，因为种种客观因素，医者有时会遭遇病人的抗拒、怀疑、不信。这个时候，即便医者已经诊治出真正的病因，找到了对症治疗的方法，也不宜在病人不合作的情况下进行。《内经》中的"人情"，是带领病人进入治疗语境的基本要求。

《内经》的背后，医学呈现出一条从大传统的神话思维，到小传统的治疗技艺，再到与大传统融合在一起形成天人感应哲学思想的发展脉络。中医之所以被认为是经验的医学，便是由中国大传统思想重视个人与世界的关联而决定的。当西方医学科学界将叙事治疗作为一门新学科反复研究时，全球任何一个文化族群的传统医学早已得心应手地运用叙事疗法。逻辑科学模式和个人经验在治疗中的优劣曾经被反复比对，如今似乎达成了共识，人们更加重视医患沟通这项充满人情味的工作了。

如何把病人带入治疗语境呢？《素问·五脏别论》中说："拘于鬼神者，不可与言至德；恶于针石者，不可与言至巧；病不许治者，病必不治，治之无功矣。"②与病人达成共识是有效治疗的基本前提，但《内经》似乎没有明确论述如何通过叙事方式引导病人。然而，《内经》对医道的论述，堪比宣扬处世大道的哲学思想著作。《内经》不将治疗对象定为一人一事，而是推己及人，弘扬医学大道。因此，它在时代大背景下具有普世疗效。这就是《内经》作为医学经典传世的伟大之处。

119

---

① （唐）启玄子注，（宋）林亿等校注：《补注黄帝内经素问》,《二十二子》, 上海古籍出版社1986年版，第988页。
② （唐）启玄子注，（宋）林亿等校注：《补注黄帝内经素问》,《二十二子》, 上海古籍出版社1986年版，第889页。

一群在实践中积累了经验的无名医者,留下了治疗的技巧,后经结集,依托黄帝,于是便脱离了小技的平庸。王冰将《内经》的立意提升为"释缚脱艰,全真导气,拯黎元于仁寿,济羸劣以获安者,非三圣道,则不能致之矣"。[①]《内经》的加工者不断提升着医学的重要性,将之比肩"三坟"之书。欲成大道,先言大道,《内经》被包装成"帝王之高致,圣贤之能事"[②]的一部分,借着医学题材,言天人感应之思想与德政之要事,由医入道,试图对国家、对世人进行从身体到思想上的治疗。

如此,《内经》的文学疗效就呼之欲出,身体与道德的关联在华夏文化传统中是由天人感应论来阐释的。见《素问·灵兰秘典论》:"至道在微,变化无穷,孰知其原?窘乎哉!消者瞿瞿,孰知其要?闵闵之当,孰者为良?恍惚之数,生于毫氂,毫氂之数,起于度量,千之万之,可以益大,推之大之,其形乃制。"[③]就社会层面而言,《内经》提醒了当政者,国家的恶疾生于细微之处,如不加以整治,则可日益严重。就个人层面而言,防患于未然,治已病不如治未病,这才是最有效的养生之道。《内经》的疗效,首先警醒了世人的为人处世之道,其次要求在具体实践中遵循顺势而为、敬畏自然的天道原则。后者与道家、儒家思想相呼应。

"禮者,體也。"字形结构就显现了"礼(禮)"与"体(體)"的一体性、感应性。杨儒宾将先秦儒家的身体观做了归纳:一是礼义化的身体观,强调人的本质,是社会化的身体。二是践行观,强调"形—气—心"结构,人的身体是精神化的身体。三是自然气化观,强调人与自然的关系,同为气化产物,因此本质上能够互相感应。他们源自两个源头,一是以周礼为中心的威仪身体观,二是以医学为中心的血气观。[④]《内经》多篇都运用了人的内在与外化相互关联的案例,除了反映天人感应的身体宇宙观外,也是对"心形于外"的倡

---

① 姚春鹏译注:《黄帝内经·素问》,中华书局2010年版,第1页。
② 姚春鹏译注:《黄帝内经·素问》,中华书局2010年版,第12页。
③ (唐)启玄子注,(宋)林亿等校注:《补注黄帝内经素问》,《二十二子》,上海古籍出版社1986年版,第885-886页。
④ 杨儒宾著:《儒家身体观》,台北"中央研究院"中国文哲研究所2008年版,第8页。

导。《内经》看似只讲作为个体的身体，但在讲究内外相符的社会大背景下，医学的隐喻是不言而喻的。《礼记·祭仪》："有深爱者，必有和气，有和气者，必有愉色，有愉色者，必有婉容。"①心性与外在的容颜不可分割，正因有气作为媒介，疾病就成了道德的反映。《内经》教人治理内在的血气，借此治疗世人的道德之疾。

先秦医学紧密围绕身体观展开论述，其他学派也融合了医家的知识进行道德救世。比如管子与孟子在身体观方面，都围绕着"形—气—心"一体论述。孟子学派突显了道德意识的心气、仁气、义气、礼气、智气，圣人体内应当充盈"圣气"。管子学派发扬了精气说，以达"形全"。②道家则以一种内守的态度推崇"贵生"思想，从而追求人与自然的和谐。就救世这个主题而言，医学与儒道的文学疗效并无区别。同样是选择问答体这样一种文体，《内经》作者将对话设定在黄帝君臣之间，其用意恐怕也是为了以小见大吧。

罗兰·巴特认为一切言说都是神话。神话学贯通文、史、哲，成为文明探源的重要工具。神话观的变革发轫于西方，卡西尔、列维－斯特劳斯、海登·怀特、弗洛伊德、荣格、弗莱等学者在各自的领域内阐述神话学，并将此运用到研究和实践中，开拓了研究视野。

在神话语境中论述治疗，首先梳理几个相关的重要概念：文学、医者、疾病、治疗。文学最初的形式是口传、仪式，根据考古学材料，可知其发生远远早于书写。对文学的重新认识甚至可以重新书写文学史。文学的确是人学，它应人的需求而生。但要构建文学的原初面貌，必须在理论和方法上有所突破。目前借助人类学、考古学等社会科学方法，已经获得了一定的成果。以伊格尔顿为代表的西方学者提出了"文学是被构建出来"的观点，它的价值也随着构建的对象、场景不同而变化。《格萨尔王》《俄狄浦斯王》等文化表演案例确证，文学最初的主要功能包含了治疗与襄灾。

---

① （汉）郑玄注，（唐）孔颖达等正义：《礼记正义》，《十三经注疏》（下），上海古籍出版社1997年版，第1594页。
② 杨儒宾著：《儒家身体观》，台北"中央研究院"中国文哲研究所2008年版，第5～6页。

医者的身份则是象征性的。比较研究揭示了这种情况出现在各种人类文化群体中。医者身份可粗略地分为"非人"与"人"两类，在"非人"一类中，可分为神、神话、象征性载体、治疗仪式；在"人"一类中，可分为神的代言人、文人医生（儒医）、亲友网络、病患自身。治疗自古以来结合了理性与非理性的因素。

在考察"疾病和治疗"两者时，将疾病的文化基因作为考察重点。这个文化基因就是疾病的心因性因素，古人十分强调这一点。对"治""疗"的考察则揭示出治疗起源于巫，从巫、药、技结合渐渐走向了专业的医学。这几个概念在文学人类学研究体系中的重新定义，是本书的基本前提。《内经》的知识考古首先建立在文学与神话学的范式更新上。

在华夏文明大传统中，被认为转化自东母、西母的女娲、西王母是神话历史上的重要治疗者。通过《山海经》《汉书》《淮南子》等文本与汉画像石的结合，揭示了西王母的治疗神话实则是对昆仑的崇拜，以及对玉文化崇拜的信仰体系。西王母治疗神话中的其他意象，如月亮、白玉、玉兔、蟾蜍等，直接影响了我国民间信仰和民间文化的发展。基于大传统，初探《内经》的卷名、篇名、卷数、叙事文体、修辞、医学名词等，可以发现其浓厚的神话色彩。建立在神话思维上的《内经》，反映了传统社会对叙事治疗的经验性运用，其疗效既是针对个人的，也是通过天人感应宇宙观参与到整个社会的道德治疗过程中。

第四章

《内经》大传统原型详析

《内经》医学体系建立在深厚的文化大传统中，本章通过对八个原型的分析，展现它们在各类小传统中的呈现方式。小传统的外在形式即为四重证据，原型在四重证据中保持着极高的稳定性，同时也较为隐秘。

第一节　圣熊与"黄帝"

　　赵洪钧在研究《内经》成书年代时，特别注意到了托名"黄帝"的现象。他认为断言黄帝最早见于何种先秦文学很困难。按照现有材料，黄帝最早见于文字记载的约在《国语》，到了《庄子》和《吕氏春秋》，黄帝已进入"五帝"system系统。汉初是黄帝传说发展最快的时代，《孔子家语》对黄帝是人是神产生了疑问。[①]与此同时，医家托名黄帝的著作已有出现，如马王堆出土医籍中的《十问》，发问者便是黄帝。《史记·仓公传》记载了阳庆传授淳于意《脉书》乃黄帝、扁鹊之作。后世被归功于神农的"尝味草木"，彼时还在黄帝名下。学界普遍认为《内经》取材于先秦，成编于西汉，补亡于东汉，增补于魏晋或南北朝，补遗于唐宋。[②]为何托古于黄帝之名，是一个见怪不怪的问题，战国中后期"百家言黄帝"，其盛况由《淮南子》中一句"尊古而贱今"解释了事。黄帝是被后世赋予了种种丰功伟绩的人文始祖，是"奠定文化最低一层基础的伟人"，[③]是华夏文明神话思维的象征符号，也是黄河子民集体无意识的创始者。但若将一个人文始祖的诞生仅仅归结为先民的想象，未免过于随意，本节以黄帝"有熊氏"的创世神话为切入点，通过四重证据法分析从史前熊崇拜到医籍

---

① 赵洪钧著：《〈内经〉时代》，学苑出版社2012年版，第23-24页。
② 张灿玾主编：《〈黄帝内经〉文献研究》，科学出版社2014年版。
③ 钱穆著：《黄帝》，生活·读书·新知三联书店2004年版，第37页。

托古黄帝的文化动力和演变路径。

一、有熊氏

《内经》中最为重要的论文之一《素问·阴阳应象大论》,可以作为"创世记"来解读:

> 黄帝曰:阴阳者,天地之道也,万物之纲纪,变化之父母,生杀之本始,神明之府也,治病必求于本。故积阳为天,积阴为地。阴静阳躁,阳生阴长,阳杀阴藏。阳化气,阴成形,寒极生热,热极生寒。寒气生浊,热气生清。清气在下,则生飧泄。浊气在上,则生䐜胀。此阴阳反作,病之逆从也。
>
> 故清阳为天,浊阴为地。地气上为云,天气下为雨。雨出地气,云出天气。故清阳出上窍,浊阴出下窍。清阳发腠理,浊阴走五脏。清阳实四支,浊阴归六腑。
>
> 水为阴,火为阳。阳为气,阴为味。味归形,形归气。气归精,精归化。精食气,形食味。化生精,气生形。味伤形,气伤精。精化为气,气伤于味。
>
> 故曰:天地者,万物之上下也;阴阳者,血气之男女也;左右者,阴阳之道路也;水火者,阴阳之征兆也;阴阳者,万物之能始也。故曰:阴在内,阳之守也;阳在外,阴之始也。[①]

这篇讲述了世界万物是怎样形成的文章,涉及了天地的形成,雨云的升降,水火的属性,男女的构造,由阴阳主宰的天地万物的变化规律。黄帝"叙述"的这个神圣题材,一方面是其至高无上帝王地位的显现,一方面说明了此篇作者并不认为黄帝是最早的始祖。

---

① (唐)启玄子注,(宋)林亿等校注:《补注黄帝内经素问》,《二十二子》,上海古籍出版社1986年版,第880-881页。

要了解黄帝在创世记中的角色，先看文献记载。《竹书纪年·黄帝轩辕氏》："元年帝即位，居有熊。"①《史记·五帝本纪》："黄帝者，少典之子，姓公孙，名轩辕。""自黄帝至舜、禹，皆同姓而异其国号，以章明德。故黄帝为有熊，帝颛顼为高阳，帝喾为高辛，帝尧为陶唐，帝舜为有虞。"②《史记集解》中说他"有熊国君少典之子也"。③晋人皇甫谧《帝王世纪》："黄帝有熊氏，少典之子，姬姓也……受国于有熊，居轩辕之丘，故因以为名，又以为号。"④

古史中，黄帝是"有熊国"的一位杰出的国君，其父少典，专家考证古"有熊国"所在应为今日河南新郑。根据文献记载，黄帝并不是唯一的"有熊氏"，汉代郑玄注解《易纬·乾凿度》记载："有熊氏，庖牺氏，亦名苍牙也。"⑤说明还有一位"有熊氏"存在，庖牺氏就是伏羲，另有一个名号为"黄熊"。至于为何亦名"苍牙"，叶舒宪认为，"苍牙"隐喻着天地萌芽之意。⑥作为开天辟地的神话人物，伏羲与黄帝同列于三皇五帝系列，排序以伏羲为更尊。且不论他们之间是否具有继承的合理性，⑦却隐含了华夏文明早期的图腾——熊，熊是先民的崇拜对象，只有帝王才有资格匹配创生神兽超自然的神力。

127

黄帝号"有熊氏"，其部落被称为"有熊"部落，所谓"有"，意为神圣，即"神圣的熊"。文献中记载他能够在战争中驾驭熊虎，见《列子·黄帝》："黄帝与炎帝战于阪泉之野，帅熊、罴、狼、豹、貙、虎为前驱。"⑧钱穆先生

---

① （清）徐文靖撰：《竹书纪年统笺》，《二十二子》，上海古籍出版社1986年版，第1047页。
② （汉）司马迁著：《史记》，中华书局2006年版，第1、5页。
③ （汉）司马迁著，（宋）裴骃集解，（唐）司马贞索隐，（唐）张守节正义：《史记集解》，《史记三家注》，广陵书社2014年版，第26页。
④ （晋）皇甫谧著，陆吉点校，《帝王世纪·世本·逸周书·古本竹书纪年》，齐鲁书社2010年版，第5页。
⑤ （汉）郑玄注：《易纬》，《四库全书》·经部·四七·易类，第53册，上海古籍出版社1987年版，第826页。
⑥ 叶舒宪著：《图说中华文明发生史》，南方日报出版社2015年版，第97页。
⑦ 关于熊图腾的发生史，可以参阅叶舒宪《熊图腾：中华祖先神话探源》第九章。该章采用"四重证据法"，梳理了红山文化熊崇拜与秦人熊崇拜之间的关系，以及熊图腾崇拜如何从北方狩猎文化影响到中原文化的逻辑。其中提到作者试图在甘肃找到一部口耳相传中的"伏羲史诗"，但未果。
⑧ （周）列御寇撰，（晋）张湛注，（唐）殷敬顺释文：《列子》，《二十二子》，上海古籍出版社1987年版，第202页。

说,古人往往用猛兽的名字称呼家畜,所以黄帝的"熊罴虎豹"未必是真正的野兽。①但站在古人的角度来看,"熊罴虎豹"无疑是那些有着怖人威慑力的猛兽,最勇猛的莫过于熊。

除了勇猛,熊的神圣性还源自它特殊的生活习性,即"夏启冬闭"的不死循环模式。《山海经·中山经》描述:"又东一百五十里,曰熊山,有穴焉,熊之穴,恒出神人。夏启而冬闭……"②此处"神人"是指出没于洞穴的熊,在先民心目中,人与兽的界限不是通过生物学标准划分的,熊的神秘力量使这种神兽被赋予超自然特征。熊的强大符合人们对圣王的期许,除了黄帝"有熊氏",还有鲧、禹、启,他们是与大自然斗争的英雄,所以他们的相关神话都是"围绕着规则闭启的熊山熊穴母题而转换生成的"。③

从上古三代到先秦两汉时期,熊身上具备的死而复生、生生不息的特征逐渐成为书写文明中隐蔽的母题。以医学思想发展为研究对象,就可以发现"夏启冬闭"的神话思维至少哺育出"阴阳""三阴三阳""气穴"等基本概念。

《说书·说命上》:"王宅忧,亮阴三祀。"④《周易》:"乾:象曰:'潜龙勿用,阳在下也。'坤:象曰:'履霜坚冰,阴始凝也。'彖曰:'泰,小往大来。吉,亨。则是天地交而万物通也。上下交而其志同也。内阳而外阴,内健而外顺,内君子而外小人,君子道长,小人道消也。'彖曰:'否之匪人,不利君子贞,大往小来。则是天地不交而万物不通也,上下不交而天下无邦也;内阴而外阳,内柔而外刚,内小人而外君子,小人道长,君子道消也。"⑤阴阳之间的此消彼长,暗合了熊冬眠春出、阴阳变化的循环之理。对于万事万物都可以按阴阳属性归类的大传统文化社会,熊的作息极易被理解为对阴阳的最直观写

---

① 钱穆著:《黄帝》,生活·读书·新知三联书店2004年版,第14页。
② (晋)郭璞撰,(清)毕沅校:《山海经》,《二十二子》,上海古籍出版社1986年版,第1365页。
③ 叶舒宪著:《熊图腾:中华祖先神话探源》,上海锦绣文章出版社2007年版,第113页。
④ (唐)孔颖达疏:《尚书注疏》,卷九,《四库全书》·经部·四八·书部,第54册,上海古籍出版社1987年版,第200页。
⑤ (魏)王弼等注,(唐)孔颖达等正义:《周易正义》,《十三经注疏》(上),上海古籍出版社1997年版,第15、18、28、29页。

照。《周易》中的"阴阳"，皆是抽象思维的表述方式，到了《内经》中，阴阳成为纲领性法则，贯穿始终，其内涵不外乎"自然"与"论道"。早在《内经》成书之前，《左传·昭公元年》就记录了秦国名医医和为晋侯诊病时提出"六气曰阴阳风雨晦明，分为四时，序为五节，过则为灾。阴淫寒疾，阳淫热疾……"①阴阳已融入医理，并为官方医学接受。

比"阴阳"更为具体的延伸概念"三阴三阳"在医学中被进一步发扬光大。"三阴三阳"是中国哲学特有的"生化"概念，《周易》已见，继而被医学独尊。《内经》以"三阴三阳"阐述经络理论，张仲景在《伤寒论》中进一步运用"三阴三阳"，将它作为人身划分的基本原则，运用的范围渐渐扩大。据统计，中医古籍里有29种序次不同的"三阴三阳"，归纳起来可以分为经脉生理特性及其层次类、经脉长短深浅和血气盛衰类、病理反应类、脉诊部位类、日周期类、旬周期类、年周期类、六年至十二年周期类、其他类。②"三阴三阳"在中医理论中的主要运用范围有三大类：① 命名十二经脉；② 命名外感热病证候类型；③ 标识风、寒、暑、湿、燥、火六气。③

《灵枢·阴阳系日月》："辰者，三月，主左足之阳明；巳者，四月，主右足之阳明。此两阳合于前，故曰阳明……戌者，九月，主右足之厥阴；亥者，十月，主左足之厥阴。此两阴交尽，故曰厥阴。"④"三阴三阳"在医理中的表述往往与时间相配合，但事实上，"三阴三阳"是建立于空间思维上的"生化"方式，见《灵枢·根结》："奇邪离经，不可胜数，不知根结，五脏六腑，折关败枢，开阖而走，阴阳大失，不可复取。"⑤这句话形象地表明了关守折损、枢纽败坏会导致开合不当，以至于阴阳之气走泄损耗。姚春鹏注"折关败枢，开阖而走"：

---

① （晋）杜预注，（唐）孔颖达等正义：《春秋左传正义》，《十三经注疏》（下），上海古籍出版社1997年版，第2025页。
② 王玉川著：《运气探秘》，华夏出版社1993年版，第8页。
③ 邓铁涛、吴弥漫著：《中医基本理论》，科学出版社2012年版，第8页。
④ （唐）启玄子注，（宋）林亿等校注：《补注黄帝内经灵枢》，《二十二子》，上海古籍出版社1986年版，第1019页。
⑤ （唐）启玄子注，（宋）林亿等校注：《补注黄帝内经灵枢》，《二十二子》，上海古籍出版社1986年版，第1002页。

关，繁体作"関"，本意为闭门之横木即门闩；枢，门轴；阖，门扇。可见，关、枢、阖都是门的一个部分，而门的功能是一方面让主人能进入，同时又关闭而护卫其安全。折关，门闩折断；败枢，门轴败坏；开阖，门扇开裂。总之，折、败、开是关、枢、阖的损坏、破坏。《内经》以太阳、阳明、少阳为在表之三阳，太阴、厥阴、少阴为在里之三阴。如果按照由表向里排列，则太阳为人体护卫的第一层，少阳为第二层，阳明为第三层，太阴为第四层，少阴为第五层，厥阴为第六层。①

《素问·阴阳离合论》说："是故三阳之离合也，太阳为开，阳明为合，少阳为枢。是故三阴之离合也，太阴为开，厥阴为合，少阴为枢。"②刘力红指出，三阳主的门是生长之门，三阴主的门是收藏之门，"少阳为枢"是说太阳开，阳明合，要靠少阳枢机的作用，太阴开，厥阴合，靠的是少阴的枢转开合。③这个形象的比喻，在形成于上古时期的历法礼仪中也得到印证。黄帝（皇帝）在明堂中的处所，必须随着太阳历的变化而逐步移动，在变化过程中，门庭递次开合。时间与空间的相交互为影响，如春夏秋冬虽为四象，但其相交的时刻，便形成了人们想象出的"通过"过程，并以门枢开合的方式来解释，"门枢"在历法上呈现出特殊的通过仪式，其后逐渐发展为二十四节气。古人不仅关注阴阳两种状态，相应地，也十分注意观察阴阳在转换相交过程中的变化特点，这个过程充满着颠覆和重建的可能性。

再回到熊"夏启冬闭"之例，当熊冬眠的石穴之门启开，阳气渐长，熊获得了生命的力量。反之，当阳气逐渐收藏，熊又要进入到洞穴（地母子宫）中获取新一轮生命的力量（孕育）。穴门的"开合枢"就是"三阴三阳"的运动机制，人们想象身体也具有"门户"，随着门枢的活动，内外阳气、阴气此消

---

① 姚春鹏译注：《黄帝内经·灵枢》，中华书局2010年版，第906页。
② （唐）启玄子注，（宋）林亿等校注：《补注黄帝内经素问》，《二十二子》，上海古籍出版社1986年版，第884页。
③ 刘力红著：《思考中医：对自然与生命的时间解读》，广西师范大学出版社2006年版，第106-109页。

彼长，无限循环。《周易·系辞》："是故阖户谓之坤，辟户谓之乾，一阖一辟谓之变，往来不穷谓之通……"①"三阴三阳"的思想突破了二元对立的死阴、死阳，是中国哲学中晦涩、奥妙的精华所在。

"生命之门"的运动机制引出了一系列与"三"有关的哲学。《系辞》："易有太极，是生两仪。两仪生四象。四象生八卦。"②两仪即阴阳，四象即阴阳继续分化出来的太阴、少阴、太阳、少阳。在二分为四之后，为什么又产生"三"这个奇数呢？在《灵枢·阴阳系日月》中，作为"第三类"出现的阳明和厥阴是以"相交"的方式出现的。"此两阳合于前，故曰阳明。""此两阴交尽，故曰厥阴。"变化莫测的"三"有两个形成源头，一是表示"多""多几个""许多""无限大"，凡在"二"之外增加若干数都可以称之为"三"，③属虚数，功能在于计数。商代甲骨文中可见"一二三亖"这种数字表述。二是作为万事万物生成发展的基础数，天地"阴阳"由"二"来表示，天地"阴""阳"相交生出了"人"，"三"代表了天地人"三才"，"三"在这个层面上可以作为宇宙创化的单元，④是华夏文明最早的、较为成熟的宇宙观的抽象表现形式。"三"在其后的传世经典中便成为创世神话的数字象征。

可以用一个形象的比喻来说明"三"与"一""二"的相交相生关系。天地人的结构就如一个家庭中的父母和孩子，孩子继承了父母的基因、血脉，他出世之后，与父母有着观照、感应的关系。人之于天地而言，就是相互观照的大小宇宙，董仲舒在《春秋繁露·官制象天》中解释其为"天之大经说"："三起而成日，三日而成规，三旬而成月，三月而成时，三时而成功。寒暑与和，三而成物；日月与星，三而成光；天地与人，三而成德。由此观之，三而一成，天之大经也，以此为天制。"⑤老子的"三生万物"中，到了"三"这个地

131

---

① （魏）王弼等注，（唐）孔颖达等正义：《周易正义》，《十三经注疏》（上），上海古籍出版社1997年版，第82页。
② （魏）王弼等注，（唐）孔颖达等正义：《周易正义》，《十三经注疏》（上），上海古籍出版社1997年版，第82页。
③ 叶舒宪、田大宪著：《中国古代神秘数字》，陕西人民出版社2011年版，第47页。
④ 叶舒宪、田大宪著：《中国古代神秘数字》，陕西人民出版社2011年版，第54页。
⑤ （汉）董仲舒撰：《春秋繁露》，《二十二子》，中华书局1986年版，第784页。

步，已经完成了创世的基本元素，"三"当是人体的根本之数。

从《周易》《内经》等先秦文献可以看到，"三阴三阳"是哲学家们思考的结晶，诸子试图用以解释人从哪里来，宇宙缘何而起。梁华龙和郭芳在研究《易经》对"三阴三阳"理论形成的影响时指出，《易经》中"三阴三阳"思想体现在三个方面，第一是文王八卦三男三女说中的长、次、少三分法；第二是在八卦之中，每卦分为初、中、上三爻，爻分阴阳，逢三成一卦。在六十四卦中，每卦为六爻，初、三、五位为阳，二、四、上位为阴，阴阳各三，合而六位方成一卦，体现了含三为一的思想，如《系辞》"六爻之动，三极之道也"；[1] 第三是老阴生阳、老阳生阴的转换，体现了少、壮、老的"三阴三阳"思想。[2] 儒家对《易经》的解释蕴含了他们对统治者的告诫，天命随着帝王的德行会产生转换。但这样的学说在帝王眼中是不受欢迎的，恐怕这也是变相推动了"三阴三阳"在医学这个相对安全的领域中蓬勃发展的原因。流动和转换使阴阳不会成为二元对立的死阴死阳，所以"阴阳之气，各有多少，故曰三阴三阳"。(《素问·天元纪大论》)[3] "天地合气，命之曰人"。(《素问·宝命全形论》)[4]

《吕氏春秋·古乐》中提到一种上古舞蹈，表现形式是"三人操牛尾"，《春秋榖梁传·庄公三年》中提到"独阴不生，独阳不生，独天不生，三合然后生"。[5] 被记载下来的古老的部落舞蹈基本上都是在仪式上举行的，为了求得丰产、生殖，具有浓厚的模仿巫术因素。古舞与"三合然后生"表达了这样一个逻辑：阴阳相交，参与者有三，此"三合"是一仆二主、一本二化式的三合，是"导"式的统一。庞朴先生提示理解"三参""三合"的方式："阴阳

---

① （魏）王弼等注，（唐）孔颖达等正义：《周易正义》，《十三经注疏》（上），上海古籍出版社1997年版，第77页。

② 梁华龙、郭芳：《〈易经〉对三阴三阳理论形成的影响》，载《国医论坛》，1989年第3期，第7—8页。

③ （唐）启玄子注，（宋）林亿等校注：《补注黄帝内经素问》，《二十二子》，上海古籍出版社1986年版，第948页。

④ （唐）启玄子注，（宋）林亿等校注：《补注黄帝内经素问》，《二十二子》，上海古籍出版社1986年版，第905页。

⑤ 承载撰：《春秋榖梁传译注》，上海古籍出版社2004年版，第112页。

参合，一个阴，一个阳，二者掺杂和合到一起后，它并不会老老实实地固守贞操，而是要'和实生物'的；其所生之物，便不再是原来的纯阴和纯阳，而将是亦阴亦阳或非阴非阳的第三态了。"①

伏羲与女娲两尾相交的题材经常出现在汉画像中（见图4-1、图4-2），这就是"阴阳三合"图，但在一些画像上，两人中还有一个处于居中的人物，他到底是谁？有说是西王母，也有说是天帝。国光红认为这是造人者燧人氏，或许和葛天氏是同一人，燧人氏授意伏羲与女娲这对兄妹结合，他居于两人中间，引导兄妹俩完成一套由他创建的歌舞，兄妹通过这套歌舞领略阴阳八卦之理和天地大化"生生"之义，②《穀梁传》中的"三合然后生"是对这套仪式的隐性说明。

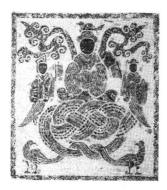

图4-1 山东微山县出土画像石

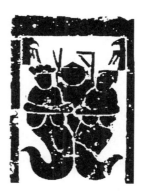

图4-2 山东沂南北寨汉墓画像石

儒家学者不敢直接撕开人类创生的真相，巧妙地把三人同舞解释为天地人三合成德，以求符合社会道德教化的需要。半人半神的伏羲、女娲在这个神话题材中仍然是人的身份，人是天地相交的"孩子"，孩子的传宗接代由作为天的化身的"父亲"（或"母亲"）教导，在先民的神话思维中，这是顺理成章的。自古以来，人们不断探索着人从何来的问题，屈原作"阴阳三合，何本何

---

① 庞朴著：《一分为三论》，上海古籍出版社2003年版，第51-52页。
② 国光红著：《读史搜神——神话与汉字中的密码》，广西师范大学出版社2014年版，第30-31页。

化"①就是对最初生命来源的发问,很多学者把写作"叁"的"三"作为动词来解释,认为是"参",即阴阳的参合转化为生育的原理。这个理解方式忽视了作为兄妹俩中间那位孕育教化者的存在。在生人神话中,已经作为人类始祖的伏羲和女娲,不完全等同于太虚状态下的阴阳两气,他们受到天命然后生人的行为,不就是老子提出的"三生万物"吗?(见图4-3)

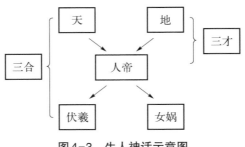

图4-3 生人神话示意图

因此,无论这位教化者是燧人氏、葛天氏、西王母还是其他人,他的符号学意义是一样的。古史传说之人物都是在历史的不断书写中变得越来越生动,他们无疑都是护佑着氏族发展的领导人物,他们被寄托着人们对丰产、生殖的祈求。在全世界的考古发现中,这类寓意在无文字时代大多是通过女神来实现的。熊神与女神的关系在考古证据中得到了印证,黄帝以及其他的"天帝"们,或许都是大母神原型在父权文明书写传统中的体现。

出入阴阳两界的猛兽在生化仪式中被赋予了至高的神圣性。《易纬·乾凿度》中托古于黄帝的一段:"黄帝曰:'太古百皇辟基文籍,遽理微萌,始有熊氏,知生化柢,晤兹天心。意念虞思慷寂,虑万源无成。既然物出始俾,太易者也。太易始著,太极成,太极成,乾坤行。'"②可以归为"有熊氏—太易—太极—乾坤"的演变进程,即后人耳熟能详的"道生一,一生二,二生三,三生

---

① (汉)刘向辑,(汉)王逸注,(宋)洪兴祖补注,孙雪霄校点:《楚辞》,卷三,上海古籍出版社2015年版,第106页。

② (汉)郑玄注:《易纬》,《四库全书》·经部·四七·易类,第53册,上海古籍出版社1987年版,第826页。

万物"。班固《白虎通义·号》中的"黄帝有天下，号曰自然者，独宏大道德也"。[1] 按照本义理解，指的就是宇宙的本源与生命力以及人获得的生命能量。[2] 郭店楚简《太一生水》篇中的"能块能涅"，被注释者解释为"一缺一盈"，亦说明了"能"与"一"通假，而"能"恰恰是"熊"的本字。在《内经》之《素问·阴阳应象大论》中，也有"阴阳者，万物之能始也"。王冰注"能为变化之生成之元始"。[3] 姚春鹏注此处"能"为 tāi，意为"变化生成之开始"。[4] 如此，"有熊氏"黄帝作为探讨宇宙和生命力量的代表人物，绝非偶然，先秦两汉时期，正是"有熊氏"外延增长最快之时。

除了托名黄帝，熊的影响在《内经》中还体现在气穴论。表现为人身有三百六十五穴，以应一岁；孙络与三百六十五穴相会，谿谷与三百六十五穴相会；孙络之脉从三百六十五脉并注于络脉的观点，显然是与熊"夏启冬闭"一岁春秋的神话思维相对应。

二、熊与帝王

长沙子弹库出土的《楚帛书·四时》篇第一章开头写道："曰故□熊雹虚。"金祥恒推测"雹虚"便是伏羲，按《礼记·月令》正义引《帝王世纪》，庖牺氏号黄熊氏，第四字读为"熊"，所以这句话就是"曰古（黄）熊包戏（伏羲）"。[5] 这一列字中隐藏了几个重要线索：第一，伏羲作为上古另一位创世圣王，是黄熊。第二，"曰古"是口语化的表现形式，以"曰古"起篇，说明语言交流传统要远远久于文字书写，上古神话是以口传形式流传下来的。[6]

---

① （汉）班固撰：《白虎通义》，《四库全书》·子部·一五六·杂家类，第 850 册，上海古籍出版社 1987 年版，第 8 页。

② 叶舒宪著：《图说中华文明发生史》，南方日报出版社 2015 年版，第 97 页。

③ （唐）启玄子注，（宋）林亿等校注：《补注黄帝内经素问》，《二十二子》，上海古籍出版社 1986 年版，第 882 页。

④ 姚春鹏译注：《黄帝内经·素问》，中华书局 2010 年版，第 63 页。

⑤ 金祥恒：《楚缯书"雹虚"解》，载台湾大学文学院中国文学系编印：《中国文字》，第 28 册，出版社不详 1968 年版。

⑥ 叶舒宪著：《图说中华文明发生史》，南方日报出版社 2015 年版，第 103 页。

2002年发表的上海博物馆楚简《容成氏》则记载了"禹立五方号旗"的事件:

> 禹然后始为之旗号,以辨其左右,思民毋惑。东方之旗以日,西方之旗以月,南方之旗以蛇,中正之旗以熊,北方之旗以鸟。①

楚地崇尚巫鬼文化,被认为是道家,尤其是黄老学说的文化发源地,出土于马王堆汉墓的《五十二病方》中记载着283个病方,其中有36个是巫祝方。②相对于儒家文化一家独大的中原地区,楚地较少受到中原儒家理想主义的排斥,夏商周三代以来的古老神话题材在出土文献中更加保真。熊(禹)居中央,是"中央法黄龙"的变体,"有熊氏"不仅缔造了创生神话,也制定了人间法规。伏羲、黄帝和大禹的传承关系,实际上是"熊图腾一统天下"的不同版本。"禹立五方号旗"也是"神圣空间"的体现,相传黄帝制定了明堂制,这是"神圣空间"更为成熟的神话模式。先民形成空间意识的时间要早于时间意识,换言之,时间是在空间意识基础上的延伸、抽象。周易六十四卦中有四十五卦都与时间或空间方面有关。③

中央之熊与四方对应,至于是先有四方再有中央,还是先有中央再有四方?《山海经·西山经》描述帝江(传说中的黄帝)的面貌"状如黄囊,赤如丹火,六足四翼,浑敦无面目",④分明是火球的模样,这是与太阳最直接的对应。经过一代又一代的叙述者,黄帝聚集了从"有熊"到太阳神的各种特征,形成了人们对帝王的认知。日神神话又延伸出明堂神话,据说黄帝的明堂中间有一殿,四面无壁,上盖茅草,垣墙四周是水。⑤所谓明堂,恐怕最初是

---

① 马承源主编:《上海博物馆藏战国楚竹书》(二),上海古籍出版社2002年版。
② 李霞著:《生死智慧——道家生命观研究》,人民出版社2004年版,第21页。
③ [英]李约瑟原著,[英]柯林·罗南改编:《中华科学文明史》,上海交通大学科学史系译,上海人民出版社2014年3版,第184页。
④ (晋)郭璞撰,(清)毕沅校:《山海经》,《二十二子》,上海古籍出版社1986年版,第1346页。
⑤ 钱穆著:《黄帝》,生活·读书·新知三联书店2004年版,第33页。

古人观测太阳运行的神圣场所，而后再逐渐演变为具有至高地位的文化中心象征。殷商甲骨卜辞中可以看到《吕氏春秋》所记载的天子在不同月份居住在不同房屋的礼制，商代宫寝建制除了中室、大室外，还有南室、"盥室""东帝""寇帝"。①《月令》规定天子"春居青阳，夏居明堂，秋居总章，冬居元堂。明堂者，庙也"。②虽然这是晚出文本，却是华夏文明大传统对建筑影响的直接继承。《周易》中的"四象"对应四季，春夏秋冬，春乃少阳，夏乃老阳，秋乃少阴，冬乃老阴，这是以日月之义来阐释阴阳的方式，根据的是太阳的周日运动及周年运动。在明堂制中，根据日月时令的变化而规定居所的变化，是一种建筑风水上的表现方式，它遵循的是从极阳到极阴转换过程中的渐进思路。在建筑中，阴阳的开合好比门的开合，开与合都需要门枢来承载，帝王得以从一室（一时）进到下一室（一时），这与熊出入石穴异曲同工，因此，明堂制中也有"三阴三阳"。

楚帛书和楚简的材料显示了熊与帝王的结合过程，帝王既是熊的神话化身，也是日神在人间的化身。楚国名号在商周之际为"虎方""熊盈"，二十五代君王皆以"熊"为号，③只是在后世天子尊龙的观念崛起之后，尊熊的远古传统被逐渐遗忘。商代帝王都以天干为名，十天干代表着太阳，可见商王自诩为人间日神。看似无关的熊与太阳，其实早就统一于黄帝神话之中。在《内经》中，应和天文神话的"太一出游"（《灵枢·九宫八风》）"日行一度，月行十三度"（《素问·六节脏象论》）"五行应十天干，以化五运"（《素问·天元纪大论》《素问·五运行大论》等），都是"有熊"帝王神话的举统推理模式。

三、"熊经鸟伸"

在中国养生术中，有一类是模仿动物形态进行锻炼。《庄子·刻意》云："吹呴呼吸，吐故纳新，熊经鸟伸，为寿而已矣。此道引之士，养形之人，彭

① 叶舒宪著：《中国神话哲学》，陕西人民出版社2005年版，第176页。

② （清）李道平撰：《周易集解纂疏》，中央编译出版社2011年版，第383页。

③ 叶舒宪著：《文学人类学教程》，中国社会科学出版社2010年版，第388页。

祖寿考者之所好也。"①在民间,比《庄子》更为知名的是"五禽戏",据传由华佗创立,《三国志·魏书·方技传》记载华佗云:"是以古之仙者为导引之事,熊颈鸱顾,引挽腰体,动诸关节,以求难老。吾有一术,名五禽之戏,一曰虎,二曰鹿,三曰熊,四曰猿,五曰鸟,亦以除疾,并利蹄足,以当导引。"②

道家养生所追求的终极目的是抱朴归一,强健身体只是在这周而复始的生死循环中短暂的要求,后世气功中的胎息法与庄子提出的"踵息法"呼应的都是道家"返胎神话"的原型,郭沫若先生称"熊经鸟伸"其实就是"老熊吊颈,鸡公司晨",简而言之就是深呼吸。在《内经》中,上古真人的修炼方法也包含了对呼吸的掌握:"黄帝曰:余闻上古有真人者,提挈天地,把握阴阳。呼吸精气,独立守神,肌肉若一。故能寿敝天地,无有终时。"(《素问·上古天真论》)③庄子是一位寓言家,庄子的故事是从比喻推理到寓言说理逐渐演变,他对每一个寓言角色的选择绝非偶然,鲲鹏、葫芦、浑沌……这些角色都成为后世集体无意识的原型,这一方面的贡献堪比希腊神话。用熊的姿态动作来比喻复归元气的修炼方法,是因为熊的意象在庄子眼中是神圣的,唯有对具有神圣性的动物进行模仿,才能获得超自然的能力。

《淮南子·精神训》云"熊经鸟伸,凫浴蝯躩,鸱视虎顾"。④起源于巫的医学在早期发展阶段,巫术思维在实践中占到很大比重。华佗在曹操眼中与豢养的方士同列,因此一直被轻视乃至被杀。⑤葛洪《肘后方》:"华佗治霍乱已死,上屋唤魂。"⑥华佗行医依旧兼用巫术方法,体现了早期巫医并用的治疗特点。中国传统医学在巫术的应用上十分看重"果必同因"的关联性,即弗雷泽

---

① (周)庄子撰,(晋)郭象注,(唐)陆德明音义:《庄子》,《二十二子》,上海古籍出版社1986年版,第48页。

② (晋)陈寿撰,栗平夫、武彰译:《三国志》,中华书局2007年版,第868页。

③ (唐)启玄子注,(宋)林亿等校注:《补注黄帝内经素问》,《二十二子》,上海古籍出版社1986年版,第876页。

④ (汉)刘安撰,(汉)高诱注,(清)庄逵吉校:《淮南子》,《二十二子》,上海古籍出版社1986年版,第1235页。

⑤ 马伯英著:《中国医学文化史》(上卷),上海人民出版社2010年版,第237页。

⑥ (晋)葛洪著:《肘后备急方》,卷二,《四库全书》·子部·四〇·医家类,第734册,上海古籍出版社1987年版,第387页。

所谓的巫术"相似律",对人体的认识,对疾病的治疗,在医者看来,理应顺天道而为之,即顺势而为。在《素问·示从容论》中,黄帝屡次教育雷公:

> 黄帝燕坐,召雷公而问之曰:汝受术诵书者,若能览观杂学,及于比类,通合道理,为余言子所长。
>
> 夫圣人之治病,循法守度,援物比类,化之冥冥,循上及下,何必守经?
>
> 明引比类、从容,是以名曰诊经,是谓至道也。[①]

黄帝反复强调了"及于比类""援物比类""明引比类",叮嘱雷公这些法则是诊治的根据,是高明的道理。这亦奠定了中医的基础思想,在先秦哲学中,这些与自然生态的相似性被高度概括为"天人感应"。"熊经鸟伸"采用的是仿生学原理,修行者的修炼对象是人的身体,它将真实的运动与存思经验结合起来,而非单纯的求真务实。对今人来说,模拟熊的锻炼效果必定远不及上古之人。由于今人体验不到熊的神圣性,自然也无法通过观想将熊的神圣力量转化到自己体内。

《内经》虽不言熊,却高度继承发扬老庄哲学思想,道家哲学将熊作为修身养性的模拟对象,正是因为熊在上古时代所具有的神圣转化性。道家修行遵循内观之法,通过对身体内景的"凝视",从而达到净化体内、加强神圣力量的效果。道家修行者常常在修道之室悬挂"五脏神",这也是起源于观想,并将身体内部图示化的表现形式。《内经》赞上古真人仅需祝由便可疗愈,通过观想神圣图景,转化生命力量的能力,是医学中最完美的"天真"状态。《内经》医学半巫半医,对意念的力量、精神的体验尤为看重。

现代医学和心理学对激发心理超能力的兴趣也日渐增强。人的传统五官,

139

---

① （唐）启玄子注,（宋）林亿等校注:《补注黄帝内经素问》,《二十二子》,上海古籍出版社1986年版,第984页。

即视觉、听觉、触觉、嗅觉和味觉是自我与外界沟通的渠道，美国心理学家肯·戴奇沃迪指出人类最起码还有七种心理认知能力，它们是：① 不必通过五官，就能与另外一个心灵沟通的心电感应；② 可以超越时间限制而获知未来的预知能力；③ 可得知过去发生的事情和信息的回溯能力；④ 可以在间隔一段距离之外直接了解处境和信息的超空间洞察力；⑤ 能够预言、分辨、治疗、寻找的移情共振；⑥ 通过触摸就能了解他人的心理测定；⑦ 无须接触，以心灵力量改变物体性质的意念力。①作为科学结论，这些观点争议颇多，但它们是对诸多无法通过现有科学来解释的现象的原因推导。换言之，首先是因为人类经历了这些现象，然后做出了种种推论。无论是"熊经鸟伸"，还是静坐冥想、印度瑜伽、佛教坐禅，它们都把文化、信仰、个人体验结合起来，作为一个整体性的项目，达到修行者的最终目的。

有许多学者，包括医家，严厉地批评了中医所具有的巫术思想，指其为糟粕。但作为文化研究，应当学习的是顾颉刚先生对待中国民间文化的态度，他不赞成把科学与迷信对立起来，而应当调查研究"迷信"产生的源头，否则，流传数千年的神话传说就会失传、断源。对研究者来说，也失去了一个又一个可以作为佐证的材料。

沈从文先生曾专门考察了"熊经"，他通过比较出土的汉代文物，指出华佗创立"五禽戏"，其中关于熊的一部分是吸收了汉代"熊经"术，并非华佗自己的发明。尤其是1964年于河北保定出土的西汉金银错管状车器的六个"熊经"图形，以及武氏祠石刻黄帝伐蚩尤图中的四熊，证明了"熊经"的延绵不绝。②沈从文讲到了黄帝伐蚩尤这个案例，但没有继续深究下去。

叶舒宪曾在河南登封至禹州一带调查，发现今日的中原地区还流传着鲧及禹的故事。嵩山脚下有启母石，有汉代所立的启母阙，其中的汉画像石上表现了大禹化熊的故事。禹王庙中也有大禹化熊的图像叙事。③禹作为传说中的夏

---

① ［美］肯·戴奇沃迪著:《身心合一》，邱温译，当代中国出版社2010年版，第196—197页。
② 沈从文:《说"熊经"》，载《中国文化》，1990年第1期，第96—97页。
③ 叶舒宪著:《文学人类学教程》，中国社会科学出版社2010年版，第395页。

代帝王，纪年晚于黄帝，但这些圣王都与熊有着紧密的生化关系，足以见得，在民间信仰中，熊与圣王的联系早于龙而建立。

最近几十年的人类学材料提供了大量关于"熊节"仪式的记载。中俄交界的涅吉达尔族举行一年一度的秋季熊节，包括选狗、赛狗、杀熊、吃熊一整套宴饮仪式，延续八天。射杀熊必须由异族人完成，不得用斧头砍掉骨头，熊肉要带回去分享，熊头用来招待客人，骨头和熊头要小心保存在一个木架内。女人不准吃熊头、心和肝脏，小孩也不可吃熊头。熊宴的意义在于让人类模拟冬眠之前吃得膘肥体壮的熊，能够在寒冬到来前象征性地获得熊的生命力量。[①]

事实上，从欧亚大陆北部到北美洲，都有熊祭的传统。亚洲北方熊崇拜的表现形式一般与生育女神有关，例如韩国开国始祖神檀君就是由天神之子桓雄和熊女所生。[②]在我国东北史前文明中，也有相关例证。

四、熊形器物

141

汉代《越绝书》记载："轩辕、神农、赫胥之时，以石为兵，断树木为宫室。死而龙臧。夫神圣主使然。至黄帝之时，以玉为兵，以伐树木为宫室，凿地。夫玉亦神物也，又遇精圣主使然。死而龙臧。禹穴之时，以铜为兵，以凿伊阙，通龙门，决江，导河，东注于东海。天下通平，治为宫室。岂非圣主之力哉。当此之时，作铁兵，威服三军。天下闻之，莫敢不服。"[③]按照考古断代，"以玉为兵"的黄帝时代对应的是新石器时代。这个时期黄河流域农业社会逐渐发展，农业生产对天文历法、祭祀礼仪的倚重日益增强，反之，先民在这两方面的知识增长也促使农业文明持续提高。

前三重证据显示了熊崇拜如何影响到后世医学基本概念的形成，以及逐渐丰富的实践表现形式。随着考古学的进展，越来越多的出土文物和图像都在

---

① 叶舒宪著：《熊图腾：中华祖先神话探源》，上海锦绣文章出版社2007年版，第139-141页。
② 叶舒宪著：《熊图腾：中华祖先神话探源》，上海锦绣文章出版社2007年版，第83页。
③ （汉）袁康撰，《越绝书》，卷十一，《四库全书》·史部·载记类，第463册，上海古籍出版社1987年版，第115页。

印证熊与无限生命力的神秘联系。接下来列举几个与熊相关的考古材料,作为参考。

在对28万年前辽宁金牛山智人进行发掘时,已发现了智人头骨与熊头骨存于一处。进入新石器时代,从8 000年前的兴隆洼文化,到5 500年前的红山文化,再到4 000余年前的小河沿文化,都发现了熊偶形象,后两者的熊偶都是与女神形象对应出现的。[①]这与檀君为熊女所生的神话故事十分吻合,作为生育崇拜的女神与熊的结合,隐隐指向了上古时期母系社会"只知其母,不知其父"的繁衍脉络。

白川静在解释"阴""阳"两字时认为,其偏旁"阜"("阝"之古体),象征神灵升降专用的神梯。神梯"阝"前的台上置放"⊖"(日、玉),玉石所发出的光芒称为"陽"。将此光芒封闭覆盖、将神之气封盖,谓"陰"。[②]此说引出了玉的通神作用,牛河梁积石冢玉雕熊龙出土于一位领袖人物的高等级墓葬中,安放在死者的胸部,玉熊是否曾经是构成"陽"的祭祀神物?而当它们被遮蔽于地下后,是否又成为先民心目中神之气被封盖的表现形式?

属于兴隆洼文化的林西石熊因其背脊上雕刻的六块脊骨也透露出一条重要信息,即先民对一年两季的认识、六个月恰好是一个循环的结束,这种认识也促成了明堂制的建立。随着对日月星辰观测的日渐成熟,在一分为二的基础上,又继续做了分割。

殷墟妇好墓出土了组铜斗、熊龙玄鸟联体玉佩、石怪鸟、圆雕熊头鸟身像等与熊相关的造型器物,其中铜斗的一个斗柄上刻有一蝉一熊,另一个斗柄上刻有排成一列的"六蝉向上,一老蝉向下"的图案,熊面位于中央,完成了典型的六个月生命循环的图像叙事。[③]熊与鸟的结合则说明了在殷商时期,熊已经明确被赋予了神圣地位。对照20世纪70年代出土的"中华第一龙"红山文化C字龙,对其熊首、龙首还是猪首的面目大致也可以做一个猜测。

---

① 叶舒宪著:《熊图腾:中华祖先神话探源》,上海锦绣文章出版社2007年版,第87-88页。
② [日]白川静著:《常用字解》,苏冰译,九州出版社2010年版,第12页。
③ 叶舒宪著:《熊图腾:中华祖先神话探源》,上海锦绣文章出版社2007年版,第67页。

于甘肃礼县永兴乡赵坪村圆顶山嬴秦公贵族墓出土的两件青铜器，一件是兽流扁体盉，器身由四只蹲坐熊形足支起，坐熊上方顶着虎。一件是四轮车形器，驾车人身后的主人位置上是一只呈端坐状的熊。[1]此乃《山海经·大荒东经》中"使四鸟：虎、豹、熊、罴"[2]在现实中的艺术转换，秦人到底是崇拜鸟图腾还是熊图腾？这些青铜器造型给出了两个肯定的答案，对黄帝信仰的延续性也可见一斑。

由四鸟或四虎护卫的青铜车，俨然是四方神圣拱卫天帝巡游天庭的叙事。熊居中央，中央为黄，黄帝号轩辕，"斗为帝车，运于中央，临制四乡。分阴阳，建四时，均五行，移节度，定诸纪，皆系于斗"（《史记·天官书》）[3]的情景就与人间信仰顺利对接起来了。在《内经》中，二十八宿、正月建寅、五行、九星、五星、七曜、九宫八风、明堂、五官的象征全部找到了神话和信仰的出处。

"阴阳""三阴三阳"等贯通于哲学、医学的思想认识都与熊图腾文化部落对熊的崇拜有关。先民观察到熊的自然属性，如冬眠、熊穴启闭等特点，并将此与生命的循环、再生联系起来，熊有着生命力强盛的神圣寓意。楚帛书、楚简等材料记录了熊与帝王身份的结合过程，养生术中的"熊经鸟伸"等拟熊术是小传统的局部展现。在考古文物中，以熊为造型题材的青铜车、熊龙玉器等证实了熊与强大生命力的密切关系。

143

第二节　"道"与"阴阳"生殖起源说

"道"与"阴阳"是在《内经》中反复出现的两个重要概念，也是总领《内经》思想的基础。华夏文化传统的生命观正是建立在这个基本框架上的。"道"与"阴阳"在《内经》中，有时作为物化概念，有时作为哲学概念，后

---

[1]　叶舒宪著：《熊图腾：中华祖先神话探源》，上海锦绣文章出版社2007年版，第177页。

[2]　（晋）郭璞撰，（清）毕沅校：《山海经》，《二十二子》，上海古籍出版社1986年版，第1380页。

[3]　（汉）司马迁著：《史记》，中华书局2006年版，第151页。

者在《周易》《老子》《庄子》中获得了充分阐释。本节将"道"与"阴阳"的发生背景上溯至华夏文明起源时代,经过对多重材料的考察,还原了这样一个生命发生的轨迹:"卵生—母生—返胎",在这个轨迹的背后,是"混沌神话—母神神话—父权神话"的社会学演变路径。

一、从神话到儒道

"道"贯彻《内经》始终,是提纲挈领的根本,在此先罗列《内经》中几篇主要论"道"的篇文:

上古之人,其知道者,法于阴阳,知于术数,食饮有节,起居有常,不妄作劳,故能形与神俱,而尽终其天年,度百岁乃去。

愚智贤不肖,不惧于物,故合于道。

七七,任脉虚,太冲脉衰少,天癸竭,地道不通,顾形坏而无子也。

故能寿敝天地,无有终时。此其道生。

中古之时,有至人者,淳德全道,和于阴阳。

合同于道,亦可使益寿而有极时。(《素问·上古天真论》)

此春气之应,养生之道也。

此夏气之应,养长之道也。

此秋气之应,养收之道也。

此冬气之应,养藏之道也。

……与道相失,则未央绝灭。

是谓得道。道者,圣人行之,愚者背之。(《素问·四气调神大论》)

阴阳者,天地之道也,万物之纲纪……(《素问·阴阳印象大论》)

道无鬼神,独来独往。

帝曰：愿闻其道。（《素问·宝命全形论》）

夫五运阴阳者，天地之道也……

夫变化之为用也，在天为玄，在人为道，在地为化。化生五味，道生智，玄生神。

至数之机，迫迮以微，其来可见，其往可追，敬之者昌，慢之者亡，无道行私，必得天殃，谨奉天道，请言真要。

是则至数极，而道不惑，所谓明矣。

昭乎哉问！明乎哉道！

光乎哉道！明乎哉论！（《素问·天元纪大论》）①

余闻针道于夫子，众多毕悉矣。夫子之道应若失，而据未有坚然者也。

圣人之为道者，上合于天，下合于地，中合于人事。

圣人之为道也，明于日月，微于毫厘，其非夫子，孰能道之也。（《灵枢·逆顺肥瘦》）②

注家笔下的"道"多作"规律"解，中医界学者认为，《内经》中所言之"道"已经明确地具有物化之义，是可知之物，可见之形，与先秦诸子的"气一元论"相应，与《老子》中的"有物混成，先天地生。寂兮寥兮！独立而不改，周行而不殆，可以为天下母。吾不知其名，字之曰道，强为之名曰大。"（《老子·二十五章》）③颇有不同。至《内经》成书，"道"已从神化、玄化转

145

---

① （唐）启玄子注，（宋）林亿等校注：《补注黄帝内经素问》，《二十二子》，上海古籍出版社1986年版，第875-876、876-877、880、905、947-949页。

② （唐）启玄子注，（宋）林亿等校注：《补注黄帝内经灵枢》，《二十二子》，上海古籍出版社1986年版，第1018-1019页。

③ （周）李耳撰，（魏）王弼注，（唐）陆德明音义：《老子》，《二十二子》，上海古籍出版社1986年版，第3页。

变为物化。①这似是思维发展的进步，但对"道"的概念性运用，反而遮蔽了"道"原有的真实的"物"的本质。而这一点，在文献层面上，又需要借助于老庄学说来一探其作为"物质"层面的编码。

老子之"道"，与"母"对应。老子言不知"天下母"之名，所以字之曰"道"。此外，还有"无名，天地始；有名，万物母""天下有始，以为天下母"。在老子的叙事中，为母之"道"生"一"，才有了"一生二，二生三，三生万物"（《老子·四十二章》）。②在世界各地的创生神话中，生命的起源往往与女性的子宫有着直接的对应。这源于人类最早对生育的认识，并在漫长的岁月中形成的意识深处的集体记忆。金芭塔丝指出围绕着女神形成了一系列非常复杂的象征系统，就生育女神而言，她与水汽、生命紧密联系，成为一切生命的源头。③老子虽然没有明言"道"即是女神，但"天下母"的角色地位已经说明了对"道"的认识源泉。叶舒宪在《老子与神话》一书中指出，大母神原型在老子整个思想体系中发挥着十分重要的作用："这一原型有时被确认为是'天地之根'，即独自生育了整个世界的'原母'或'玄牝'；有时又被表现为神秘的'道'及其创生功能的隐喻。"④

在上文引用的《内经》中的"道"的用例中，有一条也暗含了母神的生育功能，即《素问·上古天真论》中的"七七，任脉虚，太冲脉衰少，天癸竭，地道不通，顾形坏而无子也"。⑤姚春鹏释"地道不通"为"女子断经。女子属阴、属地，所以女性的生理功能称为'地道'"。⑥女子月事是生育功能的重要可见特征，生育的属性归之于大地有两个背景因素，一是源于人类对地生万物

---

① 张灿玾主编：《〈黄帝内经〉文献研究》，科学出版社2014年版，第286、288页。

② （周）李耳撰，（魏）王弼注，（唐）陆德明音义：《老子》，《二十二子》，上海古籍出版社1986年版，第5页。

③ ［美］马丽加·金芭塔丝著：《活着的女神》，叶舒宪等译，广西师范大学出版社2008年版，第3、11页。

④ 叶舒宪著：《老子与神话》，陕西人民出版社2005年版，第171页。

⑤ （唐）启玄子注，（宋）林亿等校注：《补注黄帝内经素问》，《二十二子》，上海古籍出版社1986年版，第875页。

⑥ 姚春鹏译注：《黄帝内经·素问》，中华书局2010年版，第21页。

的实际观察，二是建立在地与天二元对立的认识之上。但"道"是生出天地万物的"母"，其生育机制是独立的，因此，就要从更古老的叙事中寻找线索。

在黄帝的后代中，孕育了姒氏的夏禹，子氏的殷契，姬氏的周后稷。

郭璞注《中山经》："启母化为石而生启，在此山，见《淮南子》。"[①]颜师古注《汉书·武帝纪》中"夏后启母石"："事见《淮南子》。"[②]

再看《史记》对两则感孕生子事件的描述：

> 殷契，母曰简狄，有娀氏之女，为帝喾次妃。三人行浴，见玄鸟堕其卵，简狄取吞之，因孕生契。（《卷三·殷本纪第三》）

> 周后稷，名弃。其母有邰氏女，曰姜原。姜原为帝喾元妃。姜原出野，见巨人迹，心忻然说，欲践之，践之而身动如孕者。（《卷四·周本纪第四》）[③]

147

三段文字虽皆不可为信史，却有一个明显的共同点，三位母亲都是以单性生殖的方式生子，高诱注《淮南子》中，连禹都是其母感生的："禹母脩己，感石而生禹，拆胸而出。"[④]感生神话在上古帝王传说中的高频出现绝非偶然。作为一个已经被神圣化了的解释方法，其背后的真正原因是，华夏民族和世界其他古代文明一样，经历了一个漫长的母系社会时代，"只知其母而不知其父"是母系社会结构的特征。《吕氏春秋·恃君》直接道出了这种上古风俗："昔太古尝无君矣，其民聚生群处，知母不知父，无亲戚兄弟夫妇男女之别。"[⑤]

① （汉）刘安撰，（汉）高诱注，（清）庄逵吉校：《淮南子》，《二十二子》，上海古籍出版社1986年版，第1362页。
② 陈广忠译注：《淮南子》（下），中华书局2012年版，第1137页。
③ （汉）司马迁著：《史记》，中华书局2006年版，第12、17页。
④ （汉）刘安撰，（汉）高诱注，（清）庄逵吉校：《淮南子》，《二十二子》，上海古籍出版社1986年版，第1297页。
⑤ （秦）吕不韦撰，（汉）高诱注，（清）毕沅校：《吕氏春秋》，《二十二子》，上海古籍出版社1986年版，第703页。

但在父权制文明的谱系中,帝王血统岂能模糊?因此,他们不仅有了有名有号的父亲,还有了严格的氏族谱系。然而,古老措辞和叙事习惯仍旧透露了母神崇拜的痕迹。姒、姬二姓,包括更早时候的炎帝姓姜,皆从"女",这又是何故?

司马迁是西汉人,他笔下的简狄吞卵生契的故事与神话时代相去不远。郑玄注《尚书·禹贡》中"禹敷土"为"能吐生万物者曰土"。在汉代人心目中,土地仍是万物的母亲,生育方式则为"吐生",因此神话思维中女神之口同生殖器一样具有功能上的互换关系,"吐生"就是基于这种关系的由口部"吞卵"或其他吞食活动所导致的怀孕和生育。[①]

上述几则感生神话中的母亲是不是就是"道"的原型?恐怕不是,她们是地母的原型,地母神已经是二元对立分类法的产物,她们的对偶面是"天公",是化熊之禹,是玄鸟之卵,是巨人足迹,而"道"是浑然一体的混沌之形。如果有人在此问"世上先有鸡还是先有蛋"?按照"道"的神话,答案是"先有蛋"——浑天如鸡子。

但简狄吞卵的神话又同时透露出卵生的母题,殷契乃商族,殷人后裔尊崇老庄哲学,将卵生的主题发挥到淋漓尽致。"道"已不再是生人神话的母题,而是创世神话的母题,人不是父权制文明中上帝"造"出来的,包括人在内,世间所有万物,皆出于"道","道"代表的混沌才是老庄哲学中最完美的状态。于是有了《庄子·应帝王》中的"凿七窍而死"的寓言:

> 南海之帝为儵,北海之帝为忽,中央之帝为浑沌。儵与忽时相与遇于浑沌之地,浑沌待之甚善。儵与忽谋报混沌之德,曰:"人皆有七窍以视听食息,此独无有,尝试凿之。"日凿一窍,七日而浑沌死。[②]

----

① 叶舒宪著:《高唐神女与维纳斯:中西方文化中的爱与美主题》,陕西人民出版社2005年版,第64页。
② (周)庄子撰,(晋)郭象注,(唐)陆德明音义:《庄子》,《二十二子》,上海古籍出版社1986年版,第33页。

"倏"与"忽"这两个名字都代表着时间的短暂,他们用人间的价值标准,为代表永恒的"浑沌"开窍,结果致"浑沌"死。这是庄子对无为的赞赏与对有为的批评,是对被命名为"道"的混沌状态的至高向往。

开天辟地之前,天地如一只浑然不分的卵。世界各地许多创世神话都有类似的描述,我国古代的天体理论之一——"浑天说"也来源于此。东汉张衡《浑天仪图注》:"浑天如鸡子。天体圆如弹丸,地如鸡子中黄,孤居于内,天大而地小,天表里有水,水之包地,犹壳之裹黄。天地各乘气而立,载水而浮。"[①]与"浑天说"类似,但又更进一步的有"宣夜说",认为天地并非固体,日月星辰皆漂浮于空中乘气而行。此说倒是更接近老庄神话中的混沌之态,《素问·五运行大论》的描述与此呼应:

> 夫变化之用,天垂象,地成形,七曜纬虚,五行丽地。地者,所以载生成之形类也;虚者,所以列应天之精气也。行精之动,犹根本之与枝叶也,仰观其象,虽远可知也。
>
> 帝曰:地之为下,否乎?
>
> 岐伯曰:地为人之下,太虚之中也。
>
> 帝曰:冯乎?
>
> 岐伯曰:大气举之也。[②]

此处讲了天地之间充满了气,连大地也是靠气托举的,有气便有循环始终的运动机制,而这也是"道"生生不息的道理所在。因此,作为原生之母的"道",从符号学的角度,又指代了这种宇宙运动的规律、道理,成为后人所熟悉的"道"的普遍指代用法。

---

① (唐)瞿昙悉达著:《开元占经》,卷一,《四库全书》·子部·一一三·术数类,第807册,上海古籍出版社1987年版,第171页。

② (唐)启玄子注,(宋)林亿等校注:《补注黄帝内经素问》,《二十二子》,上海古籍出版社1986年版,第949页。

再看"一"与"太一"。《周易·系辞上》曰:"是故《易》有太极,是生两仪。两仪生四象。四象生八卦。"①此处太极便是老子所谓的"一",《吕氏春秋·大乐》所谓的"太一"。太极开始的生化过程,便又从卵生进化到了单性生殖,两仪生四象则是真正开始了为人所熟知的双性生殖。《内经》中,关于"阴阳"的描述不可胜数,仅列举最核心的篇文《素问·阴阳应象大论》:

黄帝曰:阴阳者,天地之道也,万物之纲纪,变化之父母,生杀之本始,神明之府也,治病必求于本。故积阳为天,积阴为地。阴静阳躁,阳生阴长,阳杀阴藏。阳化气,阴成形,寒极生热,热极生寒。寒气生浊,热气生清。清气在下,则生飧泄。浊气在上,则生䐜胀。此阴阳反作,病之逆从也。

故清阳为天,浊阴为地。地气上为云,天气下为雨。雨出地气,云出天气。故清阳出上窍,浊阴出下窍。清阳发腠理,浊阴走五脏。清阳实四支,浊阴归六腑。

水为阴,火为阳。阳为气,阴为味。味归形,形归气。气归精,精归化。精食气,形食味。化生精,气生形。味伤形,气伤精。精化为气,气伤于味。

故曰:天地者,万物之上下也;阴阳者,血气之男女也;左右者,阴阳之道路也;水火者,阴阳之征兆也;阴阳者,万物之能始也。故曰:阴在内,阳之守也;阳在外,阴之始也。②

对照《周易·系辞上》开篇:

---

① (魏)王弼等注,(唐)孔颖达等正义:《周易正义》,《十三经注疏》(上),上海古籍出版社1997年版,第82页。
② (唐)启玄子注,(宋)林亿等校注:《补注黄帝内经素问》,《二十二子》,上海古籍出版社1986年版,第880-882页。

天尊地卑，乾坤定矣。卑高以陈，贵贱位矣。动静有常，刚柔断矣。方以类聚，物以群分，吉凶生矣。在天成象，在地成形，变化见矣。是故刚柔相摩，八卦相荡，鼓之以雷霆，润之以风雨；日月运行，一寒一暑。乾道成男，坤道成女。乾知大始，坤作成物。①

人们在对生育机制充分了解之后，父权制文明也正式登上了历史舞台。阳与阴分别代表了天与地，男与女，气与形，左与右，也拥有了附属的特征，即清与浊，尊与卑，贵与贱，刚与柔。这些"相摩""相荡"的对立形成了事物发展的规律，也强调了"变化之中有不变，不变是变的前提"。②故得了这些理，便可成位乎其中。医道亦是如此，《内经》中的"道"与"阴阳"，是完全被儒道两家吸收的说辞，与其他诸子哲学一样，言之凿凿，却同样脱胎于上古神话思维大传统。

二、"贵母"与"贵生"

这部分将通过几个《内经》中的关键字来分析由卵生到双性生育的上古神话思维。

老庄哲学为殷人后裔继承发扬，儒家哲学为周人后裔所尊崇，殷人祖殷契乃其母简狄吞卵而生，于是引出的是"卵生"的生人神话。"卵"金文作<ruby>卵</ruby>，《说文解字》曰："凡物无乳者卵生。"段玉裁注"此乳谓乳汁也"，也就是不是哺乳动物的生育为卵生，这与今日生物学意义上的解释是一样的。殷商文明自然早已知道人是哺乳动物，为何还炮制出一个卵生神话呢？正因降下此卵的是玄鸟。玄为北方，色为黑，应和了上文《周易·说卦》那一句"其于地也为黑"。玄乃老子所推崇备至的玄德，如此，便也是原母之德。"玄鸟降而生商"的背后，是殷人认祖归宗的强烈指向，即他们是大地母亲之子。明代小说《封

---

① （魏）王弼等注，（唐）孔颖达等正义：《周易正义》，《十三经注疏》（上），上海古籍出版社1997年版，第75—76页。
② 杨天才、张善文译注：《周易》，中华书局2011年版，第560页。

神演义》第一回讲的便是"纣王女娲宫进香",纣王见女娲美艳姿色,作诗亵渎圣明,从此种下了亡国的种子。殷人敬女娲,女娲是地母的化身,所以抟土造人,而代表着阴的女娲又是从葫芦里来的,葫芦是另外一种形式的卵。

在《内经》中,"卵"多用于称男子生殖器,如"卵上缩而终矣",以及鸡卵之形,如九针中的"员针"便是"针如卵形"。然而这个具有强烈男性属性的字最初也是属于女性的。林义光认为 卵 和 卵 都不类卵形,古作 卵,当为母之或体,象贯形。孵子谓之卵,乃借为丸字。①也就是说,"卵"表现的是怀孕状态下母亲的身体形态。无论是胎生还是卵生,母亲的形态才是神话叙事者关注的重点,这亦展现了重母轻子的价值取向。无论是"道"还是"卵",都是母神崇拜直接在文字上的表现。

贯穿《内经》始终的"阴阳"二字,其二元对立性已为人熟知,这二字偏旁都为"阝",古体作"阝",初形为"阝",象形神灵升降专用的神梯。神梯阝前的台上置放"日"(日、玉),玉石所发出的光芒称为"陽"。将此光芒封闭覆盖,将神之气封盖,谓"陰"。"会"乃"云",加上"今"之形,"今"象形盖子、塞子。②《说文解字》释"阴":陰,闇也,水之南山之北也,从自会声。《说文解字》释"阳":陽,高明也,从自易声。③《说文解字》之解以地理方位之喻加以说明,已是在明确了阴阳对立属性后的补充。但如果回溯至更加古老的祭祀礼仪,中间是否应该还有一段过渡期?对此应该加以考虑。关于"阴""阳"的古文字解释,除了方位说,还有地名说、姓氏人名说,这些大多根据出土的金文、帛书等材料提出,似为晚出。

有些学者虽然没有确凿指明,但是他们的研究指向了同一个点:即"阴"与"阳"的字形本义都蕴含着生殖的隐喻。

于省吾先生解"阴"时举证指出,第一期甲骨文中有一个常见的雀字,作 雀 或 雀,《甲骨文编》谓之"从隹从今,说文所无"。于省吾摘录了几条甲骨文,

---

① 李圃主编:《古文字诂林》(第十册),上海教育出版社2000年版,第154页。
② [日]白川静著:《常用字解》,苏冰译,九州出版社2010年版,第12页。
③ (汉)许慎撰:《说文解字》,岳麓书社2006年版,第304页。

认为此字当为今日的"雺"字：

> 不坒，雈。十一月。（乙九五）
>
> □征雈。（乙一九四）
>
> 戊寅□雈不（否）？（乙三五〇）
>
> 丙辰卜，丁子其雈印，允雈。（乙三〇七）

雈就是雏字，雏，鸟也，从隹今声，但在这些卜辞中，雈不直接作鸟解，而作为衍生含义解——天气阴晴之阴。《说文解字》中对应天气阴晴之阴的是"霒"："云覆日也。"但对照甲骨文，这个字后起，于省吾认为初文本作雈："因为造字之初，雾与阴无法形容，故用形声字的霍、雈以明其音与义。但是霍与雈之所以从隹（与鸟同用），是由于某种鸟鸣预示天气将变的缘故。某种鸟鸣预示天气将变，乃中外习俗所共知。"[①]

153

根据于省吾的说法，"雈"是"阴"在甲骨文中的对应字，借鸟鸣预报变天引申出对云雨气候的表述。如此，"阴"表云雨之态的逻辑得以建立。云雨是中国古代性爱文学最为普遍的原型，也是全人类共有的具有跨文化普遍性的神话思维象征。《老子》三十二章中曰"天地相合，以降甘露"，[②]伊利亚德认为天父神的普遍特征就是作为"受精者"与"原母神的配偶"，叶舒宪干脆指出云和雨本身是天父地母交合时的产物，只不过随着儒学的兴起，"羞耻心"的作用，天神、生殖力、精子的三位一体关系朝着非性爱化的哲理抽象形式发展。[③]有着旺盛生殖力的天父在《周易》中化身为"乾"，地母化身为"坤"，乾坤使"万物化生"的前提是"天地纲缊"。"云雨"之时，"鼓之以雷霆，润之以风雨"，置于天父地母的神话思维中，道德之解顿显淡然无力。

---

① 李圃主编：《古文字诂林》（第十册），上海教育出版社2000年版，第780页。

② （周）李耳撰，（魏）王弼注，（唐）陆德明音义：《老子》，《二十二子》，上海古籍出版社1986年版，第4页。

③ 叶舒宪著：《高唐神女与维纳斯：中西方文化中的爱与美主题》，陕西人民出版社2005年版，第353、363页。

　　由鸟鸣之说指代阴晴是现象上的推演，也是于省吾说的中外习俗的共性。如此看来，山南水北说又是对天气说的进一步发展，以至于遮云蔽日现象都可称之为"阴"了。"阴"字由鸟名而来，发展为自然现象，其对应的内涵则是从"云雾降雨"到"遮云蔽日"。

　　既然"阴"为遮云蔽日的现象，"阳"则应有开之意。《说文解字》："易，开也，从日一勿，一曰飞扬，一曰长也，一曰彊者众兒。"①日本汉学家高田忠周认为阴阳在古时也称"会易"，"会者见云不见日也，易者云开而见日也"。"易"中的"一"乃是云，作遮蔽阳光状。下部的"勿"象征旗帜，作展开之状，以此表意云开见日。②作为"易"转义的"旸"，即日出之地旸谷，在神话中乃日月出生之地，《山海经·海外东经》："汤谷上有扶桑，十日所浴，在黑齿北。居水中，有大木，九日居下枝，一日居上枝。"③东方是人格化的东母掌管日月诞生的方位，卜辞中有较多关于祭祀东母的记载，反映了殷商古礼对光明和生育的重视：

　　　　燎于东母三牛。（上23·7）

　　　　燎于东母九牛。（续1·53·2）

　　　　燎于东母豕三犬三。（铁142·2）④

　　祭祀东母原是地母单性生育的写照，但是配合天父的"云雨"，才形成了"阴阳"字面上的今日之义。对象形文字的识别、解读至今仍存在许多争议，但有一点是可以肯定的，必须多加考虑造字之初先人的思维模式，先人所见之物、所理解之水平，都与今人有较大的区别。神话既然作为先人解释世界的方式，神话思维也必然是他们造字的根据，某些简单的构字法固然可以从可见

---

① （汉）许慎撰：《说文解字》，岳麓书社2006年版，第196页。
② 李圃主编：《古文字诂林》（第八册），上海教育出版社2000年版，第362页。
③ （晋）郭璞撰，（清）毕沅校：《山海经》，《二十二子》，上海古籍出版社1986年版，第1373页。
④ 叶舒宪著：《高唐神女与维纳斯：中西方文化中的爱与美主题》，陕西人民出版社2005年版，第73、69页。

的、具体的某物对照推断，而复杂的多重含义的叠加，可算作文字神话叙事历史，其因、其果、其变都不能忽视。就阴阳二字而言，"生育""化生"可能是其中的局部含义，可能也有其他起因的作用力，但结合本书所考虑的阴阳化生天地万物来看，取用的根源多半离不开古人的生育崇拜思想。

"阴阳合而万物生"已成为中国古代哲学思想的根本大道，两者相较，在道德价值上，阳较阴似贵，正如乾较坤为尊，在人们的意识深处，生化之重仍在阴。《素问·阴阳别论篇》："阴之所生，和本曰和。是故刚与阳，阳气破散，阴气乃消亡。"[①]《素问·逆调论篇》："独治者，不能生长也，独胜而止耳。"[②]前一句说的是有阳无阴则不能生化，后一句说的是阳气独旺，便不能生化成长，独胜则生机停息。在关阖枢机制中，三阳为外门，三阴为内门，阴似为人体的最后防线。

三、道教医学"逆向"观

《道藏》是道教经典书籍的总称，《内经》被收录其中，由此可见《内经》思想对道教医学的影响是直接的。《素问·上古天真论》中对真人、至人、圣人和贤人所达境界的赞誉，成为道教医学的价值取向。

> 黄帝曰：余闻上古有真人者，提挈天地，把握阴阳。呼吸精气，独立守神，肌肉若一，故能寿敝天地，无有终时。此其道生。
>
> 中古之时，有至人者，淳德全道，和于阴阳。调于四时，去世离俗。积精全神，游行天地之间，视听八达之外。此盖益其寿命而强者也。亦归于真人。
>
> 其次有圣人者，处天地之和，从八风之理，适嗜欲于世俗之间，无恚

---

① （唐）启玄子注，（宋）林亿等校注：《补注黄帝内经素问》，《二十二子》，上海古籍出版社1986年版，第885页。

② （唐）启玄子注，（宋）林亿等校注：《补注黄帝内经素问》，《二十二子》，上海古籍出版社1986年版，第913页。

嗜之心。行不欲离于世，举不欲观于俗，外不劳形于事，内无思想之患，以恬愉为务，以自得为功，形体不敝，精神不散，亦可以百数。

其次有贤人者，法则天地，象似日月。辨列星辰，逆从阴阳。分别四时，将从上古。合同于道，亦可使益寿而有极时。[①]

在这段论述中，所谓得"道"，便是从主观上达到"一"的境界，成玄英疏"不一皆一之也"，"道"是永恒的"一"。至人则游行于天地之间，根据《楚辞·远游》之说，远游的终极目标就是无为，唯有游行在天地未开、乾坤未分的创世之初，才是属于真人的境界。而放在养生的语境中，这个境界必是内向的，靠心性的修养使然。在《庄子·达生篇》中，关尹向列子讲述至人的特性：

子列子问关尹曰："至人潜行不窒，蹈火不热，行乎万物之上而不栗。请问何以至于此？"

关尹曰："是纯气之守也，非知巧果敢之列。居，予语女！凡有貌象声色者，皆物也，物与物何以相远？夫奚足以至乎先？是色而已。则物之造乎不形而止乎无所化，夫得是而穷之者，物焉得而止焉！彼将处乎不淫之度，而藏乎无端之纪，游乎万物之所终始，壹其性，养其气，合其德，以通乎物之所造。夫若是者，其天守全，其神无郤，物奚自入焉！"[②]

这种内向的修炼，在医道中的对应实现方法也是同样的，甚至是更便于实施的。冯友兰先生曾特别指出道教和道家并非一回事，但道家的养生价值体系无疑复用到了道教医学的实际操作中。道教医学追求长生不死，看似有违老子的顺势而为之说，但在追求长生的背后，蕴藏的是对完美真人状态的追求。马

---

① （唐）启玄子注，（宋）林亿等校注：《补注黄帝内经素问》，《二十二子》，上海古籍出版社1986年版，第876页。

② （周）庄子撰，（晋）郭象注，（唐）陆德明音义：《庄子》，《二十二子》，上海古籍出版社1986年版，第54页。

克斯·韦伯认为道家价值体系中一般性的倾向就是对自然生命本身的珍重，表现为重视长寿，以及相信死是一种绝对的罪恶。[①]为了追求长生，道教医学所采用的草药原料通常是长命的植物，参考道教"三典"之一的《黄庭经》，道家医学内丹修炼方法可以分为三个主要方法：呼吸元气以求仙，胎息法，房中术之还精补脑法。

东汉王充《论衡》卷七《道虚》记载：

> 世或以辟谷不食为道术之人，谓王子乔之辈，以不食谷与恒人殊食，故与恒人殊寿，逾百度世，遂为仙人。
>
> 道家相夸曰："真人食气。"以气而为食，故传曰："食气者寿而不死。虽不谷饱，亦以气盈。"[②]

道林医学大家孙思邈在《备急千金要方》中详论了调气法，调气和胎息皆为今日气功的初期形式，其主旨一脉相承：

> 常当习黄帝内视法，存想思念，令见五脏如悬磬，五色了了分明勿辍也。仍于每旦初起面向午，展双手于膝上，心眼观气，上入顶，下达涌泉，旦旦如此，名曰迎气。常以鼻引气、口吐气，小微吐之，不得开口；复欲得出气少，入气多，每欲食，送气入腹……[③]

以上两则皆以食气为延寿养生之法则，《灵枢·本神》中，岐伯答黄帝："地之在我者，气也。"[④]意为地赋予人类的是气。只有通过气，阴阳相交才能完

157

---

① ［德］马克斯·韦伯著：《中国的宗教：儒教与道教》，康乐、简惠美译，广西师范大学出版社2010年版，第258页。
② （汉）王充著，张宗祥校注，郑绍昌标点：《论衡校注》，上海古籍出版社2013年版，第154页。
③ （唐）孙思邈著，（宋）林亿等校正：《备急千金要方》，卷八十一，《四库全书》·子部·四一·医家类，第735册，上海古籍出版社1987年版，第831页。
④ （唐）启玄子注，（宋）林亿等校注：《补注黄帝内经素问》，《二十二子》，上海古籍出版社1986年版，第1004页。

成，阴阳才有流动的载体，因此，"德流气薄而生者也"。道教医学如此注重导引之法，所欲达到的最终目的是通过气运的调整而"法于阴阳，知于术数"。

今本所见的标准版《内经》，为唐宝应中太仆令王冰所注，王冰是道林信徒，他为《素问》所补入的"旧藏之卷"就是运气七篇大论，包括《天元纪大论》《五运行大论》《六微旨大论》《气交变大论》《五常政大论》《六元正纪大论》《至真要大论》，这些内容均涉及天文地理、五运六气，颇多玄语，与鬼臾区的对话甚至不涉医理。所谓运气，又是什么样的运动呢？《素问·六微旨大论》中，岐伯对呼吸有这样一段论述：

> 岐伯曰：出入废则神机化灭，升降息则气立孤危。故非出入，则无以生长壮老已；非升降，则无以生长化收藏。是以升降出入，无器不有。故器者生化之宇。器散则分之，生化息矣。故无不出入，无不升降，化有大小，期有近远。四者之有，而贵常守，反常则灾害至矣。故曰：无形无患。此之谓也。[①]

所以说，对任何有形之物来说，形器就是气机生化的场所，唯有无形之物方能免于灾害。就修行者本人来说，就是通过内外之气的调整运行，以吐故纳新的方式，使身体置于一个循环往复的气流圆周之中，以冥想的方式融入周转，浑然一体，归于纯气，最终达到"周行不殆"的永恒。

道林名医葛洪著有《抱朴子·杂应》，其中写道：

> 或问曰："为道者可以不病乎？"抱朴子曰："养生之尽理者，既将服神药，又行气不懈，朝夕导引，以宣动荣卫，使无辍阂，加之以房中之术，节量饮食，不犯风湿，不患所不能，如此可以不病。"[②]

---

① （唐）启玄子注，（宋）林亿等校注：《补注黄帝内经素问》，《二十二子》，上海古籍出版社1986年版，第954页。

② 张松辉译注：《抱朴子内篇》，中华书局2011年版，第488页。

　　道教医学与行气导引具有同等地位的，便是房中术，也是葛洪认为的"阴阳之术"。房中术虽不为道教独有，但它是道教仪式、法术的重要成分之一，并在面临外教与教内的批判和争议中逐渐发展。据《汉书·艺文志》著录，房中术有八种，分别是《容成阴道》《务成子阴道》《尧舜阴道》《汤盘庚阴道》《天老杂子阴道》《天一阴道》《黄帝三王养阳方》《三家内房有子方》。马王堆三号汉墓出土的与房中术有关的帛书和竹简有七种，分别是《养生方》《杂疗方》《胎产方》《十问》《合阴阳》《杂禁方》和《天下至道谈》。[1]流行于东汉的房中术分为很多派，虽然方法和目标上各有不同，但最大的共同点在于"还精补脑"。根据葛洪《抱朴子·释滞》的说法：

　　　　房中之法十余家，或以补救伤损，或以攻治众病，或以采阴益阳，或以增年延寿，其大要在于还精补脑一事耳。此法乃真人口口相传，本不书也。虽服名药，而复不知此要，亦不得长生也。人复不可都绝阴阳，阴阳不交，则坐致壅阏之病，故幽闭怨旷，多病而不寿也。任情肆意，又损年命。唯有得其节宣之和，可以不损。[2]

　　值得注意的是，道教医学以阴阳调和作为养生之要，而非强调男女交媾的最初功能——生养。这可以理解为宗教上仪式的提炼，最核心的变化在于目标主体的改变，实施房中术的主体是男人和女人，其中又以男性为主，目标则是使作为主体的人阴阳平衡，此平衡最终也是为了达到归一的效果。阴阳相交，同时鼓励阴阳两者中为阳的男性"爱啬精气""死入生出"（即"交而不泄"），这样才能"与天相毕"（不死）。这种追求即韦伯所说的对自然生命本身的尊重，是道家崇尚的美德，要达到如此天德，凡夫俗子首先要从自身的修炼做

159

---

[1] 林富士著：《中国中古时期的宗教与医疗》，中华书局2012年版，第308页。
[2] 张松辉译注：《抱朴子内篇》，中华书局2011年版，第254页。

起。在父权制文明系统中，女性以其阴的属性，成为辅助男性修炼的附属品，在"采阴补阳""御女"的叙事体系中，所谓的阴阳平衡，实际上已经将阴置于卑下的陪衬地位。

老庄哲学要求的完美状态须有绝对的"守一"作为保证，行气导引和房中术分别是通过内外气的调和、阴阳调和来使修炼者达到"返胎"的目标。道教医学的养生法显现的则是道家的"退化"修炼观，是逆向的生养过程，它秉持的仍然是"贵生"与"贵母"的思想，只是在繁复的仪式、教义、要诀面前失去了本来的色彩，甚至使女性沦为男性的附庸。此外，随着儒家学说的盛行，道家的返璞归真、无为消极成为儒家批判之处，房中术更是成为"世间伪伎"的代表：

> 道教人结精成神，今世间伪伎诈称道，托黄帝、玄女、龚子、容成之文相教，从女不施，思还精神补脑，心神不一，失其所守，为揣悦不可长宝。[①]

这是饶宗颐先生对《老子》中"持而盈之，不若其已；揣而锐之，不可常保"（《老子·九章》）[②]的注文，也是对道教房中术在发展中被扭曲的批评。离开了"守一"的基础，就不再有回复母胎的可能，房中术对修行者的要求极为苛刻，在现实生活中存在的可能性几乎为零，恐怕这也是道教医学逐渐让位于更具实用价值的儒医和草泽医的深层次原因。

四、"卵生"与"返胎"

在"返胎""归一"被抽象化至哲学层面之前，史前文明墓葬给后人留下了关于重返母胎的稍许线索，其中较为突出的是仰韶文化聚落的婴儿瓮棺葬。

刘莉在研究早期国家的著作中指出，分布在渭河沿岸200公里范围内的半坡、姜寨和北首岭三个聚落都出土了一种有人形图案的彩陶（见图4-4），图

---

① 饶宗颐著：《老子想尔注校正》，上海古籍出版社1991年版，第11页。
② （周）李耳撰，（魏）王弼注，（唐）陆德明音义：《老子》，《二十二子》，上海古籍出版社1986年版，第1页。

案基本形态是一个戴尖顶帽的人面，帽顶似有羽毛装饰，人面两侧伸出类似鱼的造型物件，这些盆常与陶瓮棺配套，作为埋葬居住区婴儿的葬具。姜寨遗址北组中型房屋F86附近发现了3座使用这种陶盆的瓮棺葬，有些学者认为这是表现人和动物间转化的宗教性图案，高帽等装饰可能是巫师的常见装饰。这一仪式活动可能流行于渭河流域各聚落。[①]半坡遗址发现76个儿童墓葬，其中73个为瓮棺葬，有两具骨骼保存较好，年龄约在一岁左右，其余均腐朽，推测均属新生儿死亡，所以易腐烂。[②]从仰韶文化聚落的出土器物中，可以看到重生、永生与返胎的关联性。

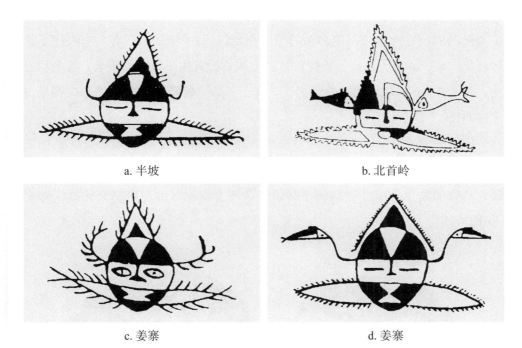

a. 半坡　　　　　　　　　　　　　b. 北首岭

c. 姜寨　　　　　　　　　　　　　d. 姜寨

图4-4　渭河流域仰韶文化早期人面鱼纹彩陶盆[③]

161

---

① ［澳］刘莉著：《中国新石器时代——迈向早期国家之路》，陈星灿等译，文物出版社2007年版，第75-76页。

② 马伯英著：《中国医学文化史》（上卷），上海人民出版社2010年版，第20页。

③ ［澳］刘莉著：《中国新石器时代——迈向早期国家之路》，陈星灿等译，文物出版社2007年版，第75页。

瓮棺专用于葬婴,离开母体不久的婴儿也最容易让人想到他们最安全的处所就是母亲的子宫,将婴儿放在象征着子宫的瓮棺中,深藏在大地母亲的身体内,或许这就是让他们的生命得以继续、使孕育永不停歇的巫术思维。渭河流域的人们临水而居,他们观察到鱼类作为典型的卵生动物,具有极强的繁殖力,我们推测这也是陶盆上人面装饰着鱼形的原因。鱼形装饰呈现黑白双色,或许是一种美学上的巧合,或许是仰韶文化时期居民已经具有的对偶思维,即他们对两性共同参与的双性生殖加以仪式上的表现。

通过仰韶文化遗址的证据,可以看到胎生与卵生的双重模式在丧葬仪式中的展现,它既表现了人们对繁衍的向往,又表现了生命对母体的依恋,生的力量与死的回归在此形成高度和谐的循环往复仪式。《庄子·在宥》中讲述了黄帝拜见广成子一事,广成子传授黄帝:"今夫百昌皆生于土而反于土,故余将去女,入无穷之门,以游无极之野。"[①]"反土"即"返母",这成为丧葬文明最古老的原型。

在上古文明中,"卵生"与"双生"绝不像如今生物学知识极度发达之后呈现出的对立状态,他们可以是孕育的不同阶段,可以是生化的多重表现。与仰韶文化瓮棺葬类似的还有位于黄河上游地区的马家窑文化蛙纹陶壶(见图4-5)。

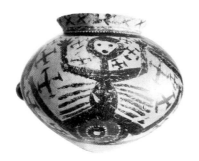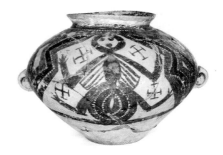

图4-5 马家窑文化半山类型彩陶

---

① （周）庄子撰,（晋）郭象注,（唐）陆德明音义:《庄子》,《二十二子》,上海古籍出版社1986年版,第39页。

蛙亦是生殖力极强的卵生动物，因此，蛙是先民祈求繁衍的保护神之一，陶壶上四肢张开呈蛙体态的人物应当是一位女神，双腿间的女阴刻画寓意着强烈的生殖诉求。金芭塔丝在《活着的女神》中解释为何鱼与蛙会成为典型的生殖象征："对于再生象征的重要意义来源于它们的水栖环境。它们的栖息地类似于子宫羊膜液体这一使再生得以发生的含水的环境。蛙和蟾蜍在每年春天的定期出现，以及它们与人类胎儿的极度相似都进一步强化了它们与再生的联系。"①对阴部的夸张表现同样也出现在欧洲大地出土的女神雕像上，生命出自女性身体，在结束之后又进入象征性的女性身体完成再孕育，这就是古老的葬仪叙事。

代表着"返胎"的"道"与代表着"对立相合"的"阴阳"，共同构成了生死循环、生生不息的永恒生命过程，这是道家对贵母、贵人思想的提炼与抽象，同时也构成了《内经》的治疗大则。这种思想植根于先人对生命的理解方式之中，具有深厚的文化基础，在上古神话、史前文明葬仪，以及文字的早期构形中都能找到依据。将人类生育观与《内经》的基本原则结合起来研究，便使虚无缥缈的大道之理有了实在的根基，医道难解，黄帝训示雷公："而道，上知天文，下知地理，中知人事，可以长久。以教众庶，亦不疑殆。医道论篇，可传后世，可以为宝。"（《素问·著至教论篇》）②从"人事"上来解读"道"与"阴阳"背后的神话生育观，是为四重证据法的一个尝试。

163

第三节　与"神明"对话

"神"是中医的重要概念，它不仅指人的情志，也是思考谋虑、文艺创作的主导，成为中国古代哲学研究的主要对象之一。庄子对"神"的重视，可在

① ［美］马丽加·金芭塔丝著：《活着的女神》，叶舒宪等译，广西师范大学出版社2008年版，第21页。
② （唐）启玄子注，（宋）林亿等校注：《补注黄帝内经素问》，《二十二子》，上海古籍出版社1986年版，第983页。

《庄子·在宥》中见到,他提出了"吹呴呼吸、吐故纳新、熊经鸟伸"等守神、养形之法,以及"坐忘、心斋、见独、朝彻"等守形、养神之方。有学者指出,《内经》中的"神"分为广义和狭义两类,广义"神"是指人体蕴藏的一切生命现象,狭义"神"是指人体自身调控制律和人类特有的心理活动规律。[①]中国传统文化之"神"与医学之"神"难以分离,但在医学中,有一个特殊又具有争议的概念——神明。要理解"神明",首先要找到抽象的"神"在华夏文明大传统中的具象原型,然后结合《内经》中多处与"明"连用的情况,发现"神明"透露出一个重要现象:接引降神是上古医学传授和实施中的重要组成部分。

一、医学秘传

先秦时期的诸子百家争鸣,必然使医学也受到影响,《内经》这样的集大成之作,非出自一人一家之手,免不了有学术思想上的派别之差。这个特点也成为研究《内经》成书时间和背景的依据之一。先秦重要著作中经常会描述神秘的知识私授形式,例如在《庄子·在宥》中,黄帝问道于广成子,尊贵如黄帝也需要"膝行而进,再拜稽首而问"。[②]在《内经》中,黄帝与主要的答者岐伯之间虽为君臣,但也常常行稽首之礼,有些篇幅还描述了斋戒,歃血而受,将大道著之玉版,藏于金匮,放置于灵兰之室等仪式行为。因此,在对"神明"展开讨论前,有必要简述一下先秦方士医学的实践传统。

医源于巫,医生作为一个专门的职业,在先秦时期地位并不高,与操持其他自然科学门类的"百工"一样,技艺的传授通常形成不同派别,并以方士的身份活动。马伯英比较了《史记》《汉书》中的相关记载,认为秦汉时期医学应有两个主要小团体,分别是仓公淳于意师徒九人,扁鹊长桑君师徒九人,两派逐渐合流。[③]两汉时期很少有名医之名载于史册,太史公曰:"扁鹊以其故见

---

① 张登本:《论〈黄帝内经〉"神"的内涵及其意义》,载《中华中医药学刊》,2008年第8期,第1636页。

② (周)庄子撰,(晋)郭象注,(唐)陆德明音义:《庄子》,《二十二子》,上海古籍出版社1986年版,第38页。

③ 马伯英著:《中国医学文化史》(上卷),上海人民出版社2010年版,第212页。

殃，仓公乃匿迹自隐而当刑。"医学知识私下相授，医学方士结成秘密团体正是两汉时的风气。《内经》今本全文168篇中，有124篇是对话式语录，和《论语》等由弟子结集成书的语录式著作相似，这些对话原本就可能存在于师徒和同门之间。《内经》中还引用了《揆度》《上下经》《脉变》《五色》等已经失传的古医书21种，通过比较，发现这些书名及其内容与仓公淳于意答汉文帝诏问所涉者十分类似，如此一来，不免令人推测《内经》中的黄帝可能是仓公之师阳庆的化身，黄帝的徒弟雷公便是仓公了。① 然而，既非一家一言，这番推测更为实际的一面，是还原了先秦两汉年间医学方士结成秘密团体的事实。

医学秘密社团的规制使早期医学被归入方技之类，《列仙传》所描述的神仙可以分为炼丹家、服食养生家、服气导引家、医药家、房中家，这些庞杂的仙家之术既为"技"，也为医。② 若根据王充《论衡·道虚》中所言的"方术，仙者之业"，③ 即可看到早期医家、仙家和方术的混杂面貌。

《内经》描述秘密传授的例子如下表所列（见表4-1），其中有些有较明显的重复，它们的共同点是：珍贵的知识是由先师口头传下来的，不可以传给不匹配的人，不可以对外妄泄。师徒之间若要传授这些知识，必须经历斋戒、歃血、手握传书等仪式。出于对知识的尊重，秘方应当著录在不朽的玉版上保留传世，深藏于外人无法接触到的地方。

秘传之仪，保障的是技艺所传授之人的身份合法性，以及他们传授内容本身的正宗。不可外宣的特点是为了强调知识的神秘性、合法性，以及群体的文化认同。传世文字证据显示，秘传之术源自"神明"，只是对"神明"的解释还处于一团混沌，由"神明"联想到的另一些问题是：方士们采用的医术到底是什么？有没有巫术的成分？《内经》中有没有表现脱离于巫术的医学知识？这些巫术知识在以后的医学实践中有没有实用价值？它们是否融入了中国传统医学乃至哲学的发展脉络中？造成了何种影响？

---

① 马伯英著：《中国医学文化史》（上卷），上海人民出版社2010年版，第212页。
② 赵洪联著：《中国方技史》，上海人民出版社2013年版，第141页。
③ （汉）王充著，张宗祥校注，郑绍昌标点：《论衡校注》，上海古籍出版社2013年版，第154页。

表4-1 《内经》对医学秘传仪式的描述^①

篇　名	引　文	本篇主旨
《素问·金匮真言论篇》	非其人勿教,非其真勿授,是谓得道。	五脏应四时
《素问·灵兰秘典论》	黄帝曰:善哉! 余闻精光之道,大圣之业。而宣明大道,非斋戒择吉日,不敢受也。 黄帝乃择吉日良兆,而藏灵兰之室,以传保焉。	肺腑生理功能,医论基础
《素问·六节脏象论》	此上帝所秘,先师传之也。	运气学说,脏腑应四时
《素问·玉板论要》	至数之要,迫近以微,著之玉版,命曰合《玉机》。	以色、脉为例讨论"揆度奇恒"思想方法
《素问·玉机真藏论》	至数之要,迫近以微,著之玉版,藏之脏腑,每旦读之,名曰《玉机》。	诊脉之法
《素问·三部九候论》	黄帝问曰:余闻九针于夫子,众多博大,不可胜数。余愿闻要道,以属子孙,传之后世,著之骨髓,藏之肝肺,歃血而受,不敢妄泄,令合天道,必有始终,上应天光星辰历纪,下副四时五行。	三部九候诊脉法
《素问·气穴论》	帝曰:余非圣人之易语也。世言真数开人意。今余所访问者真数,发蒙解惑,未足以论也。然余愿闻夫子溢志,尽言其处,令解其意。请藏之金匮,不敢复出。 帝乃辟左右而起,再拜曰:今日发蒙解惑,藏之金匮,不敢复出,乃藏之金兰之室,署曰《气穴所在》。	人体三百六十五气穴名称及分布部位
《素问·气交变大论》	岐伯稽首再拜对曰:昭乎哉问! 是明道也。此上帝所贵,先师传之,臣虽不敏,往闻其旨。帝曰:余闻得其人不教,是谓失道;传非其人,慢泄天宝。余诚菲德,未足以受至道,然而众子哀其不终。愿夫子保于无穷,流于无极,余司其事,则而行之,奈何? 乃择良兆而藏之灵室,每旦读之,命曰《气交变》。非斋戒不敢发,慎传也。	五运六气的太过与不及,与自然界万物的灾害和人体发病的关系

① 表中引文引自:(唐)启玄子注,(宋)林亿等校注:《补注黄帝内经素问》,《二十二子》,上海古籍出版社1986年版,第880、886、886、891、898、899、933、935、955、958、974页,《补注黄帝内经灵枢》,《二十二子》,上海古籍出版社1986年版,第1004、1015、1017、1020、1021、1022、1027、1028、1032、1033、1037页。

篇　名	引　　文	本篇主旨
《素问·六元正纪大论》	请藏之灵兰之室，署曰《六元正纪》。非斋戒不敢示，慎传也。	六气司天、在泉，五运值年，左右间气纪步
《灵枢·终始》	传之后世，以血为盟。敬之者昌，慢之者亡。无道行私，必得夭秧。	生命活动过程中正常和异常变化的终而复始的规律
《灵枢·口问》	黄帝闲居，辟左右而问于岐伯，曰：余已闻九针之经，轮阴阳逆顺，六经已毕，愿得口问。岐伯避席再拜曰：善乎哉问也！此先师之所口传也。	十二种影响人的生理现象
《灵枢·五乱》	黄帝曰：允乎哉道！明乎哉论！请著之玉版，命曰治乱也。	营卫之气五乱的症状和治法
《灵枢·病传》	道，昭乎其如日醒；窘乎其如夜瞑。能被而服之，神与俱成。毕将服之，神自得之。生理之理，可著于竹帛，不可传于子孙。	疾病由外而内逐步入侵脏腑
《灵枢·外揣》	请藏之灵兰之室，弗敢使泄也。	从病人声色揣摩疾病
《灵枢·禁服》	黄帝曰：善乎哉问也！此先师之所禁，坐私传之也，割臂歃血之盟也，子若欲得之，何不斋乎？雷公再拜而起曰：请闻命。于是也，乃斋宿二日，而请曰：敢问今日正阳，细子愿意受盟。黄帝乃与俱入斋室，割臂歃血。黄帝亲祝，曰：今日正阳，歃血传方，有敢背此言者，反受其殃。雷公再拜曰：细子受之。黄帝乃左握其手，右授之书，曰：慎之慎之，吾为子言。	针灸治病道理
《灵枢·玉版》	黄帝曰：善乎方，明哉道。请著之玉版，以为重宝，传之后世，以为刺禁，令民无敢犯也。	"积微"在发病学上的意义
《灵枢·阴阳二十五人》	岐伯曰：悉乎哉问也！此先师之秘也，虽伯高犹不能明之也。黄帝避席，遵循而却，曰：余闻之，得其人弗教，是谓重失，得而泄之，天将厌之。余愿得而明之，金柜藏之，不敢扬也。	二十五种人的特性
《灵枢·官能》	得其人乃传，非其人勿言。	针灸治病，针刺技术
《灵枢·刺节真邪》	请藏之灵兰之室，不敢妄出也。	刺法五节与针刺五邪
《灵枢·岁露论》	黄帝曰：善乎哉论！明乎哉道！请藏之金匮，然此一夫之论也。	贼风邪气伤害人体

"神明"是方士医学尤其强调的一个要素，并不仅仅是一个医学名词，接着通过下表比较一下"神明"在《内经》中的运用情况（见表4-2）。

表4-2 《内经》中"神明"的运用情况①

出　处	引　文	注　解②
《素问·生气通天论》	故圣人传精神，服天气而通神明。	阴阳的变化
《素问·阴阳应象大论》	黄帝曰：阴阳者天地之道也，万物之纲纪也，变化之父母，生杀之本始，神明之府也。	推动万物生成和变化的力量，变化不测谓之神，品物流行为之明
	是故天地之动静，神明为之纲纪。	阴阳的神妙变化
《素问·灵兰秘典论》	心者，君主之官也，神明出焉。（53：86）	智慧
《素问·移精变气论》	上古使僦贷季，理色脉而通神明，合之金木水火土、四时、八风、六合，不离其常，变化相移，以观其妙，以知其要。	通达神明
	夫色之变化以应四时之脉，此上帝之所贵，以合于神明也。	
《素问·脉要精微论》	衣被不敛，言语善恶，不避亲疏者，此神明之乱也。	精神
《素问·经脉别论》	府精神明，留于四脏。	化生为神明
《素问·八正神明论》	八正神明论。	很模糊的突然明显，好像风吹云散
《素问·天元纪大论》	鬼臾区稽首再拜对曰：昭乎哉问也。夫五运阴阳者，天地之道也，万物之纲纪，变化之父母，生杀之本始，神明之府也，可不通乎。故物生谓之化，物极谓之变，阴阳不测谓之神，神用无方谓之圣。	阴阳变化不可揣测，称为"神"。神的作用（阴阳运动）变化无穷叫做"圣"

---

① 表中引文引自：（唐）启玄子注，（宋）林亿等校注：《补注黄帝内经素问》，《二十二子》，上海古籍出版社1986年版，第877、880、883、885、890、893、901、906、947、949、957、958、988页，《补注黄帝内经灵枢》，《二十二子》，上海古籍出版社1986年版，第1033页。

② 注解皆采用姚春鹏译注：《黄帝内经》，中华书局2010年版。

（续表）

出　处	引　文	注　解
《素问·五运行大论》	黄帝坐明堂，始正天纲，临观八极，考建五常，请天师而问之曰：论言天地之动静，神明为之纪；阴阳之升降，寒暑彰其兆。	具有一定规律性的自然内在动力
《素问·气交变大论》	夫五运之政，犹权衡也，高者抑之，下者举之，化者应之，变者复之。此生长化成收藏之理，气之常也。失常则天地四塞矣。故曰：天地之动静，神明为之纪，阴阳之往复，寒暑彰其兆。此之谓也。	自然内在的规律，自然界变化莫测的道理
	余闻之，善言天者，必应于人；善言古者，必验于今；善言气者，必彰于物；善言应者，同天地之化；善言化言变者，通神明之理。	
《素问·方盛衰论篇》	是以诊有大方，坐起有常，出入有行，以转神明。	头脑灵活清楚
《灵枢·刺节真邪》	岐伯曰：妙乎哉问也！此刺之大约，针之极也，神明之类也，口说书卷，犹不能及也，请言发蒙耳。	属于神明之类
	黄帝曰：善。此所谓弗见为之，而无目视，见而取之，神明相得者也。	得心应手，出神入化

　　根据姚春鹏的注解，《内经》中的"神明"分为四类：自然界的规律；人的思想、精神；忽然领悟的状态；未作直接译解，似为神祇之本身。其中，第一类最为常见，第二类指的是某种生理现象，第三类仅用于《八正神明论》篇名，为修辞手法，第四类似乎保持着最为原始的用法。

　　在中医学里，"神明"是一个具有争议的名称，医家多认为"神明"并非抽象的概念，而是具有客观实在的物质，它是生命的必备，来源于与生俱来的精气，所以"神明"的终结也就意味着生命的终结，生命的终结是"神明"能量组织的耗竭。①医家对于"神明"的这种理解，已然建立在祛魅的基础上，并且是通过后世医学经验的累积和实际运用总结出来的规律。但如果仅止于

---

① 　林一峰、黄平东：《中医神明辩析》，载《广州中医药大学学报》，2012年第4期，第482页。

此,医家为何又费心于探究"神明"的真正含义?只要它能够与某样组织、某个生命物质"对号入座",完成能指和所指的对应,不就行了吗?恐怕背后的真正原因是,"神明"之指仍未明确,因为它不仅是医学的问题、哲学的问题,更是一个神话生命观的问题。以整体思维理解人体与宇宙的关系,造成了中医与西方解剖学在阐释方式上最大的差异。

在先秦其他文献中,"神明"合称亦十分常见,郭店楚简《太一生水》中很明确地描述了宇宙生成图式,并从宇宙论角度对"神明"做了描述。

> 太一生水,水反辅太一,是以成天。天反辅太一,是以成地。天地(复相辅)也,是以成神明。神明复相辅也。是以成阴阳。阴阳复相辅也,是以成四时。四时复(相)辅也,是以成寒热。寒热复相辅也,是以成湿燥。湿燥复相辅也,成岁而止。[①]

在这一则宇宙发生论里,"神明"是由天与地化生而成的,"神明"诞生之后又分出两种属相,从而再度化生阴阳。"神明"处于"太极生两仪,两仪生四象"中的"两仪"环节,而这种相合、分身、化生的运动路径就是"三合而生"的道理。观想如此一幅天地万物创生的场面,又怎可把"神明"解释为干巴巴的"生命组织",或者具有极为成熟抽象度的"万物规律"呢?它只能是一位神,由天地所化育,是最初的具有人格化的天帝。它继续与天地相合,造化了阴阳、四时以及各种气象,它是中华文明创世记中的"上帝"。如果结合前文分析的"三阴三阳",它是引导世上第一对"阴阳"(伏羲和女娲、亚当和夏娃)结合而后生万物的人类导师。《内经》中岐伯屡次提到的"上帝",或许就是这位神明。岐伯的先师僦贷季,就有通于这位天帝神明的能力,因此岐伯赞"上古使僦贷季,理色脉而通神明"。

在《周易·系辞下》中:

---

① 李零著:《郭店楚墓校读记》,中国人民大学出版社2007年版,第41页。

> 子曰:"乾坤,其《易》之门邪?"乾,阳物也;坤,阴物也。阴阳合德而刚柔有体。以体天地之撰,以通神明之德。①

孔子的这番解析,指出了要通"神明"之德,须有阴阳两德和大衍之数,意即德与术缺一不可。先秦时期,追求"神明"之德的道术之法已经出现,甚至已经形成了一套操作的指导标准。"神明"逐渐运用于指代世间万物的规律,恐怕与人们追求其道德成果的努力相关。《左传·襄公十四年》:"仰之如日月,敬之如神明。"②秦骃玉版祷文中有:"使明神智(知)吾情,若明神不至(?)其行而无皋□宥刑,贤贤蒸民之事明神,孰敢不精。"③神明与天德相提并论,主宰人间的道德秩序。成书于先秦两汉年间的《内经》,趋向于指导实际应用,因此在《内经》中出现的"神明"更多是出于道术层面上的表达。"神明"作为天帝的原初面貌并不明显,但是贯穿于《内经》的巫术仪式和医学秘传特点不能不让人想到"神明"的真正起源,也使文中的"上帝"有了可兹依托的渊源。

171

二、降神仪式

"神明"是一位化身为天帝的最早的人格神,从"神"与"明"两个汉字演变中就能找到线索。

《说文解字》释"神":"天神。引出万物者也。从示申。"④许慎对"神"的解释已经等同于天帝,是创世神话中的第一位人格神,说明这样的观念在汉代已经成为共识。但"神从示申",更多的奥妙要从"示"与"申"中去发现。

---

① (魏)王弼等注,(唐)孔颖达等正义:《周易正义》,《十三经注疏》(上),上海古籍出版社1997年版,第89页。

② (晋)杜预注,(唐)孔颖达等正义:《春秋左传正义》,《十三经注疏》(下),上海古籍出版社1997年版,第1958页。

③ 曾宪通、杨泽生、肖毅:《秦骃玉版文字初探》,载《考古与文物》,2001年第1期,第49-54页。

④ (汉)许慎撰:《说文解字》,岳麓书社2006年版,第8页。

"示"在《说文解字》中被释为"天垂象,见吉凶,所以示人也,从二。三垂日月星也,观乎天文以察时变。示,神事也,凡示之属皆从示"。① 许慎之所以做出"天垂象"之说,除了受到汉儒天人感应说的影响,还因为他依据的是篆文的 示 字形。许慎时代虽无法见到甲骨文的"示"字初形,却也不免认同天象之说。

《续甲骨文编》中刊出的"示"字初形,大约有这几类:"T"(甲192)、"示"(甲712)、"示"(录639)、"示"(甲3659),② 从"一"从"二"皆有,大多数字形没有人形之象,极少部分如后两者字形,接近今字。"T""示"两个字形或许象形祭桌,所以"祭"字义为手("又")持牺牲之肉("月")供奉于祭桌("示")上。③

祭桌是用于祭祀、降神仪式中的,因此,叶玉森根据契文作"T",认为:

> 上从一,象天,从丨意谓恍惚有神自天而下。乃衣丨为象征,变作 示。下从一,象地。意谓神自天下地也。又变作 示,示。上从二,乃从一之讹,凡契文从二之字。如 示,示 等,并为一之讹变。非古文上,更变作 示,示。与小篆合。即许三垂日月星之说所由来。亦即近儒汉族崇拜三光之说所由推演。实则初民崇拜大自然。惟觉有神自天下降而已。④

演变为 示、示 的字形,仿佛是加了交叉、固定支脚的"帝"(天神、天帝)。⑤"示"在殷商时期的字形演变中,就已经演进到了表示天神和天帝的阶段。这种演进不完全是出于想象力,更可能是受到祭祀礼仪的影响,从而采用愈加人格化的表意方法。所以叶玉森在解殷墟书契时又补充:"T 盖象木表。所

---

① (汉)许慎撰:《说文解字》,岳麓书社2006年版,第7页。
② 李圃主编:《古文字诂林》(第一册),上海教育出版社2000年版,第67页。
③ [日]白川静著:《常用字解》,苏冰译,九州出版社2010年版,第177页。
④ 叶玉森:《说契》,转引自:李圃主编:《古文字诂林》(第一册),上海教育出版社2000年版,第67-69页。
⑤ [日]白川静著:《常用字解》,苏冰译,九州出版社2010年版,第177页。

以代神。与**羊**同意。古祭人鬼则立尸。祭天地神祇无尸。则植表以象神之所在。此立主之始于**羊**，皆为表形也。"①

赞同"示"的祭祀说的还有商承祚、传教士明义士等早期文字学家，这得益于甲骨文的出土，这一十分直观的证据。然"神"字的关键还在于"申"字。

《说文解字》："申，神也。七月阴气成。体自申束。从臼，自持也。吏臣铺时听事，申旦政也。凡申之属皆从申。"②"申"通"神"，郭沫若指出，古之克鼎之"顥孝于**申**"，杜伯盨之"富孝于皇**申**且考"，均系"神"字，假借之用。③甲骨文作"**申**"（铁163.4），包山楚简写作"**申**"，睡虎地秦简中有作"**申**"（日乙三五）的较为接近今体。④近一个世纪以来，古文字学家大多认为"申"象雷电，包括高田忠周、叶玉森、明义士、商承祚、马叙伦等，但徐中舒认为是绳的两合之形，郭沫若则认为在"古十二辰第九位之申字乃象以一线联结二物之形"。⑤总体来说，以雷电与绳索两说为主。雷电之说引申为神祇似有道理，绳索也可以引申至两合之说，但若与"示"的祭桌象形、降神象征结合在一起，从而得到"神"的普遍释义，此处"申"又该当何解呢？

在讲述"生民神话"中，国光红循着"雷电说"，认为"申"就是某种意义上的神，常见的雷电表示了神之所以生的环境——神伴随雷电而生，也就是《周易·说卦传》中"帝出乎震"所描述的现象。⑥先且不论"雷电说"是否可靠，但最早的"神"与荒古时代"帝"的关系，似乎有多个源头可以证明。国光红注意到另外一个字：化，在甲骨文中写作**化**，认为这是两个"人"字一倒一正，即男女绕圈转动而化。⑦《诗经·齐风·东方之日》："东方之日兮，彼姝

173

---

① 叶玉森：《殷墟书契前编集释卷一》，转引自：李圃主编，《古文字诂林》（第一册），上海教育出版社2000年版，第67-69页。

② （汉）许慎撰：《说文解字》，岳麓书社2006年版，第311页。

③ 郭沫若著：《甲骨文字研究》，转引自：李圃主编，《古文字诂林》（第十册），上海教育出版社2000年版，第1148页。

④ 李圃主编：《古文字诂林》（第十册），上海教育出版社2000年版，第1146页。

⑤ 李圃主编：《古文字诂林》（第十册），上海教育出版社2000年版，第1146页。

⑥ 国光红著：《读史搜神——神话与汉字中的密码》，广西师范大学出版社2014年版，第12-13页。

⑦ 国光红著：《读史搜神——神话与汉字中的密码》，广西师范大学出版社2014年版，第25页。

者子,在我室兮。在我室兮,履我即兮。东方之月兮,彼姝者子,在我闼兮。在我闼兮,履我发兮。"①如果联想到华胥履葛天氏之巨人脚印而生,以及周祖后稷也是由于其母姜原履巨人之迹而生,就能明白上古传说中男女相引相行是生人神话的"艺术"表现方法。"化"字也就是男女模仿天地阴阳大化、生生不息之表现。

男女双人绕圈转动加上履迹神话的思维,在"申"字中竟然得到了密切结合。由此,"申"字初形可被认作原始生命崇拜的符号。如果仅仅停留在文字和传统书面材料的分析,始终跳不脱"雷电说"的限制。不止在中国,西亚考古发现的5 000年前原始护符太阳足迹与蛇的图案(见图4-6)上也是一个"申"——两个方向相反的脚印在划着一条蛇形曲线。"申"蕴藏着生命的永恒,主导着永恒的是哲理化的"道"。但在"道"被高度抽象化之前,表现形式就是主管着生化万物和生生不息奥秘的"神"。

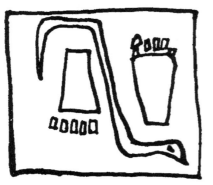

图4-6 五千年前西亚原始护符:太阳足迹与蛇②

先民对这位生化之神的崇拜,逐渐转化至日渐成熟的仪式中。"神"的造字构型显示了恭迎这位"申"(神)下降的场面。最早的神是唯一的、全能的,尽管有燧人氏、葛天氏身份之争,但已知神话的起源是多元的,所以无须过多探究厘清他真实的身份。唐兰先生亦认为:"盖示及宗者,其先为鬼神之总名,其后因人死之称鬼,而别为神字,神人,神鬼,俱相偶也。书微子以神祇对称,祇即示也。周礼则分为人神、地祇、人鬼矣。盖神字为示字所孳乳,示声转为神,即于示旁增注申声而为神字耳。"③越到后世,解释也就越复杂,也越为各家各派完善自身的叙事功能所用。

① 刘毓庆、李蹊译注:《诗经》(上),中华书局2011年版,第244页。
② 叶舒宪著:《高唐神女与维纳斯》,陕西人民出版2005年版,第83页。
③ 李圃主编:《古文字诂林》(第一册),上海教育出版社1999年版,第71-72页。

关于"明"字的字源，也是较有争议的，主要在于"明"到底是"囧"与"月"还是"日"与"月"的组合。据《说文解字》"明"作"朙"："照也。从月从囧。凡朙之属皆从朙。古文朙从日。"①"囧"甲骨文作"❂"（甲二七八，《甲骨文编》），金文作"❂"（戈父辛鼎，《金文编》）。古文字专家多认为其象形窗户，参考古代中国北方黄土高原半地下建筑，可以发现其符合窑洞特有的窗户形状。人们一般在窗前祭祀神灵，因为相信神灵会光临窗明之处。这就是将神灵称作"神明"的原因。②董作宾、郭沫若、马叙伦等也认为"朙"字从"囧"，此"囧"象形窗户，至于为什么取"月"合为"朙"？董作宾指出因为唯有室内黑暗，窗前月光射入，才能表示明意。马叙伦也同意此说，因为"日光强无所不明，唯窗得月独明也"。他甚至认为"囧"即明之初文。③

然后仔细探究，又会发现各家对月光入窗说的解读在统一背后存在着矛盾。"朙"在武丁时期已经变为更接近今天的"明"字，"明"到底是"朙"的演变，还是另有其意的一字？郭沫若虽也认同"囧窗说"，但又在《卜辞通纂》举小盂鼎"昧爽，三左三右多君入服酉酒，明，王各于周庙。"郭沫若说"明"与"昧爽"同例而在其后，其时刻可知。④昧爽指黎明拂晓时分，《孔子家语·五仪》："昧爽夙兴，正其衣冠，平旦视朝，虑其危难。"⑤同时也指明暗的状态，《三国演义》第四十六回："时也阴阳既乱，昧爽不分。"⑥显然，此处之"明"并不是在夜间。马叙伦也注意到了这种情况，说"日月之会谓之辰。不为明也。伦以为❂亦囧之变形，非日月之日也。从日二字校者加之"。⑦董作宾在看到更早的日、月组合的"明"字后也更正了他之前的说法。也就是说，作

---

① （汉）许慎撰：《说文解字》，岳麓书社2006年版，第141页。
② ［日］白川静著：《常用字解》，苏冰译，九州出版社2010年版，第418页。
③ 李圃主编：《古文字诂林》（第六册），上海教育出版社2000年版，第511-512页。
④ 郭沫若著：《卜辞通纂》，转引自：李圃主编，《古文字诂林》（第六册），上海教育出版社2000年版，第512页。
⑤ 杨朝明、宋立林主编：《孔子家语通解》，齐鲁书社2009年版，第63页。
⑥ （明）罗贯中著，（清）毛宗岗评改：《三国演义》，上海古籍出版社1989年版，第595页。
⑦ 马叙伦著：《说文解字六书疏证》，转引自：李圃主编，《古文字诂林》（第六册），上海教育出版社2000年版，第512页。

为象形窗户的"囧",与象形日月的"明",在武丁时期,可能表示两种意思。前者是指日光射入窗户,强调黑暗中的光明。后者指日月同在的时间概念,这个时间段应当在拂晓之后。

"明"在周秦篆隶文中的使用,则似乎更多偏向日月之意。《周易·系辞上》:"是故法象莫大乎天地;变通莫大乎四时;县象著明莫大乎日月……"《周易·系辞下》:"日月之道,贞明者也;天下之动,贞夫一者也。"[①]日月运行是人类最初观察到的自然规律,而且亘古不变,成为天下最为诚信、最为可靠的规律的榜样——日月之道。《庄子·天下》云:"神何由降,明何由出?"[②]"神"自天而降是先人心目中固有的形式,而"明"出于地,是对地母神话的直接反映:日月吐生于东母。一升(生)一降构成了东方神话哲学的基本模式,才有《国语·周语上》中的:"古者。先王既有天下,又崇立上帝、明神而敬事之,于是乎有朝日、夕月以教民事君。"[③]其中,上帝是人间最早的帝王,即"神"。"明神"应指日月之神,指代大道规律,世间的秩序就是由这些神明建立和维护的。

结盟之礼便是"明",是"崇立于上帝明神而敬事之"在人间政治中的直接对应。贾晋华在研究中指出,盟誓之盟正来自"明"与"盟"的同源通用,《周礼·司盟》中郑玄注释了"盟"的仪式:"盟者,书其辞于策,杀牲取血,坎其牲,加书于上而埋之,谓之载书。"[④]20世纪40年代,河南沁阳掘获了一些盟书。从1965年至1966年,在山西侯马秦村以西发现的盟誓遗址出土了五千余件盟书,盟书以毛笔朱书写于玉石上,有圭、璋、璜和其他不规则形状、内容以"以示其主"的效忠之辞为主。[⑤]马王堆汉墓出土帛书《十六经·五正》:

① (魏)王弼等注,(唐)孔颖达等正义:《周易正义》,《十三经注疏》(上),上海古籍出版社1997年版,第82、86页。
② (周)庄子撰,(晋)郭象注,(唐)陆德明音义:《庄子》,《二十二子》,上海古籍出版社1986年版,第84页。
③ 陈桐生译注:《国语》,中华书局2013年版,第40页。
④ (汉)郑玄注,(唐)贾公彦疏:《周礼注疏》,《十三经注疏》(上),上海古籍出版社1997年版,第811页。
⑤ 李学勤著:《东周与秦代文明》,上海人民出版社2014年版,第32-35页。

"帝箸之明，明曰：反义逆时，其刑视之蚩尤。反义倍宗，其法死亡以穷。"[①]
《释名》云："盟，明也，告其事于神明也。"[②]日月之神在此监盟，具有至高无上的神圣意义。商承祚则讲到另外一个字"眀"时说："同明，古人用以殉葬的器谓明器，神明之器也，亦称冥器。"[③]

在以上语境中出现的"明"，不能被简单理解为"黑暗中的光亮"，应当认为是具有天地大道神圣力量的代表。主管生化万物和生生不息奥秘的"神"，与天地大道的代表力量"明"，合称为"神明"。至于这位"神明"是不是在透着月光的窗户边接受祭祀，恐怕是晚出的场景联想了。

三、明堂巫王

《素问·五运行大论》："黄帝坐明堂，始正天纲，临观八极，考建五常，请天师而问之曰：论言天地之动静，神明为之纪；阴阳之升降，寒暑彰其兆。"[④]

不仅在《内经》中，在其他先秦文献中，黄帝坐明堂已成为一幅标准像，传说黄帝建立明堂制，关于明堂有着大量的上古传说。

> 明堂之制，有盖而无四方；风雨不能袭，寒暑不能伤；迁延而入之，养民以公。（《淮南子·主术训》）[⑤]

> 布政之室，上圆下方。体则天地，在国正阳。窗闼四设，流水洋洋，顺节行化，各居其房。春恤幼孤，夏进贤良，秋厉武人，冬谨关梁。（汉

177

---

① 陈应鼓注译：《黄帝四经今注今译——马王堆汉墓出土帛书》，台北商务印书馆1995年版，第298页。

② 任继昉纂：《释名汇校》，齐鲁书社2006年版，第200页。

③ 商承祚：《信阳长台关一号楚墓竹简第二组遣策考释》，转引自：李圃主编，《古文字诂林》（第六册），上海教育出版社2000年版，第512页。

④ （唐）启玄子注，（宋）林亿等校注：《补注黄帝内经素问》，《二十二子》，上海古籍出版社1986年版，第949页。

⑤ （汉）刘安撰，（汉）高诱注，（清）庄逵吉校：《淮南子》，《二十二子》，上海古籍出版社1986年版，第1241页。

代李尤《明堂铭》)①

　　明堂者，古有之也。凡九室，一室而有四户八牖，三十六户，七十二牖。以茅盖屋，上圆下方。明堂者，所以明诸侯尊卑。外水曰辟雍。(《大戴礼记·卷八·明堂》)②

　　黄帝立明台之议者，上观于贤也。尧有衢室之问者，下听于人也。舜有告善之旌，而主不蔽也。禹立建鼓于朝，而备讯唉。汤有总街之庭，以观人诽也。武王有灵台之复，而贤者进也。(《管子·桓公问》)③

　　堂方百四十四尺，坤之策也。屋圆径二百一十六尺，乾之策也。太庙明堂方三十六丈，通天屋径九丈，阴阳九六之变，圆盖方载，九六之道也。八闼以象八卦，九室以象九州，十二宫以应辰。三十六户七十二牖，以四户八牖乘九室之数也。户皆外设而不闭，示天下不藏也。通天屋高八十一尺，黄钟九九之实也。二十八柱列于四方，亦七宿之象也。堂高三丈，以应三统，四乡五色者，象其行，外广二十四丈，应一岁二十四气。四周以水，象四海。王者之大礼也。(《后汉书·祭祀志》)④

　　古代文献对明堂的描述，具有浓厚的政治道德色彩。明堂的模样似乎较为潦草，恐怕不是《明堂铭》中的九室之制，而是一个茅草顶子，连墙壁都不具备，因为"有盖而无四方"。至于为什么可以风雨不能袭，寒暑不能伤？这是文人赋予明堂这个政治文化制高点的最高待遇。

　　明堂建筑形制和相应礼仪的诞生、完善，是"神明"内涵丰富化过程中的一个重要观测点。首先需要明确的问题是明堂是用来做什么的？

① （唐）欧阳询撰：《宋本艺文类聚》（中），上海古籍出版社2013年版，第1062页。
② （清）王聘珍撰：《大戴礼记解诂》，中华书局1983年版，第149-150页。
③ （唐）房玄龄注，（明）刘绩补注，刘晓艺校点：《管子》，上海古籍出版社2015年版，第370页。
④ （宋）范晔撰，（唐）李贤等注：《后汉书》，中华书局1964年版，第2566页。

关于明堂的研究已有很多，其起源与先人对空间、时间的观测密不可分。它作为政教合一的至高仪式建筑，凝聚了最为正统的天文历法知识，并随着社会发展，逐渐增加了愈来愈复杂的礼仪要求。但它的核心永远只是一个，对天的崇敬。能够主持祭天仪式、坐镇明堂之礼的，唯有"天"在人间唯一的合法代言人——天子。

繁复的礼仪奠基事实上已经遮蔽了上古的神话信仰，也遮蔽了明堂最初的实用功能。"明"虽为日月相合之意，但它强调的是光明和温暖带来的生命力。对生命力的崇拜远远早于对天神、王权这些宗教化、政治化对象的崇拜。在自然界，能够给人间带来生命力的最耀眼对象就是太阳，世界各地的古老文明建筑中，无不反映出太阳崇拜的信仰。印加太阳庙、埃及金字塔就是最知名、最典型的代表。《尸子》："黄帝曰合宫，有虞曰总章，殷人曰阳馆，周人曰明堂，此皆所以名休其善也。"[1]对应各种对明堂的称呼，也可以看出明堂就是太阳堂。无论上古时期的明堂是不是为黄帝所建，它的功能都是作为观测太阳的天文台和祭祀太阳的神台，并且观测的目的在先，崇拜祭祀的目的次之。[2]太阳神作为世间万物的帝王已经成为集体无意识，植根于人们心灵深处，历代帝王无不强化这种天命的合法性，化身为人间帝王来增加自身的权威。既然帝王是太阳神在人间的化身，明堂自然是太阳神居所在人间的对应。历朝历代都有兴建明堂的传统，可见一斑。《周礼·考工记·匠人》曰：

179

> 夏后氏世室，堂修二七，广四修一。五室，三四步，四三尺。九阶。四旁两夹窗。白盛。门堂三之二，室三之一。殷人重屋，堂修七寻，堂崇三尺，四阿重屋。周人明堂，度九尺之筵，东西九筵，南北七筵，堂崇一筵。五室，凡室二筵。[3]

[1] 朱海雷撰：《尸子》，上海古籍出版社2006年版，第67页。
[2] 叶舒宪著：《中国神话哲学》，陕西人民出版社2005年版，第172页。
[3] （汉）郑玄注，（唐）贾公彦疏：《周礼注疏》，《十三经注疏》（上），上海古籍出版社1997年版，第927-928页。

从这段话可以看出，明堂制度明确设立于周代，有朱熹《诗序》"我将祀文王于明堂也"[①]为佐证。夏代的"世室"、殷商的"重屋"，也是明堂性质的神圣建筑。甲骨卜辞中有一类记载商王在"堂"举行的名为"牢"的祭祀仪式：

丙戌卜贞，武丁堂其牢。（合集三五八三二片）

癸酉卜贞，祖甲堂其牢。（合集三五九一六片）

甲申卜贞，武乙堂其牢。（合集三五八二九片）

丙戌卜贞，文武丁堂其牢。（合集三六八二九片）

根据《周礼·地官》郑玄注"充人掌系祭祀之牲牷，祀五帝，则系于牢"[②]所言，"牢"是最高级别的祭祀。沈聿之认为明堂的历史发展遵循着从单一功能到综合功能、又回到单一功能的路线。天子最重要的四项活动是朝政、祭天、祀祖、正寝，而据郑玄《礼记·玉藻》注"天子庙及路寝皆如明堂制"，[③]说明周天子的正寝和祀祖两项活动是不在明堂中进行的，那么唯有朝政与祭天才会在明堂举行。而明堂中的祭天活动，虽同时祭祀文王，但只为配享天地，而非以文王为主要祭祀对象。[④]以人间帝王配享天帝还可见于《孝经·圣治章第九》："昔者周公郊祀后稷以配天，宗祀文王于明堂以配上帝。"[⑤]《明史·礼志》："季秋大享明堂，成周礼典，与郊祀并行。""宗祀文王于明堂，以配上帝。"[⑥]《礼记·明堂位》："明堂也者，明诸侯之尊卑也。……大庙，天子明堂。"[⑦]

---

① （宋）朱熹著：《诗序》，卷下，《四库全书》·经部·六三·诗类，第69册，上海古籍出版社1987年版，第40页。

② （汉）郑玄注，（唐）贾公彦疏：《周礼注疏》，《十三经注疏》（上），上海古籍出版社1997年版，第697页。

③ （汉）郑玄注：《礼记注疏》，卷二十九，《四库全书》·经部·一〇九·礼部，第115册，上海古籍出版社1987年版，第587页。

④ 沈聿之：《西周明堂建筑起源考》，载《自然科学史研究》，1995年第4期，第382页。

⑤ （唐）李隆基注，（宋）邢昺疏：《孝经注疏》，上海古籍出版社2009年版，第44页。

⑥ （清）张廷玉等撰：《明史》，卷四十六，中华书局1974年版，第1260-1261页。

⑦ （汉）郑玄注，（唐）孔颖达等正义：《礼记正义》，《十三经注疏》（下），上海古籍出版社1997年版，第1488页。

换言之，明堂所在，是帝王用最高规格的仪式与神对话之所。

《内经》中，黄帝坐明堂总是伴随着观察天下气象、整顿人间纲纪的行为。在明堂中必须"人法天"，那么帝王在此沟通的对象，必然是天，或曰天帝、天神。再联系到先民在窗口接引神灵下凡，明堂便是人间的大窗口，帝王在此并非主角，而是在政教合一的时代，作为具有萨满特质的巫王，代理天下人接引神明到来，或者向神明传递人间的祈求。明堂之中祭祀的这位"上帝"，就是太阳神的化身。神明在明堂制度中的角色，不能看作对一切神的统称，他具备了造物主的身份，是华夏民族最早认识到的神明。

除了明堂制度，民间的治疗仪式虽没有一座雄伟的建筑作为场所，但与神沟通的"向明性""向阳性"却得以保留至今。台湾北部阿美族里漏部落紧邻花莲市区，已十分现代化，西医资源遍处可寻，但里漏部落同时维持着巫信仰，巫医与西医和谐共处，共同构成了多元医疗体系。里漏部落的巫医被称为sikawasay，多为中老年女性，由她们实施的治疗仪式被称为mipohpoh。与sikawasay相熟的病人，提前一天预约，第二天实施mipohpoh时，医患双方皆须禁食洁身，面向东方而坐，由sikawasay用酒先行祭拜，同时呼喊部族神灵的名字。里漏部落认为，东方是太阳升起的地方，象征着生命力的源泉。只有在正确的仪式之后，身体才会在宇宙空间中重新被定位，与神灵沟通的空间才能被打通。研究者认为，祈祷时面向东方是具有决定作用的，这是开启神圣空间的象征，病人被重新格式化，他与神话、神圣时间和空间、神灵和祖灵谱系紧密连接起来，不再是孤立的社会主体了。[①]虽然日常的民间治疗没有神圣的宫殿，甚至只能在乡间、在病人的家中进行，但明堂制的几个关键词——东方、神明、太阳、生命力，仍然在民间得到了原汁原味的保存。

---

① 刘璧榛：《身体、社会主体与口语文本：北部阿美mipohpoh仪式治病展演》，载余安邦主编：《身体、主体性与文化疗愈：跨域的搓揉与交缠》，台北"中央研究院"2013年版，第105－154页。

四、神圣建筑

当"与神对话"体现在治疗中时,世界各地的古老文明都呈现出惊人的相似性,即将病人与医者置于一个神圣场所,通过神明的接引来进行治疗。

阿斯克来皮斯在古希腊文献中被称为医生、治疗者、救助者,以蛇为象征。传说中他最初是塞萨利地区的优秀医生,其后被尊为与蛇有关的地上魔鬼或洞穴幽灵,最后被认为是阿波罗或朱庇特的儿子,罗马人尊他为医神之王,希腊人也都崇拜他。如今雅典卫城南坡仍有阿斯克来皮斯庙的遗迹,考古学家认为对他的崇拜可能在荷马时期以前就已经存在。阿斯克来皮斯庙与其他希腊人的庙一样,建在有矿泉的地方,圣庙的周围往往又配合建起剧场、演武场、竞技场等,慢性病患者可以在这里实施沐浴、涂膏和体育治疗,这被认为是当今仍然流行于欧洲的疗养式治疗、替代治疗、自然疗法的前身。

在古希腊,病人在去圣殿祷告和接受治疗前,需要斋戒,包括沐浴、戒酒、部分禁食等各种仪式。得以进入圣殿后,由祭司做祷告,并将以前的治疗情况告知神。治疗的最后步骤是让病人在阿斯克来皮斯像脚下睡一夜或者几夜,在睡梦中,阿斯克来皮斯会告知治疗的方法。根据志恩匾和当代文献可知,有时候这些治疗是由戴着神面具的祭司亲自在半夜里实行的。这种治疗在当时似乎颇为有效,在埃比道拉斯已经发现了许多公元前4世纪左右的碑和还愿匾,匾上描述了各种栩栩如生的治疗故事,这些故事既包含了神的奇迹,也透露出食疗、沐浴和按摩等医学手法共同参与的痕迹。[①]

在医学史家卡斯蒂廖尼看来,中国传统医学的第一发展阶段是魔法和神灵的医学,这种古老传统在至今的中国部分地区仍旧保持着。[②]得益于纸草书,古埃及医学尚能保留部分证据。埃柏斯纸草文和布鲁格施纸草文都暗示着埃及

---

① [意]阿尔图罗·卡斯蒂廖尼著:《医学史》(上),程之范、甄橙主译,译林出版社2013年版,第124—130页。

② [意]阿尔图罗·卡斯蒂廖尼著:《医学史》(上),程之范、甄橙主译,译林出版社2013年版,第101页。

第一王朝第五世国王卡斯蒂研究过经脉的解剖，第三王朝国王佐瑟尔有"治病者"的称呼，也是"神医"。第四王朝创立者斯诺夫罗的墓碑上记载着一个医师长和他的药箱。[①]虽然古埃及国王的医学事业并没有明示他们是在神的授意下，或者是在与神的沟通中完成，但是参考人类学家弗雷泽在《金枝》中记录的集统治者与巫王身份于一体的酋长们，这种神与人的合体显然也发生在古埃及国王身上。在我国藏传佛教地区，请转世高僧摸顶赐福及治疗的传统亦是同理。

从神话角度看，《内经》中凡讲到病因的，多有大自然各类角色的存在，所谓"夫百病之生也，皆生于风寒暑湿燥火，以之化之变也"。(《素问·至真要大论》)[②] "神明"作为整顿世间纲纪的最高管理者，当然也能够调整失去秩序的致病乱象。在如此病因论的主导下，"神明"自然成为至高的指导者——上帝。《内经》中的"上帝"身份始终存在争议，但他应是与《内经》中的"神明"具有同样内涵的指代。医学在上古时期与禳灾、丰产、平安一样，成为大一统的天下福祉的组成部分，不可能单列成项。因此，它直接属于"神明""上帝"管辖，因为它的成败直接决定了民生。

在我国的考古发现中，类似于阿斯克来皮斯庙的建筑遗址多有发现，有些甚至被怀疑就是上古时期原始的"明堂"。例如在石峁古城城址外东南方樊庄子，考古学家发现了一个祭坛遗址，上下三层，自上而下由圆丘形土筑和两层方台构成。祭坛底部的石构基址边长约90米，整体高度超过现今地表8米。[③]虽然至今没有任何文献资料能够证实这座建筑当时的实际功能，但从后世文献中仍可判断这类"高台建筑"必是祭祀和祈求神明所在。

古埃及金字塔距今已有4 000多年，基本上都是顶部呈尖形、方形或圆形，底部坛台呈四方形或长方形的结构，南美印加文化库斯科太阳堂也是上圆下

183

---

① ［意］阿尔图罗·卡斯蒂廖尼著：《医学史》(上)，程之范、甄橙主译，译林出版社2013年版，第48页。

② (唐) 启玄子注，(宋) 林亿等校注：《补注黄帝内经素问》，《二十二子》，上海古籍出版社1986年版，第981页。

③ 叶舒宪、古方主编：《玉成中国——玉石之路与玉兵文化探源》，中华书局2015年版，第57页。

方，以茅为盖。从印加太阳神庙、埃及金字塔、古希腊神庙，到中国传说中的明堂，这些用于接引神明的建筑都呈现出以下几个特点：高台建筑，往往建立在地势较高的地方；向阳性，明显地呈现出对太阳的崇拜，例如樊庄子祭坛位于石卯古城东南方，阿斯克来皮斯则被认为是太阳神阿波罗的儿子；其主体属于圣王和僧侣阶层。也许，最初培养了人类宗教感情的，就是温暖而高高在上的太阳。

在《内经》中作为医学名词的"神明"，其起源需要联系上古医学秘传传统的背景考察。郭店楚简《太一生水》指示了"神明"由天地化生，继而化生出阴阳的神话，"神明"实为华夏文明创世记中的"上帝"。从"神"与"明"两个文字上考察，"神"是祭祀仪式与原始生命崇拜的结合，"明"是日月运行的东方哲学基本模式的体现，"神明"化生万物，代表了天地大道的力量。黄帝坐明堂的场景象征着上古巫王在"与神对话"的神圣场所接引神明的仪式，在借助魔法与神灵的巫医阶段，治疗常常需要"神明"的介入，请神、降神是神圣治疗仪式必不可少的环节，在民间治疗中这项传统延续至今。

第四节　身体与德政

流行病学家鲁道夫·佛尔楚曾说：医学就是政治，政治不过是更大的医学。费振钟则在《中国人的身体与疾病——医学的修辞及叙事》一书中直言："回溯中国医学历史，医学技术的合法性是由宫廷认可和建立的，最早的医学经典《黄帝内经》中，通过假托黄帝与岐伯、雷公的医学对话，实际上就已确定了医学最大的政治目标。"[①] 在天人感应观的主导思想下，宇宙的秩序不仅投射在个人的身体上，也投射在国体、政体上。以至于为了避免妄议朝政带来的

---

① 费振钟著：《中国人的身体与疾病——医学的修辞及叙事》，上海书店出版社2009年版，第268页。

杀身之祸，古代知识分子巧妙地在人体上大做文章，竟使中国的医学理论富含了特有的政治隐喻。

一、人体象征

《内经》对人体的论述，主要包括五官、五脏六腑、四肢、十二经脉、三百六十五节、三百六十五穴、四海（髓、气、血、水谷）、三部九候。除了以上的分类，还有九窍、九脏、二目等按不同分类方法的归类。无论采用哪一种分类标准，都可以找到天人相应的表述，例如十二经脉对应十二月、十二经水，三百六十五节对应三百六十五日，二目对应日月，四海对应自然界的东南西北四海等。更为玄妙的是，这种一一对应不仅落实到了人体组成部分，还对应到了人的病理变化，因此，中医的变化无穷一来令世人惊叹，二来也遭人质疑，有生搬硬套之嫌。

《素问·灵兰秘典论》以官制类比脏腑功能，可谓论述身体与政治的经典：

> 黄帝问曰：愿闻十二脏之相使，贵贱何如？
>
> 岐伯对曰：悉乎哉问也！请遂言之。心者，君主之官也，神明出焉。肺者，相傅之官，治节出焉。肝者，将军之官，谋虑出焉。胆者，中正之官，决断出焉。膻中者，臣使之官，喜乐出焉。脾胃者，仓廪之官，五味出焉。大肠者，传道之官，变化出焉。小肠者，受盛之官，化物出焉。肾者，作强之官，伎巧出焉。三焦者，决渎之官，水道出焉。膀胱者，州都之官，津液藏焉，气化则能出矣。凡此十二官者，不得相失也。故主明则下安，以此养生则寿，殁世不殆，以为天下则大昌。主不明则十二官危，使道闭塞而不通，形乃大伤，以此养生则殃，以为天下者，其宗大危，戒之戒之！
>
> 至道在微，变化无穷，孰知其原？窘乎哉！消者瞿瞿，孰知其要？闵闵之当，孰者为良？恍惚之数，生于毫氂，毫氂之数，起于度量，千之万之，可以益大，推之大之，其形乃制。

> 黄帝曰:善哉!余闻精光大道,大圣之业。而宣明大道,非斋戒择吉日,不干受也。
>
> 黄帝乃择吉日良兆,而藏灵兰之室,以传保焉。①

这一篇命名为《灵兰秘典论》,即黄帝将关于脏腑的知识视为秘典,并藏于灵台兰室,显示了古人对其高度珍视。解剖学在中国医学发展中缺席,但并不意味着古代医家不知人体的生理功能,中医的特色在于强调整体论、系统论,因而不着重研究单一的生理功能,而是将个体置于整体、将个人置于宇宙、将医家置于国家来理解,遂有"上医治国"之说。在此篇中,十二官透露出"举贤任重"的用人思想,为政者当知。

在《灵枢·五色》中,黄帝将人的面部与宫廷建筑做了对照说明:

> 雷公问于黄帝曰:五色独决于明堂乎?小子未知其所谓也。
>
> 黄帝曰:明堂者,鼻也;阙者,眉间也;庭者,颜也;蕃者,颊侧也;蔽者,耳门也。其间欲方大,去之十步,皆见于外。如是者寿,必中百岁。②

人的面部就如同明堂与周围的附属建筑,黄帝告诉徒弟雷公的是,只要这些"建筑"形制规整,位置布局合理,此人就能享百岁高寿。这是建立在对完美礼制的赞颂之上的修辞方法,医家以善政比善诊,使用的是同一套价值体系。

《内经》中谈论身体、疾病、治疗、养生的道理,一旦放大到国政,都是相应相合的,在《灵枢·师传》中,作者直接阐述了治身与治国皆须顺势而为。

---

① (唐)启玄子注,(宋)林亿等校注:《补注黄帝内经素问》,《二十二子》,上海古籍出版社1986年版,第885-886页。

② (唐)启玄子注,(宋)林亿等校注:《补注黄帝内经灵枢》,《二十二子》,上海古籍出版社1986年版,第1022页。

黄帝曰：余闻先师，有所心藏，弗著于方。余愿闻而藏之，则而行之。上以治民，下以治身，使百姓无病。上下和亲，德泽下流。子孙无忧，传于后世。无有终时，可得闻乎？

岐伯曰：远乎哉问也！夫治民与自治，治彼与治此，治小与治大，治国与治家，未有逆而能治之也，夫惟顺而已矣。顺者，非独阴阳脉论气质逆顺也，百姓人民皆欲顺其志也。①

在《灵枢·外揣》中，黄帝询问针道，岐伯的回答也是："明乎哉问也！非独针道焉，夫治国亦然。"②《内经》所构建的人体系统，完全是社会系统的浓缩。张灿玾将《内经》治疗大则总结如下：法于阴阳，和于术数；治法天之纪，用地之理；治之要极曰治神；治未病；异法方宜之治；五脏苦欲补泻要法、善诊者察色按脉，以治无过；标本逆从之治；病随五味所宜；治法勿犯。③治身如此，治国亦不出其左右，所谓"有诸内必形诸外""知常达变""从外之内""因时、因地、因人制宜"都可用于治国，阴阳和平是中医学追求的最高境界，也是国家追求的至善状态。

在庄子看来，人的身体本就是自然的恩赐，人所追求的应当是反哺自然。这是比单纯议政更为出离、也更为高尚的道德追求。《庄子·达生篇》：

夫欲免为形者，莫如弃世。弃世则无累，无累则正平，正平则与彼更生，更生则几矣。事奚足弃而生奚足遗？弃事则形不劳，遗生则精不亏。夫形全精复，与天为一。天地者，万物之父母也；合则成体，散则成始。形精不亏，是谓能移。精而又精，反以相天。④

187

---

① （唐）启玄子注，（宋）林亿等校注：《补注黄帝内经灵枢》，《二十二子》，上海古籍出版社1986年版，第1016页。
② （唐）启玄子注，（宋）林亿等校注：《补注黄帝内经灵枢》，《二十二子》，上海古籍出版社1986年版，第1020页。
③ 张灿玾主编：《〈黄帝内经〉文献研究》，科学出版社2014年版，第327-333页。
④ （周）庄子撰，（晋）郭象注，（唐）陆德明音义：《庄子》，《二十二子》，上海古籍出版社1986年版，第54页。

　　庄子提出了养形、养生的意义,最终是要反哺自然,也就是回归于无穷之"道",因为生命本由道而生,养生的回归符合天德的要求,而不仅仅是人间的要求。汉初以黄老思想立国,而后又爆发了儒道之争,最终汉武帝"罢黜百家,独尊儒术",但汉武帝自身又与其他帝王一样,迷恋求仙长生,常以甘露和玉末为药。《神农本草经·上品药》言玉泉"主五藏百病,柔骨强筋,安魂魄,长肌肉,益气,久服耐寒暑,不饥渴,不老神仙。人临死服五斤,死三年色不变"。①《太平经》形容得道成仙的人为"身中照白,上下若玉,无有瑕也"。②汉武帝对外用兵,对内服玉,这番矛盾实则是向外与向内的矛盾,是个人与国体的矛盾,是忠君与尊天的矛盾,但根源又集中于一处,即有限的生命历程与无限的道德追求如何和谐共存,这是先秦两汉哲学争鸣的热点。

　　自秦汉起,黄老已被视为道家宗祖,因此,《内经》中对身体的描述不仅饱含道家的贵生思想,也吸收了道家各流派的精神属性。王尔敏指出战国道家有六大支流,其主旨分别是:

　　　　老子、关尹流派:清静无为、见素抱朴。知白守黑,知雄守雌。长生久视。治大国若烹小鲜。

　　　　杨朱流派:重己,为我,贵生,惜命,拔一毛而利天下不为也。

　　　　彭祖流派:食气,养形、长生,永寿。

　　　　宋钘、尹文流派:不累于俗,不饰于物,不苟于人,不忮于众。愿天下之安宁以活民命,人我之养毕足而止。见侮不辱,救民之斗,禁攻寝兵,救世之战。

　　　　彭蒙、田骈、慎到流派:公而不党,易而无私,不顾于虑,不谋于知,于物无择,与之俱往。齐万物以为首。

　　　　庄周流派:逍遥放诞,任性自由,齐万物,一生死,黜知虑,重自然，恬然物外。①

以上各派虽各有特点，但重己贵生以求天下平和、尊重自然以求复归于一的主题思想却是统一的。道家更加关注的是个人与天地的和谐，上古时期从神话与巫术中蜕变而出的对超自然力量的信仰，由道家继承并改造为哲学的抽象形式，形成了身体道德观，也奠定了中国医学以和谐为正常态、以失调为反常态的基础。《剑桥世界人类疾病史》指出中国传统社会对疾病的认知是基于类比想象观念的，为了使自己的观点显得言之有理，便从自然环境和社会中汲取足够的证据。疾病是一种危机的展现形式，危机可以发生在自然界，发生在国家事务中，也可以发生在个人生活中。后者就是最直接的病痛，但前两者也是疾病的另一个面貌。②中国人之所以追求"健康"这项美德，是因为个人身心有机体和社会政治有机体同理可证，在教化民众时，个人的健康与自身的关系更为密切，推己及人，易于理解，易于产生同理心。

中国传统文化中的身体，正因承载着道德的要求，便可上升比附为政体，从而组成天人相应的重要象征体系，以观照帝王的美德。反之，帝王对长生的无止境追求，与其看作求不死，不如看作求天德。以长生、不朽为诉求的道德追求也引发王公贵族的竞相模仿，在汉魏时代甚至上演了一幕幕奇特的社会奇景。

魏晋人士追求身体的"玉质化"可谓中国历史上改造身体的登峰造极之举，他们不仅在文学中大量强调玉体的美感，更迫切地落实到实际的观看和触摸上。《世说新语·容止》记载的玉一般的容颜肤色，绝非傅粉而致，而是服食五石散的效果。王夷甫身成瑶林琼树，他握着拂尘的手指与玉柄浑然一体；杜弘面若凝脂，王羲之赞他为神仙中人，具有女性化的美丽；魏明帝为何晏

189

---

① 王尔敏著：《先民的智慧：中国古代天人合一的经验》，广西师范大学出版社2008年版，第185页。

② ［美］肯尼思·F.基普尔主编：《剑桥世界人类疾病史》，张大庆主译，上海科技教育出版社2007年版，第19页。

所惊叹，赞他皎然如雪。①今天的科学已经证明了这般"外朗内润"是砷中毒的反应，但魏晋时代的"玉人"们宁愿承受生理上的剧痛和不良反应，也要来换取外观上的"不朽"，"不朽"几乎成为身体审美的最高境界。此外，因为中毒，"玉人"表现出"神明开朗"的气息，与"不朽"相应，显现出生机勃勃的生命气象。

不只中国如此，身体与政治、道德的比附见诸世界各地，并且贯穿古今。在古希腊，亚里士多德的著作反映出受到西方医学奠基人希波克拉底的深刻影响，他将僭主制、寡头制和平民制比喻为"变态""病态"的政治，最恶劣的政体就"像一个病弱的人或者一艘构造不良而又驾驶失灵的船""受不了轻微的风险"。在中世纪的宗教改革中，路德将疾病归咎于撒旦的作弄。英国哲学家霍布斯将国家比喻为"利维坦"——人造巨人，它的"健康"表现为"和睦"，"疾病"表现为"动乱"，"死亡"则是内战。孟德斯鸠在《论法的精神》中指出"政治的病态缘自身体的'疾病'"。②如果说《内经》更多的是在论述理想政治和道德，那么疾病的比喻往往表现出恶政和逆天的观点。至于为什么在各种古老文明中，医学与哲学的关系都那么密切，意大利医学史家卡斯蒂廖尼回答了这个问题：因为它们都是密切地研究自然的。③

二、"德"中看"心"

从文字材料来考察身内之物与身外道德的象征关联，可以发现一对极富深意的字形演变——"心"与"德"。透过对金文字体的观察，"心"是组成"德"的一部分，但留意"德"在甲骨文中的初形，一开始并没有包含"心"。

《说文解字》释"心"："人心。土藏。在身之中。象形。博士说以为火藏。凡心之属皆从心。"④根据"心"的甲骨文字形"♡"，金文中的"♀"（克鼎），

---

① 费振钟著：《中国人的身体与疾病——医学的修辞及叙事》，上海书店出版社2009年版，第97页。
② 胡宜著：《送医下乡：现代中国的疾病政治》，社会科学文献出版社2011年版，第13—14页。
③ ［意］阿尔图罗·卡斯蒂廖尼著：《医学史》（上），程之范、甄橙主译，译林出版社2013年版，第171页。
④ （汉）许慎撰：《说文解字》，岳麓书社2006年版，第217页。

古陶文中的"🜚"（《陶文编》10·71）、"🜚"（《侯马盟书字表》195∶1）、"🜚"（《包山楚简文字编》247）、"🜚"（《睡虎地秦简文字编》日乙九七），可看出"心"是一个典型的象形字，甚至有人认为这是中国古代存在解剖学的证据。古文字学家对其争议主要是出于"心"在金文中也有写作"🜚"的，中间多了一小点。闻一多认为不带点的"🜚"为心脏，带点的"🜚"为心思。① 民国学者高鸿缙根据后世之用，进一步解释道：按字的本义，"心"应为心肺之"心"，而其在后世的使用过程中实则被用作心思之"心"。前者是循环系之中枢，后者是神经系之中枢。古人由于不知道这个生理上的道理，所以"昧为一事"。后人习用至今，视之为理所当然。在英文中也有类似的情况，有时候用heart替代mind，其实是两个意思。② 古代医家已知"心主神明"，这并不能说明医家已将"心"作心思解，也许只是从生理角度观察到心脏的跳动与停止是生死的直接标志，因此，赋予了心脏这个器官至高无上的象征地位。人体十二官中，心居君主之位，"神明"与智慧无非是君主地位所带来的附加值罢了。所以与其强调古人对外科医学的深度认识，不如从最朴素的直观思维上去理解脏腑的排序是如何产生的。

"心"是"德"的构型部分，"德"在甲骨文中作"🜚"（甲骨文编，粹八六四），在金文中作"🜚"（何尊），两者相较，多的就是"心"。这两个古文字到底是不是同一个字？郭沫若认为不是，他认为"德"字始见于周文，卜辞中无"德"。罗振玉则认同"🜚"就是"德"的甲骨文形式，因为曆鼎表"德"之字与"🜚"同。卜辞中皆借"德"为得失的"得"。从字形上看，是"视而有所得也"。③

比较清晰地厘清了"德"由无"心"到有"心"的字形演变的是徐中舒："🜚"（人八七六），从"彳"从"🜚"，"🜚"即"直"字，象目视县以取直

---

① 闻一多著：《释朱》，转引自：李圃主编，《古文字诂林》（第八册），上海教育出版社2000年版，第938页。
② 《中国字例二篇》，转引自：李圃主编，《古文字诂林》（第八册），上海教育出版社2000年版，第938页。
③ 李圃主编：《古文字诂林》（第二册），上海教育出版社2000年版，第472—473页。

之形:从"彳"有行义。故自字形观之,此字当会循行察视之义,可隶定为"徝"。"徝"字《说文解字》所无,见于《玉篇》:"徝,施也。"甲骨文"徝"字又应为"德"之初文。金文"德"作"徝"(辛鼎),与甲骨文"徝"同,后增心作"德"(毛公鼎),即为《说文解字》"德"字篆文所本。[①]

金文中增"心"的"德"既有"德"(秦公鼎)这样不带点的"心",即闻一多所言"心脏之心",也有"德"(盂鼎)这样带点的"心",即"心思之心"。可见至少在先秦时代,时人并没有严格认识到"心思"与"心脏"在造字表意上的区别,或者说,心脏作为器官已经位列脏腑第一,成为天人感应的身体器官中至高、神圣的一脏。

以"德"的字形变化说明"心",是为先明确"心"的朴实本义是心脏,它仍是作为身体之属,是具象的形体,而非抽象的"心思",接下来再探讨"心"与"德"结合的意义。

"德"是由"彳""省""心"三部分组合而成的,三者相合,意味着祝咒之力、威力延及他地,人们意识到祝咒之力也源自其人拥有的内在人格力,这种人格力生出了"德"的概念。[②]这种解释方式源自萨满的传统,日本学者井简俊彦从比较哲学和比较宗教学的角度提出了"神话术"概念,他认为在漫长的中国传统思想中流传着"萨满教式思维模式",以老庄为代表的道家哲学是这种思维的理念化成功,这一类道家哲人就是"萨满"。但他们又是不满足于停留在民间萨满教原始水平的思想家,所以运用智慧提升了萨满视点,形成能够界说存在之结构的形而上的概念系统。"圣人""真人""至人""神人"实则"哲学化的萨满",是远古圣王和巫王的传承者。[③]从祝咒的角度来解释便是出于萨满思维模式,因此,祝咒之力与内在人格才会相应。无疑,"神话术"为理解"德"与"心"的关联提供了开阔的思路。

---

① 徐中舒著:《甲骨文字典》(卷二),转引自:李圃主编,《古文字诂林》(第二册),上海教育出版社2000年版,第938-939页。

② 〔日〕白川静著:《常用字解》,苏冰译,九州出版社2010年版,第343页。

③ 〔日〕井简俊彦著:《苏斐教与道家》,转引自:叶舒宪著,《庄子的文化解析》,陕西人民出版社2005年版,第20页。

"德"在中国哲学中含义极为丰富，自古有"三德""四德""五德""六德""七德""九德"之说，越到后世，越是诸多添加，以至于难以回到最初萨满教式的通神理解方式。回头看庄子所言上古国君之德，明确指出了其效法"天道"的"无为"才是德。

> 君原于德而成于天，故曰：玄古之君天下，无为也，天德而已矣。
>
> 故通于天地者，德也；行于万物者，道也；上治人者，事也；能有所艺者，技也。技兼于事，事兼于义，义兼于德，德兼于道，道兼于天，故曰：古之畜天下者，无欲而天下足，无为而万物化，渊静而百姓定。（《庄子·天地》）[①]

圣王效法天道，使百姓自治自化，天下始终太平无事。自然本性最为可贵，也是最高的道德所在，而所有与自然本性相悖的改造之力，都造成了不可逆转的破坏，因此是道德的沦陷。老庄哲学中的道德便是这个至高的天理，所以人王统治天下的法则自然是"替天行道"，以神力（巫术）作为天的代表，同时也效法天地的一切规律。能够具有这般神力的圣王（巫王），在人间的道德观认知中，又必须匹配上内在的人格力，因此，在字形演变的过程中，原先无"心"的"德"，被添加了最具生命力的"心"。生命力是《礼记》"盛德在木"中的"盛德"所指，注家以"四时之旺气"解说"盛德"，因此，此"德"可指宇宙自然的生命之气。[②]"心"与生命力原先有着高度的统一，如此理解《内经》中"心者，君主之官也，神明出焉"，似乎更能够体会"德"与"心"是天道与人体生命力的对应了。

三、身体污名化

儒道两家都提出了形神相合、身心合一的观念。董仲舒在《春秋繁露·为

---

① （周）庄子撰，（晋）郭象注，（唐）陆德明音义：《庄子》，《二十二子》，上海古籍出版社1986年版，第40页。

② 叶舒宪著：《庄子的文化解析》，陕西人民出版社2005年版，第596页。

人者天》中说:"人之形体,化天数而成;人气血气,化天志而仁……故小节三百六十六,副日数也;大节十二分,副月数也;内有五脏,副五行也;外有四肢,副四时数也。"① 道教《太平经·分别贫富法》说:"又人生皆含怀天气具乃出,头圆,天也;足方,地也;四支,四时也;五藏,五行也;耳目口鼻七政,三光也。"② 正因中国哲学经典都对身体进行过效仿小宇宙的描述,所以后人也自然而然地以为中国人和古希腊人一样,会把形体的美丑作为道德的外在反应。然而龚鹏程认为,中国恰恰不像古希腊、古印度,发展出对身体的崇拜,也不如希伯来宗教或佛教那样,呈现出重内轻外、二者对立的状态。中国直至魏晋才开始强调人体美,且只是以物喻形体,而非以形体喻物。③ 总之,中国的身体观是不以心、体为二元对立的。

中国的身体观有体与气两大元素,以气言体的传统贯穿了医学和文学,气既在体内,也在体与体之间。理解传统的体气说,不能以今文的意思来解读气。气是身心合一、天人合一的主要中介,如果没有气的概念,大小宇宙就不可能产生互通。气或许源于先民巫术思维的想象,但它所形成的"通感",是我国传统医学经络学说、气血论的理论基础,也是文学创作中强调"神""志"等特点的思维基础。

正因有了这样的内外通感,身体便具有了宗教的情感。但这种生命力量的延伸与西方的身体道德评价并不完全相同,随着东西方交流的发生,两者在某个历史时刻终于也有了交汇。下面列举梁其姿对麻风病的研究,可以看出同一种疾病从天人相应,逐渐转化为与个体道德相应的过程。

古医书中,麻风病被称为"疠"与"大风"。至东晋时期,出现了"癞"这个病名,《肘后备急方》对其有较多描绘。医史研究者认为"癞"与"疠"可通。《内经》中对"疠"与"大风"有几处记载:

---

① (汉)董仲舒撰:《春秋繁露》,《二十二子》,上海古籍出版社1986年版,第793页。

② 杨寄林译注:《太平经》(上),中华书局2013年版,第141页。

③ 龚鹏程著:《中国传统文化十五讲》,北京大学出版社2006年版,第10-11页。

病者，有荣气热胕，其气不清，故使其鼻柱坏而色败，皮肤疡溃。风寒客于脉而不去，名曰疠风，或名曰寒热。(《素问·风论》)

病大风，骨节重，须眉堕，名曰大风。(《素问·长刺节论》)①

从《内经》等医书对疠/癞病、大风的描述中，可以看出这种疾病因风邪而起，对人的面貌和骨骼都会造成损坏。如果说这个阶段论及此病的态度还是就事论事的话，那么至隋唐时期名医孙思邈和王焘则赋予了麻风病一层神秘色彩，这与道教思想深入社会，以及印度医学的引进有着密切关系。道林医生孙思邈在《千金翼方》论及风疾一段时说："得此病者，多致神仙。往往人得此疾，弃家室财物入山，遂得疾愈，而为神仙。今人患者，但离妻妾，无有不瘥。"②王焘在《外台秘要方》中说："若能绝其嗜欲，断其所好，非但愈疾，因兹亦可自致神仙。"③从两位医家的治疗建议来看，他们以道家的语言提出要求病人避世隐遁，即自行隔离，但这类建议非但没有任何贬抑的意思，相反还被作为求仙的一条路径。

金元时期的医家进一步明确了癞病患者隔离的必要性，由于继承了《内经》思想，所以主要还是担心风邪入侵病人。在当时，隔离的文化意义绝不如西方基督教社会那样负面，同时期的欧洲，麻风病已经被认为是通过以性行为传染为主的，显示病人道德败坏的一种令人厌恶的疾病。我国对麻风病患者的厌恶感至明清时期走向顶峰。明代医家沈之问在其著作《解围元薮》中误把性病"杨梅疮"与大风癞病混为一谈，这样的错误在欧洲也同样发生，梅毒被一部分人认为是麻风病的新种类。医家在专业上的混淆，加上通俗文学、民间传说对"过癞"这个主题的极大发挥，使麻风病在明清时期引起人们的极大恐

---

① （唐）启玄子注，（宋）林亿等校注：《补注黄帝内经素问》，《二十二子》，上海古籍出版社1986年版，第921、932页。
② （唐）孙思邈著：《千金翼方》，卷二十一，元大德梅溪书院本，上海交通大学古籍库。
③ （唐）王焘著：《外台秘要方》，卷三十，《四库全书》·子部·四三·医家类，第737册，上海古籍出版社1987年版，第235页。

惧、反感。在民间,毒虫论、传尸论被广泛接受,传染概念依赖着虫论,结合着气学之说逐渐流传,最终使麻风病人受到了诸多难以想象的残酷对待。至于孙思邈等提出的"因疠成仙"的信仰,早已破灭。

其实,中国对待麻风病有一套悠久的治疗传统。尽管在睡虎地秦简出土的《法律答问》中也有记载疠病患者会被刑法处置,但总体而言社会对麻风病患者的态度与进入明清时期后有着极大的区别。自明中期开始,闽粤地区的地方志资料显示,当地已开始建立收容老弱废疾的专门救助机构。有时候,这些"养济院""存恤院""麻风寮"一开始也建立在城里,随着被城中居民所抵制,逐渐迁往远离城都的地方。即便如此,人们对麻风病收容所的厌恶仍然时常导致病患被害的事件发生,这种情形甚至持续到20世纪早期。地方势力面对舆论压力,急于铲除成为耻辱之患的麻风病,执行手段往往诉诸暴力。广东要高县长在1936年使用警力残杀大批麻风病患,阳江麻风病院的53名男女病患于1937年被当地军队捆往旷地枪决,病院被焚毁。广东"四会一特"派队在一个月间捕获20多名麻风病患押往野狸岗枪决。[①]在这个时期,麻风病的存在已经成为国耻,虽然国家并无法令支持对麻风病患者的野蛮刑罚,但地方势力俨然已将铲除麻风病当作迫在眉睫的政治要求。

梁其姿的研究很容易令人想到福柯在《疯癫与文明》中对疯癫患者的人类学探索,福柯从中世纪至近代的疯人遭遇看出欧洲身体观思想体系的变迁,其中包括宗教的叙事、道德的拷问、社会利益格局的变迁、医学的进步。福柯这样评价了国家对"美德"的要求:

> 美德也是一种国家大事,可以用法令来振兴美德,可以设立权力机构来确保美德收到尊重。禁闭的围墙实际上是把17世纪资产阶级的良心开始憧憬的道德城市中的消极因素圈封起来。这种道德城市是为那些从一开始

---

① 《麻疯季刊》,1937年第1期,第1—2页,转引自:梁其姿著,《面对疾病——传统中国社会的医疗观念与组织》,中国人民大学出版社2012年版,第266页。

便唯恐避之不及的人设立的，因为在那里正当的统治完全凭借着不许上诉的暴力来维持。这是一样美德的统治，在那里人人自危，对奉行美德的唯一回报（美德本身也就是报酬）就是避开了惩罚。在这个资产阶级城市的阴影笼罩之下诞生了这种奇怪的美德共和国。它是用暴力强加给所有被疑为有罪的人的。它是古典时期资产阶级的伟大梦想和严重偏见的阴暗面：国家法律和心灵法律最终合二为一。[①]

麻风病在中国的发展，经历了从纯粹医学的认知——风邪致病，到个人道德的救赎——禁欲求仙、伤风败俗，再到国家政治的压迫——铲除国耻。麻风病患者形体上的丑陋在一开始似乎并没有引起人们过多的反感，反而因为很多患者属于士大夫阶层，使这个疾病蒙上一层浪漫主义和幽默色彩。这一时期的观念符合龚鹏程所言的中国体相观的三个特点：第一个是不重形相之美，不崇拜人身形相；第二个是形德分离，"美人"之美多夸德性；第三个是重视衣裳的文化意义及审美价值。[②]但到了明清时期，麻风病人之所以引发厌恶，很大一部分原因恐怕在于麻风病与南方烟瘴之地的荒蛮落后、妓寮香艳轻薄的生活作风联系在了一起，再加上与性病发生了混淆，从而被污名化。这是一种身体观的错误外延，但不可否认它与社会学因素紧密相连。身体与道德、政治的对应，在社会发展的外力作用下，可以一窥从传统社会一路发展而来的变迁。

四、"玉人"不朽

东西方的身体观念中，都有一种对"不坏金身"的追求，古埃及制作木乃伊，佛教中有修得肉身不坏的高僧，在中国古代，虽没有直接对死后肉身的防腐保存术，但有类似的出土文物——金缕玉衣。

随着中山王刘胜墓的出土，以玉作殓衣的证据达到高潮。关于金缕玉衣何

---

① ［法］米歇尔·福柯著：《疯癫与文明》，刘北成、杨远婴译，生活·读书·新知三联书店1999年版，第60页。

② 龚鹏程著：《中国传统文化十五讲》，北京大学出版社2006年版，第7页。

为的研究尚未有定数,但在诸多的观点中,巫鸿的"玉人"一说十分匹配秦汉时期王公贵族求仙的思想。出土的汉镜铭文中常有"上有仙人不知老,渴饮玉泉饥食枣"之语,可见玉在当时已经成为求仙得道的实际载体。凡是玉质化的物品,都与长生甚至不死有关,玉可化为玉泉,也可化为玉膏,凡人追求的是葛洪在《抱朴子·仙药》中所述的"服金者寿如金,服玉者寿如玉也"。① 服玉之信仰在道教炼丹术中有着直接体现,但后世所能见的考古出土文物,大多体现在殓葬之礼中,最具代表性的就是玉塞和玉衣。

1968年,两套完整的金缕玉衣出土于河北满城西汉中山靖王刘胜夫妇墓中。此外,广州南越王墓出土了一套丝缕玉衣,徐州火山刘和墓出土了一套银缕玉衣。这四件是目前出土的完整无缺的玉衣。玉衣采用和田玉料,由2 000多件方形玉片经四角钻孔后用丝线编缀而成。② 以玉衣入殓是汉代帝王的尊贵葬礼,有时也恩赐给其他王公贵族配享。

巫鸿观察到刘胜和窦绾尸体上的玉制品至少有四层,一组组玉器有序地施用于尸体,采用的是"层累"的基本技术,这些"层累"将尸体填塞、封闭、保护、掩盖、包装。在象征性的世界中,自然的身体被置换成坚固的雕像,不再受时间和自然环境的侵蚀。金缕玉衣并不是一件简单的"衣裳",它将尸体易腐的特性渐渐消解,从而结合成一个"玉人"。③ 玉质化的身体与以玉为衣显然不是同一个概念:

> 衣服的概念在刘胜和窦绾的"玉人"中完全消失了,我们看到的实际上是玉制的裸体人形。浑圆的胳膊与双手的连接处平滑自然;手指以不同形状和大小的玉片精心连缀而成。下肢模仿人的双腿,而不是一条裤子。躯干部分线条柔和,腹与腿的连接处,特别是浑圆的臀部,表现得尤为仔

---

① 张松辉译注:《抱朴子内篇》,中华书局2011年版,第362页。
② 叶舒宪著:《金枝玉叶——比较神话学的中国视角》,复旦大学出版社2012年版,第226页。
③ [美]巫鸿著:《礼仪中的美术》,郑岩等译,生活·读书·新知三联书店2005年版,第137—138页。

细。这两件所谓的"衣"既无开襟又无纽扣。反之，刘胜"玉人"还做出了生殖器，用以延续其性与生殖的功能。①

对身体玉质化的追求同样体现在堵塞九窍（眼、耳、鼻、口、阴、肛门）的玉塞，玉都是以"进入"身体的方式发挥着作用，堵塞九窍是为了防止精气外泄，古人显然把精气看得比肉体更为重要。或者说，精气对应着魂，肉体对应着魄。加拿大考古学家崔格尔认为，中国人相信人至少有两个灵魂，"魄"为活人提供生命能量，"魂"提供智力、情绪和意识。在商代，去世商王的魄或者鬼在各自坟墓上得到祭祀，魂则在王宫祖庙中被集体祭祀。②崔格尔的说法分出了魂、魄的高下，并不完全契合中国人的"身体—灵魂"观，但他指出了中国人对魂更为重视。葬礼中层层繁复的礼仪，首先是基于对身体转化象征体系的认知，在中国传统观念里，转换可以以气为载体完成。

金缕玉衣所塑造的"玉人"与魏晋服食五石散的"玉人"都是试图改变身体的质地，从而达到不朽的境界。以玉为载体以期获得长生，同时标榜美德的观念最终造就了华夏民族蔚为壮观的玉文化崇拜。汉代流行的"刚卯"玉佩饰，是一种于正月卯日铸成的辟邪物，一般长约1寸，中间有孔可穿绳，造型为四方柱，四面刻有祛除疫鬼的文字，如"……灵殳四方。赤青白黄，四色是当。帝令祝融，以教夔、龙。庶疫刚瘅，莫我敢当"。③"刚卯"是典型的求长生之美德的物质文化，类似的还有战国文物《行气玉佩铭》。

上古神话遗留下来的思维模式，在身体的象征体系中，包涵了个人成仙成道的道德追求，国家承应天道观的政治要求，由生到死，由上至下，身体以个体反映了天德、君德与人德的评价模式，正如《内经》可以医理论哲理。

传统医学富含着特有的政治隐喻，其中，身体象征体系是最为典型的例

199

---

① ［美］巫鸿著：《礼仪中的美术》，郑岩等译，生活·读书·新知三联书店2005年版，第139页。
② ［加］布鲁斯·G.崔格尔著：《理解早期文明：比较研究》，徐坚译，北京大学出版社2014年版，第376页。
③ 金芷君、张建中主编：《中医文化掬萃》，上海中医药大学出版社2010年版，第21页。

子。在以天人相应观为主导思想的传统社会,身体承载着道德需求,因而常常被文人比附为政体。本节以"德"为文字考察对象,揭示了身内之物与身外道德的象征关联。以社会史视角中的麻风病为疾病考察对象,揭示身体的污名化与身体外延的呼应。在考古学证据中,出现于西汉墓葬中的金缕玉衣乃古人追求身体不朽、灵魂不灭、极致道德的登峰造极之作。

第五节　风的神格与物格

在中国古代天文历法中,风、气、时、节、季、方构成了一套相互呼应,又难以厘清其先后与逻辑的复杂范式。这些源于上古、沿用至今的神秘概念,引起的兴趣也是巨大的,学者们通过大量的经典文献排比、古文字辨析以及考古出土文物的印证,总结出先民对方(空间)的认识早于时(时间),四时的形成又早于四气的形成,四季与四时的形成源头分属两个不同体系。倘若说方、时、季尚有着较为具象的认知逻辑可循,那么贯穿中国哲学始终的"风""气"则因众说纷纭而被笼上了神秘的色彩。本节将讨论"风"自神话始,其后日渐成为物候的因。尤其在《内经》中,贼风邪气为百病之因,今注家认为这是《内经》与鬼神致病论进行的尖锐斗争。[1]风在上古之时本也是有名有形之神,如袁珂先生所说:"某些神话实在可以称为'幻想的科学'。"[2]这样一来,研究致病之风作为风神的原貌,就变得有意义了。

一、气动成风

殷商甲骨卜辞可证,风在商代仍是作为神被崇拜和祭祀的。

　　　辛亥,内贞:今一月帝令雨?四日甲寅夕……。一二三四

---

① 姚春鹏译注:《黄帝内经·灵枢》,中华书局2010年版,第1262页。
② 袁珂著:《中国神话传说——从盘古到秦始皇》,世界图书出版公司2012年版,第21页。

辛亥卜，内贞：今一月【帝】不其令雨？一二三四

辛亥卜，内贞：禘于北，方曰九，凤（风）曰役，被【年】？一二三四

辛亥卜，内贞：禘于南，方曰微，凤（风）【曰】遟，被年？一月。一二三四

贞：禘于东，方曰析，凤（风）曰协，被年？一二三【四】

贞：禘与西，方曰彝，凤（风）曰吕，被年？一二三四（《甲骨文合集》第14295版）①

殷商卜辞留给后人关于四方神和四风的名字，冯时归纳为：

	神名	风名
东方	析	协
南方	因、遟	微
西方	彝	吕、来、韦
北方	九	役②

201

到了《内经》中，对风的理解似乎已经和后世一致，岐伯说："八风发邪，以为经风，触五脏，邪气发病。"（《素问·金匮真言论》)③在《内经》中，逆四时之风往往是发病的主要原因，《灵枢·九宫八方》如此解释：

因视风所从来而占之。风从其所居之乡来为实风，主生长，养万物；从其冲后来为虚风，伤人者也，主杀主害者。谨候虚风而避之，故圣人

---

① 冯时著：《中国天文考古学》，中国社会科学出版社2010年版，第227页。
② 冯时著：《中国天文考古学》，中国社会科学出版社2010年版，第231页。
③ （唐）启玄子注，（宋）林亿等校注：《补注黄帝内经素问》，《二十二子》，上海古籍出版社1986年版，第879页。

曰：避虚邪之道，如避矢石然，邪弗能害，此之谓也。

是故太一徙，立于中宫，乃朝八风，以占吉凶也。

风从南方来，名曰大弱风。其伤人也，内舍于心，外在于脉，其气主为热。

风从西南方来，名曰谋风。其伤人也，内设于脾，外在于肌，其气主为弱。

风从西方来，名曰刚风。其伤人也，内舍于肺，外在于皮肤，其气主为燥。

风从西北方来，名曰折风。其伤人也，内舍于小肠，外在于手太阳脉，脉绝则溢，脉闭则结不通，善暴死。

风从北方来，名曰大刚风。其伤人也，内舍于肾，外在于骨与肩背之膂筋，其气主为寒也。

风从东北方来，名曰凶风。其伤人也，内舍于大肠，外在于两胁腋下及肢节。

风从东方来，名曰婴儿风。其伤人也，内舍于肝，外在于筋纽，其气主为湿。

风从东南方来，名曰弱风。其伤人也，内舍于胃，外在肌肉，其气主体重。[①]

以上"八风"皆为虚风，不是"从其所居之乡来"，也就是不顺从时节之意。倘若人体受了这些逆风的侵袭，就会相应地得各类疾病。但这段描述透露出一个重要信息，风所发生的方位与人体的生长收藏规律是匹配的，之所以有这样的匹配，乃是人体小宇宙与天地大宇宙的同气相求所致。因而八方之风，无疑是天地之气的流动，"天气"与"体气"的互通交融才会产生和与不和的

---

① （唐）启玄子注，（宋）林亿等校注：《补注黄帝内经灵枢》，《二十二子》，上海古籍出版社1986年版，第1035页。

效果。可以说，医学上的"气"与"风"是同一物质的两种展现形态。《周易·系辞下》："天地缊缊，万物化醇；男女构精，万物化生。"① 缊缊在此处同"氤氲"，孔子说天地二气交融才有万物的化育，可见气发生于物之前。《周易·说卦》"风以散之"说明代表着风的巽卦的作用是散布流通万物。因此，万物的形成、流通便离不开气、风。《周易·说卦》："故水火相逮，雷风不相悖，山泽通气，然后能变化，既成万物也。"② 这便又排出了"先是风，再是气，最后是物"的哲学概念形成顺序。

无论是殷商的四方还是后起的八方，都有风之所居，但《内经》在论及五方属性时，唯独说"东方生风，风生木，木生酸，酸生肝，肝生筋，筋生心"。（《素问·阴阳应象大论》）③ 另外四方则是"南方生热""中央生湿""西方生燥""北方生寒"。这是何故？对比《周易·说卦》："巽为木，为风，为长女，为绳直，为工，为白，为长，为高，为进退，为不果，为臭。"④ 以上除了形容风的特性，如长远、高上、变化无常、可使物气味远闻之外，首要强调了其为木的特征，今注曰："阳动而阴静，二阳动于上，以象枝叶，一阴静于下，以象树根，故曰'巽为木'。又巽卦时值立夏时节，此时草木茂盛于地。"⑤ 属春的东方因阳气上升而生风，或者"二阳动上"而生风，都显示出风与阳气上升的关系，这正是生命形成的关键阶段。《周易》姤卦《象》曰："天下有风，姤。"⑥ 此卦象为一阴遇众阳，用于人指女壮淫盛之过，用于自然指众类兴旺，用于政则指政令通行天下。⑦ 龚鹏程认为"姤"一作"媾"，本来是为婚媾而卜的，因

---

① （魏）王弼等注，（唐）孔颖达等正义：《周易正义》，《十三经注疏》（上），上海古籍出版社1997年版，第88页。
② （魏）王弼等注，（唐）孔颖达等正义：《周易正义》，《十三经注疏》（上），上海古籍出版社1997年版，第94页。
③ （唐）启玄子注，（宋）林亿等校注：《补注黄帝内经素问》，《二十二子》，上海古籍出版社1986年版，第881页。
④ （魏）王弼等注，（唐）孔颖达等正义：《周易正义》，《十三经注疏》（上），上海古籍出版社1997年版，第95页。
⑤ 杨天才、张善文译注：《周易》，中华书局2011年版，第663页。
⑥ （魏）王弼等注，（唐）孔颖达等正义：《周易正义》，《十三经注疏》（上），上海古籍出版社1997年版，第57页。
⑦ 杨天才、张善文译注：《周易》，中华书局2011年版，第387页。

此,姤卦辞云:"女壮,勿用取女。"①但依据《象传》中的解释,则代表着有旺盛生命力的风,并给圣人治国安邦以天下大行的启示。

再看殷商卜辞中,"风"与"凤"相通,殷商民族自认是鸟的后裔,崇拜凤鸟,玄鸟降而生商的传说是商祖殷契由凤鸟(风)感孕而生的重要线索。殷商民族当然不会认为自己是自然风的后代,相反,他们认为自己的祖先是神,殷商诞生于风化的创世故事,所以关于"帝"与"风(凤)"的卜辞也就很常见了。

殷商时代的四方风神之名,东风协、南风微、西风弓、北风役,所表现的皆是以鸟兽为对象的物候特征。冯时指出,"协"以合和为本训,即阴阳合和而交,正是春风之候,可见《尧典》②"厥民析,鸟兽孳尾",其后也被称为谷风;"微"意即夏至之时鸟兽毛羽稀疏,是暑热之候,可见《尧典》"厥民因,鸟兽希革",其后也被称为凯风、景风、巨风;"弓"意即至秋分渐寒时,鸟兽毛羽重生,但初盛未及繁盛,可见《尧典》"厥民夷(彝),鸟兽毛毨",其后也被称为泰风、飓风、闾阖风;"役"意为盛,是冬至大寒鸟兽毛羽丰厚自温之意,可见《尧典》"厥民隩(㞜、宛),鸟兽氄毛",其后也被称为寒风、凉风。③四方风神对应四气,实则是四气之物候对应四个标准时,四个标准时在殷商之时与后世所称的四季尚无直接关系,它们最初是依天文学知识建立的,而非农业生产的需要。

以鸟兽之候来观察天的讯息,是把鸟视为天使之角色,在原始社会极为常见。先民感受到太阳的光与温暖,视太阳为生命力的源头,在他们眼中,唯有鸟可以接近天,接近神秘的生命之源。而在自然界的状态中,风也是气息的传播者,南方的暖风和北方的寒风直接传达了气候转化的消息,这是在观象授时以外的另外一重更为直观的体验。虽然不知对风与鸟的崇拜是从何时真正结合

① 龚鹏程著:《中国传统文化十五讲》,北京大学出版社2006年版,第162页。
② (唐)孔颖达疏:《尚书注疏》,卷一,《四库全书》·经部·四八·书部,第54册,上海古籍出版社1987年版,第33—34页。
③ 冯时著:《中国天文考古学》,中国社会科学出版社2010年版,第241—253页。

在一起的，但是《庄子》给出了一个结合转化的思维方式，其开篇讲的是鲲化鹏的故事：

> 北冥有鱼，其名为鲲。鲲之大，不知其几千里也。化而为鸟，其名为鹏。鹏之背，不知其几千里也。怒而飞，其翼若垂天之云。是鸟也，海运则将徙于南冥。南冥者，天池也。……风之积也不厚，则其负大翼也无力。故九万里则风斯在下矣，而后乃今培风；背负青天而莫之夭阏者，而后乃今将图南。（《庄子·逍遥游》）①

要背负起这样巨大的鹏，必须有强度足够大的风，风负鹏而飞，这是一幅惊人的风鸟结合的画面，也是古人对风与鸟的神性想象。

无论是风还是凤（鸟），它们在早期神话功能中也担负着生殖象征。殷人自认是简狄吞玄鸟卵而生，玄鸟自然就是婚娶繁殖的征兆。《吕氏春秋·仲春》："是月也，玄鸟至，至之日，以太牢祀于高禖。"②太牢是殷商祭祀的最高规格，祭品中牛、羊、猪三牲具备，天子率后妃亲往高禖神前祭祀以求后嗣，其为隆重。《庄子·天运》："夫白鶂之相视，眸子不运而风化；虫，雄鸣于上风，雌应于下风而风化；类自为雌雄，故风化。"③在这个比方中，有互相注视就能感孕的白鶂鸟，有上下鸣叫便能成孕的虫，有雌雄同体交感而孕的类兽，但它们的感孕都称之为"风化"。如果说鸟是生殖化生的使者，风就是媒介，先人之所以得出这样的结论，绝非无凭无据的想象，归根结底，这是从风与鸟（凤）的物候特征所观察出来的原始的总结。

同样，古代祭祀中那些"以气祭之"的说法，实际上也要靠风作为媒介来

① （周）庄子撰，（晋）郭象注，（唐）陆德明音义：《庄子》，《二十二子》，上海古籍出版社1986年版，第12—13页。

② （秦）吕不韦撰，（汉）高诱注，（清）毕沅校：《吕氏春秋》，《二十二子》，上海古籍出版社1986年版，第632页。

③ （周）庄子撰，（晋）郭象注，（唐）陆德明音义：《庄子》，《二十二子》，上海古籍出版社1986年版，第48页。

通神，如《礼记·郊特牲》："有虞氏之祭也，尚用气。血、腥、爓、祭，用气也。"孔颖达《疏》："'血、腥、爓、祭，用气也'者，此解用气之意。血谓祭初以血诏神于室，腥谓朝践荐腥肉于堂，爓谓渜肉于汤，次腥亦荐于堂。……今于堂以血、腥、爓三者而祭，是用气也，以其并未熟，故云'用气也'。"①牺牲在被宰杀后又没有烧熟，以示生"气"，此气祭祀神灵，当借风以求"同声相应，同气相求"。

因此，《灵枢·九宫八风》中那些伤人的虚邪之风，与主长养万物的实风一样，虽然表达对象是生理和疾病的物候，但都具有了人格化的特征。它们或滋养生命，或反其道而行之，立于中宫的太一是北极星，隐喻执掌秩序的天帝，张景岳："太一，北辰也。"在人格化的想象中，位居北斗帝车的正是黄帝，而为黄帝制作了这辆北斗指南车的是一位叫"风后"的臣子。《太平御览》卷十五引《志林》："黄帝与蚩尤战于涿鹿之野，蚩尤作大雾弥三日，军人皆惑，黄帝乃令风后法斗机作指南车以别四方，遂擒蚩尤。"②在整顿宇宙秩序时，天帝拥有诸多道具，风，或许是行令布政的最佳载体。但人们如果需要接收更多来自天帝的消息，恐怕就会求助于鸟这样的"风语者"。

二、凤鸟神

凤鸟既然可以带来天帝的消息，那么甲骨文中"假凤为风"就绝不是因为鸟儿拍翅生风这么简单了。况且，凤鸟也不是指所有的鸟类，从古文字造型来看，它更像是有着钱斑长尾的孔雀，至于头顶华丽的羽冠，恐怕是源于造字者的美化、强调，赋予了它百鸟之王的身份。对于代表着帝使的风神，代表着风神的凤鸟，殷人自然是要祭祀的。甲骨卜辞："于帝史（使）凤（风），二犬？"（《遗》九三五）用犬作为牺牲来祭风神，应为当时的礼制。

---

① （汉）郑玄注：《礼记注疏》，卷二十六，《四库全书》·经部·一〇九·礼部，第115册，上海古籍出版社1987年版，第547页。

② （宋）李昉撰：《太平御览》，卷十五，《四库全书》·子部·一九九·类书类，第893册，上海古籍出版社1987年版，第291页。

关于风的古文字考，大致有这么几派观点：① 甲骨文"假凤为风"，所以古"风"字与"凤"同，象征长尾凤鸟。这一家支持者最多，有叶玉森、商承祚、温少峰、黄锡全、曾宪通等。② 依秦简文字，"🐍"才是"风"字，其中"🐛"象风出穴形。持这一说者为林仪光，但马叙伦认为风不可以为象，此说不通。由于风虚无缥缈的特点，无法取象，所以表风之意的必须假借。③ 甲文中有"🐦"，晚清民初的金石学家王襄和华学涑都训为"风"，并认为"米"象征八方，金文作"🜨"，从日，所以"米"也从日。"🐦"字象两手举夒而观火之形，由此可知风向。叶玉森亦同意此说。④ 风本位方名，持此说者是徐协贞，因《竹书纪年》《后汉书》《帝王世纪》《越绝书》中皆有对风作为方名的记录或相应证据。[①]

越来越多的出土文字材料，使"假凤为风"的观点得到支持，曾宪通排列了各时期具有代表性的古文字材料：

🦚（合集133572），🦚（合集20246），🦚（南宫中鼎），🦚，🦚，🦚（说古今文），🦚（楚帛书），🦚（汉夏承碑），🦚（孟孝琚碑）

曾宪通认为，虽然字形逐渐演变，但可以看到的是凤体始终存在于构字之中，只不过后代逐渐简化，将凤鸟的尾饰"🜨"局部代替。"🜨"应是孔雀尾端的钱斑，是有别于其他鸟类的主要特征，并非从日之说。[②]但是，笔者也揣测，先民见到孔雀如此造型的斑纹，难免会认为其与太阳有关。神话中帝俊和帝喾作为黄帝的子孙，都与凤鸟有关。《山海经·大荒东经》："有神，人面、犬耳、兽身，珥两青蛇，名曰奢比尸。有五彩之鸟，相乡弃沙。惟帝俊下友。帝下两坛，采鸟是司。"[③]又《山海经·大荒西经》："有五彩鸟三名：一曰皇鸟，一

---

① 叶玉森：《说契》，马叙伦：《说文解字六书疏证》（卷二十六），徐协贞：《殷契通释》，转引自：李圃主编，《古文字诂林》（第十册），上海教育出版社2000年版，第99—111页。

② 曾宪通：《楚文字释丛》，转引自：李圃主编，《古文字诂林》（第十册），上海教育出版社2000年版，第111页。

③ （晋）郭璞撰，（清）毕沅校：《山海经》，《二十二子》，上海古籍出版社1986年版，第1381页。

曰鸾鸟,一曰凤鸟。"①《山海经》中描述的场景是皇鸟、鸾鸟、凤鸟不仅与帝俊友好相处,而且替帝俊管理着两座坛。帝俊之妻羲和为他诞下十个太阳,由此可见,帝俊本身是太阳神无疑。帝喾的故事与帝俊有着惊人的相似,《吕氏春秋·古乐》:"帝喾命咸黑作为声歌,……帝喾乃令人抃,或鼓鼙,钟磬,吹苓,展管篪。因令凤鸟、天翟舞之。"②凤鸟就是五彩鸟。此外,帝喾之妃邹屠氏之女常常梦见吞日,做了八次这样的梦,生下八个儿子。难怪后人要疑心帝俊和帝喾是不是同一个人。上古传说中人物的重叠、转换是常有的现象,但他们所具备的相近基因,才是上古神话记忆最宝贵的财富。凤鸟与太阳的关系就这样留存在神话中,因此,"♀"从日之说或许也不错。无独有偶,佛教中的孔雀明王也说明了孔雀与太阳是息息相关的。

甲骨卜辞中显现出的殷人对风的认识,并不完全是对风神的崇拜或祭祀。温少峰和袁庭栋将殷人对风的认识归纳为五类:① 风向,而且卜辞记录的大风方向基本上是"自西""自北","自北"尤为多一些,这应当与殷商都城所处地区有关。② 风力与风况,从卜辞内容可以分为大风、大搬风、飚(狂)风、小风四类,看起来是四级风力体系。③ 风、囚和宁风,或许暴风常常带来灾祸,如卜辞:"凤(风)不佳囚(咎)。"(《铁》一八八·一)因此,殷人举行宁风之祭,以祈求风止,如卜辞:"癸卯卜,宾贞:宁凤(风)?"(《卜》五五八)④ 风与帝,一切风的起息大小都是出于上帝之令,风本是帝使,在这一类卜辞中的帝有时应理解为"禘",如卜辞:"辛未卜:帝凤(风)?不用。雨。"(《佚》二二七)这里询问的内容是,是否应该用禘祭来祭风?⑤ 风的预卜,殷人在长期观察中,对风的规律应当已能做出初步判断,所以也有相应的预卜工作。③据此,有些学者认为,殷人对风的认识,既有神性,也有客观自然的一面。笔者认为更为恰当的说法应该是,殷人对风的体验是风的物候特征,但在

---

① （晋）郭璞撰,（清）毕沅校:《山海经》,《二十二子》,上海古籍出版社1986年版,第1382页。

② （秦）吕不韦撰,（汉）高诱注,（清）毕沅校:《吕氏春秋》,《二十二子》,上海古籍出版社1986年版,第644页。

③ 温少峰、袁庭栋:《殷墟卜辞研究——科学技术篇》,转引自:李圃主编,《古文字诂林》(第十册),上海教育出版社2000年版,第105-109页。

他们的理解中，物候特征绝不属于客观自然的范畴，而是源于神的旨意。因此，当他们试图解决风灾时，往往求诸祭神之法。通过殷人的祭祀之礼，可以看到渐为成熟的宗教发生，不再是简单直接的巫术之法了。

卜辞与上古神话还原出了一个象征体系的形成过程，即凤鸟如何象征风，风如何象征上帝之令，最终凤鸟如何成为帝使。风与凤在风之祭与帝王故事中成为具有高度浓缩性的象征符号，它们被加上越来越多的隐喻，以至于孔子对世道的失望也用“凤鸟不至”来感慨。虽然古文献没有对此过程的直接叙述，但根据人类学家对原始部族的田野调查，还是可以看到类似逻辑思维的形成规律。

英国人类学家特纳通过对赞比亚恩登布人的研究，指出仪式象征符号具有“浓缩”这一简明的特点，即一个简单的形式可以表示许多事物和行动。此外，支配性象征符号逐渐成为迥然不同的各个所指的统一体。之所以迥然不同还能统一于一物，是因为它们之间具有类似品质而相互连接，这些类似品质或许是事实上的，或许是理念上的。即便这些关联或联系十分微弱、任意，但它们所具备的普遍性使其能容纳最多样的观点和现象。另一个特点是象征符号意义的两极性，特纳称一极为“理念级”，另一极为“感觉极”，感觉极的意义与象征符号的外在表现形式紧密相关。[①]按特纳所言，理念极的一端往往是解释原则，感觉极的一端往往是实践中出现的与日常高相关度的喻义。此处再举几个卜辞之例加以说明（见表4-3）：

表4-3 言及“凤（风）”的卜辞与特纳象征符号两极性的对应

分类	作为解释的理念极	作为日常喻义的感觉极
卜辞[②]	东方曰析，凤（风）曰劦。 南方曰，凤（风）曰岂。 西方曰，凤（风）曰彝。 ［北方曰］，凤（风）曰。 （《掇二》一五八）	……辛未，大采各云自北，雷征（延）。大凤（风）自西，刜云…… ……大采日各云自北，雷隹……雨，不征（延）凤（风）自北…… （《合》七八）

① ［英］维克多·特纳著：《象征之林》，赵玉燕、欧阳敏、徐洪峰译，商务印书馆2012年版，第34-35页。

② 李圃主编：《古文字诂林》（第十册），上海教育出版社2000年版，第106页。

（续表）

分类	作为解释的理念极	作为日常喻义的感觉极
解读	四方之风成为四方风神，与四方神对应，构成祭神的完整系统。传世经典《吕氏春秋》《尔雅》《淮南子》《史记》等都继承了此等仪式系统，并加以丰富。	对自西、自北来风的记录，与云、雷等想象并叙，其观察与记录主要限于物候特征的描述范围内。

三、风穴之名

在《素问·骨空论》中，有"风者百病之始"之说，此风指风邪，也是《灵枢·九宫八方》中的虚风。中医名词的命名方式继承了我国，取象类比的传统，取象思维大致可以分为物象、意象和道象三个层次。物象是物态之象，指事物表露于外的形象和现象；意象通常是对一类事物共性的抽象和概括；道象是规律之象，为事物本质属性之间的必然联系。[1]这一部分着重探讨人体穴位中风府、风池两穴，且看它们在物象、意象、道象三个层次上的取象特点。

巨阳者，诸阳之属也。其脉连于风府，故为诸阳主气也。（《素问·热论》）

风从外入，令人振寒，汗出头痛，身重恶寒，治在风府，调其阴阳。不足则补，有余则泻。大风颈项痛，刺风府，风府在上椎……（《素问·骨空论》）

七次脉，颈中央之脉，督脉也，名曰风府。（《灵枢·本输》）

邪客于风府，循膂而下。卫气一日一夜，大会于风府，其明日下一

---

[1] 邢玉瑞主编：《中医思维方法》，人民卫生出版社2010年版，第47—49页。

节，故其日作尚晏。此客先客于脊背也。故每至于风府则腠理开，腠理开则邪气入，邪气入则病作，此所以日作尚晏也。卫气之行风府……黄帝曰：卫气每至于风府，腠理乃发，发则邪入焉。其卫气日下一节，则不当风府，奈何？岐伯曰：风无常府，卫气之所应，必开其腠理，气之所舍，则其府也。(《灵枢·岁露论》)

巅上一，卤会一，发际一，廉泉一，风池二，天柱二。(《灵枢·热病》)①

《内经》中已经提到气穴"三百六十五"这个数字，其中提到具体穴名的约160个，其他穴名在日后的医学实践中逐步完善。就风穴位而言，除了《内经》中初次提到的风府、风池两穴，还有见于其他医学古籍中的风门、风市、翳风、秉风四穴，合起来称"治风六穴"或"六字风穴"。穴位命名是以穴位的特异性表现为基本原则的，主要依据主治病症、气象、病理影响等因素，②其采用的是比拟、象形、会意、实录等综合方法。③凡以风命名之穴位，通常是交汇穴，风府是督脉、阳维交汇之处，风池是足少阳、阳维交汇之处，④风穴所在位置肌肤薄弱，腠理易开，这里既是风邪侵入或者聚集的部位，也是祛风的重要部位。风府和风池两穴所处位置有进风、迎风的特征。

风府位于上椎，也就是后颈椎开始长头发的正中位置。它是风聚集的地方，也是生命之气所在地，此地可以生气、和气、动气，其重要地位可见一斑。所谓"府"，《说文解字》："文书藏也。"⑤指的是官衙所在地，重要的行政机关，其中保管着重要的文书。当人因风致病后，首要的就是在风府调理失序的

---

① （唐）启玄子注，（宋）林亿等校注：《补注黄帝内经素问》，《二十二子》，上海古籍出版社1986年版，第910、938页，《补注黄帝内经灵枢》，《二十二子》，上海古籍出版社1986年版，第999、1036、1014页。

② 尚丽霞等：《"六字风穴"命名的意义》，载《针灸临床杂志》，2011年第8期，第66页。

③ 刘鼎禄、曹晓桦、董妙：《针灸穴名探源》，载《中华临床医学杂志》，2006年第5期，第35页。

④ 姚玉芳：《风穴证治探讨》，载《中国针灸》，1999年第2期，第41—43页。

⑤ （汉）许慎撰：《说文解字》，岳麓书社2006年版，第192页。

虚风邪气,因此才说"治在风府,调其阴阳"。如果从拟人化的角度来看,风府真是一个主持人体公道的衙门所在。《灵枢·岁露论》中,先是说邪气侵入风府,且用了"客于风府"这样生动的动态描述,邪气作为不受欢迎的侵入者,沿着脊椎下行运动。与此同时,卫气遵循一日一夜在风府穴汇合的规律,沿着脊椎逐日下行一节,错开了与邪气相遇的时间,也延缓了疾病发作的时间。直到卫气运行到风府,腠理开张使邪气得以侵入,邪气与卫气相搏,以致疾病发作。在传统医学的图景中,邪气与卫气的相搏就是风与风之间此消彼长的交汇、博弈。

风池得名也是同理。风池穴处于头项交界处,是属于足少阳胆经的穴位,紧紧护卫着头部。据《中国针灸大辞典》"风池,主中风偏枯,少阳头痛,乃风邪蓄积之所"。[1]《说文解字》不见"池",作为声符的"也"为蛇形,表示弯曲蜿蜒之物。"池"多为人工挖掘,[2]应用在风池穴,可以把风池想象为护卫着头部(首府)的护城河,弯弯曲曲,环绕城墙。风邪如要侵入头部,非要过风池这道屏障不可。脑血管栓塞在通俗的医学用语中又被称为"中风",因为风池这道护城河被打通了,这是何等的形象生动!

由于风穴具有内外之风相交、正邪之风相搏的特点,因此,针刺法也牢牢把握这个要义,以求祛风固表。临床资料表明,针刺风池穴对治疗脑动脉弹性不足、紧张很有帮助,对高血压、脑血管引起的头痛、头晕诸症具有良好效果。在治疗脑出血方面,针刺风府穴有利于脑出血部位的血块溶解和吸收。对患有脑血栓的病人,通过针刺风池、风府等穴,能够改善脑部微循环,加快血流速度,缓解脑细胞缺血、缺氧状态,使症状及体征明显好转。[3]总之,对风穴行针刺法所起的作用是疏导、舒压、平衡,从而调节血流速度和血管压力,即《内经》中所说的"治在风府,调其阴阳。不足则补,有余则泻"。(《素问·骨空论》)[4]凡中医之道,均在和与平。

① 张大千著:《中国针灸大辞典》,北京体育学院出版社1988年版,第254页。
② [日]白川静著:《常用字解》,苏冰译,九州出版社2010年版,第303页。
③ 姚玉芳:《风穴证治探讨》,载《中国针灸》,1999年第2期,第41-43页。
④ (唐)启玄子注,(宋)林亿等校注:《补注黄帝内经素问》,《二十二子》,上海古籍出版社1986年版,第938页。

至此，再看风府、风池两个风穴的取象得名之思维，其物象体现在风在神话中具有的正性和邪性。事实上，上古神话中也正有这样一个符合双重性的风神——禺强。禺强同时也是海神、北方之神。当他以风神姿态出现的时候，"人面鸟身，珥两青蛇，践两青蛇"。(《山海经·海外北经》)[①]禺强扇起大翅膀，鼓起猛烈的飓风，风里带着疫疠和病毒，使人生疮害病，甚至死亡。但当他以海神面貌出现时就"黑身手足，乘两龙"，变成鱼的身子。袁珂说《庄子·逍遥游》中"北冥有鱼，其名为鲲"的这个鱼鸟变形之神就是禺强，[②]也正因为他来自北方，所以扇起的北风当然就是主杀生的厉风了，《吕氏春秋·有始篇》："西北曰厉风。"[③]禺强的转化，从海神到瘟神，从鲲到鹏，这一类的神话变形思维，在医学风症治疗中有着实际效用。致病是风，祛病亦靠风，如果没有神话思维做支撑，很难想象风穴的命名依据在哪里。此为风穴命名之物态之象。

至先秦时期，乃至后来六字风穴中其余四穴得名时期，医家的思想自然不再停留在对风的想象中，他们已在针刺疗法的数代积累中寻找到了风的基本属性。以风命名正邪之外来因素已成为一种医学传统，在这样的环境中，命名依据更多的是抽象概念，而不是神仙了。可以说，后期风穴之命名，遵循的是意象取象原则。

中医理论体系渐渐丰满，治疗配伍原则的建立得益于医家寻找到了规律，从而也生出了具有前瞻性的规律之象。通观《内经》，除了基本的人体认知、疾病治疗外，最令人称道之处便是具有防患于未然的"治未病"思想，如果没有对道象的观察和提炼，是不可能为后人留下宝贵的医学原理和养生思想的。

仅仅从风府、风池等几个风穴的命名，就可以看出我国传统医学取象思维中物象、意象、道象兼备的深刻性。任何文化的思想史都具有渐进、演变、迭代的规律，中医也不例外，这更要求世人用发展的、动态的眼光看待我国的医

213

---

① （晋）郭璞撰，（清）毕沅校：《山海经》，《二十二子》，上海古籍出版社1986年版，第1372页。

② 袁珂著：《中国神话传说——从盘古到秦始皇》，世界图书出版公司北京公司2010年版，第104、106页。

③ （秦）吕不韦撰，（汉）高诱注，（清）毕沅校：《吕氏春秋》，《二十二子》，上海古籍出版社1986年版，第666页。

学传统，而不能与现代医学做简单粗暴的比较。

四、九宫八风

《灵枢·九宫八风》是一篇被视为神秘、难解的玄谈之作，也被疑是占星家、阴阳家之流的伪作。直至1977年，在安徽阜阳县罗庄大队汉汝阴侯墓中发掘出西汉初期的六壬式盘、太一九宫占盘，以及一件圆仪（见图4-7），或是失传已久的璇玑玉衡。①文献上看似不着边际的占星记载竟然有古代天文仪器作为依托，使众多考古学家和历史研究者不得不重新正视我国古代数术预测体系的实用性，及其对后世其他科学发展的影响。

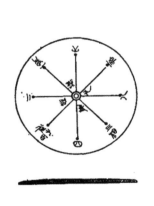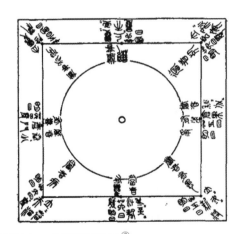

图4-7　西汉太一式天盘和地盘②

式盘图案明确展现了中国古代八方配八节的天文模式，八节次序为下北冬至，上南夏至，左东春分，右西秋分，东北立春，东南立夏，西南立秋，西北立冬。③该图与《灵枢》中保留下来的《合八风虚实邪正图》互相印证。中医的起源一直是千古谜团，至今无人能给出一个确切的源头，但正如中华文明也

①　严敦杰:《关于西汉初期的式盘和占盘》，载《考古》，1978年第5期，第334页。
②　孙基然:《〈灵枢·九宫八风〉考释》，载《辽宁中医杂志》，2012年第4期，第602页。
③　冯时著:《中国天文考古学》，中国社会科学出版社2010年版，第238页。

具有"满天星斗"式的多元起源，医学不会脱离这个范式。显而易见的是，天文是我国医学思想起源的重要组成之一。

在《九宫八风》中，每每"太一移日，天必应之以风雨"。所谓太一移日，即转换节气的日子，这个节气是太一从一宫转向下一宫的第一天。在这个转换的关键时刻，"以其日风雨则吉，岁美民安少病矣。先之则多雨，后之则多旱"。(《灵枢·九宫八风》)[1] 此处强调的是风雨如何影响一年的气候，如果风雨提前于交节，就会多雨，如果延后于交节，就会多干旱。《九宫八风》后面的部分，如前文所引的大量关于实风与虚风对人体的作用，是对一年是否风调雨顺的对应。而对于"占病者贵贱"的内容，同样是天人感应的人间模式。在今人"去其糟粕，取其精华"的呼声中，"糟粕"一去，实难理解"精华"，这种思想上的整体性、连贯性才构成了先秦哲学思想的大统。

古人用占盘、式盘占卜预测，所依据的规律自然不能建立于空中楼阁。殷人的四方神和四方风神已经初步勾勒出了一套完整的标准时体系，同时发展的还有顺应农业需求的季节分时体系，这两个体系最终渐渐合并。正如冯时指出的，如果八方与八节所具有的密切关系不能被视为八风与八节配属形式来源的话，那么应该考虑，古人至少通过两条截然不同的途径——天文学和物候学，来完成对八节的认识。[2] 虽然目前无法判断八方应八节的合流点，但物候特点在辅助先人学习天文知识上必然功不可没。《九宫八风》详细描述的虚风特征和导致的恶果，最早应源于先人对农业生产的观察和经验总结，从而逐渐推演到人体养生的规律周期。对农作物最具有影响力的自然条件便是风雨和气温（阳光），代表了太阳的太一之所以能够朝八风，以占吉凶，想来也是先人发现了在一年之中于纬度上的变更，直接导致了暑热寒凉，这与经度上的变化使一日之内有昼夜之变产生了大小周期的相应性。至于为何会形成八节，此为平气的节气划分法，八风就是八节之气，气动成风，古人形象地把气的运动落实为

---

① （唐）启玄子注，（宋）林亿等校注：《补注黄帝内经素问》，《二十二子》，上海古籍出版社1986年版，第1035页。
② 冯时著：《中国天文考古学》，中国社会科学出版社2010年版，第238页。

更加具有感受性的风。《九宫八风》最后讲到"三虚相搏为害"的严重性,所谓"三虚",杨上善注之为"年虚、月虚、时虚",用今天的话来说,就是时机不正确,中国人十分重视的天时、地利、人和,与此观念是一致的。"失时之和"蕴藏了中医发病机制的重要思想起源,《九宫八风》绝不能只作为占星素材从而弃于迷信的糟粕中。

对于式盘的运用方法,研究者根据古代文献记载也已经做了不少相应的讨论。事实上,要通过实证的方法来验证式盘和九宫八风模式的可操作性,几乎已无可能,学界也认为这样的发现仅能在研究科学史方面提供素材。但在匆忙为它们贴上伪科学的标签之前,研究者应该认识到,形成这套学术体系的根源在于古人对风的认识,神话历史中的风神,卜辞中的四方神,直至抽象的医学用语,勾勒出风从神格到物格的演化风貌。

风不仅是《内经》中的一个医学名词,在我国古代文学中,更是具有感天动地、化人之效的重要角色,《诗经》将"风"排在首位,以"风""雅""颂"传世,因为唯有风使天人同气,是世间最大的感应媒介,所以也能形成最有力的教化和最深的感动。生命由风而来,许多文学都记载了这一点。本节通过甲骨卜辞、《内经》等传世文献,记录于《山海经》《庄子》等经典文献中的神话和寓言,以及地下出土的考古文物,还原出古人是如何将风想象成神,将凤鸟想象成为天帝传递讯息的帝使风神,将邪气比拟成虚风,将八节与八风紧密相连的思想过程。在探讨这些不同方面时,相应的研究都具有较为丰富的材料,但目前仍旧缺乏多重证据相互印证的整体研究,本节做一尝试,望找出更多的材料,尤其是考古学材料,来夯实研究的基础。

第六节　生命之数"五"

苍穹有五星,天地有五方,人间有五帝,岐伯说"天地之至数,始于一,终于九焉"。虽然在《内经》中,出现的数字丰富多样,但"五"是具有特殊意义的天地之数，它源于"一二三四"这几个基本数字，又生出"六七八九十"等衍生数字。刘师培从文字学角度发现，"一二三四五"皆有古文，六以上则无，可见上古之人只知五数。郭沫若判断十位数字可分为二系，分别是一至五和六至十。① 中国古代神秘数字的起源众说纷纭，在研究材料上，多不离《周易》、河图洛书、创世神话、史前人类学和考古材料。作为《内经》中关键的生命之数，本节在追溯"五"的起源过程中，将更为留意它与生命之气的关联。

一、宇宙创生

顾颉刚认为中国人对"五"的信仰，实则对宇宙系统的信仰。的确，"五"尽管生成了"五行""五方""五色""五帝"等包含了天地万物的系统，但归其根本，仍然是以方位为分类标准的。中医甚至有一个很直白的概念能够说明这一思路：方以类聚。中医看病，医生开方，"方子"就是以空间为单位进行划分的。因此，"五"作为一个数字，首先是具象的，只有明确了这一点，才能继续展开对"五"的追溯。

"方以类聚"最早出自《周易·系辞上》"方以类聚，物以群分，吉凶生矣"。《周易正义》注"方"为"法术性行"，② 即从心性与情趣讲事情所向，理解为观念和意识。然而"方"最初的意思尚不是如此心性论，它是一个集合了空间和时间的类别属性。在属于某一个"方"的空间和时间里，事物都具有趋同的属性，这就是中医所谓的"方以类聚"，因而也制定了相应的治疗法则，即利用药物的不同属性模拟不同的方——不同的时间和空间，药物由此就成为将人从不健康的时空状态转换到健康的时空状态的工具。③ 读《内经》及之后的其他医学古籍，"五方"是中医最基本的"方"的分类，根据刘力红的归纳，五方中所聚之类涵盖了以下几点：时间、五行、六气、五气、五味、五色、五

217

---

① 叶舒宪、田大宪著：《中国古代神秘数字》，陕西人民出版社2011年版，第87页。
② （魏）王弼等注，（唐）孔颖达等正义：《周易正义》，《十三经注疏》（上），上海古籍出版社1997年版，第76页。
③ 刘力红著：《思考中医：对自然与生命的时间解读》，广西师范大学出版社2006年版，第154页。

音、五臭、五畜、五谷、五志、五数、五毒。[①]这些五方聚类在先秦各家中皆有体现,是贯穿中国古代哲学的基本分类法,非医学独有。对"五"之起源的认知,比较集中于两种论点,一是方位论,二是屈指计数论。其实这两者并不对立,前者讲的是概念的发生,后者讲的是计数的发生。

在前面的章节已经讨论过,远古先民根据日月的行进轨迹,最早认识了东、西两个方位,继而认识了南、北。在描绘了四方模式后,相交的中央位置的出现可谓自然而然。利用太阳进行辨方正位的考古学证据很多,从红山文化三环石坛到西汉太一式盘,都能看出中央的尊贵。对"五"与中央方位的崇拜在许多美丽的远古纹饰中都有所体现。比如屈家岭遗址出土的文化晚期器物(见图4-8),就明显展现了"五"与中央的关系。

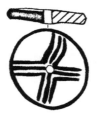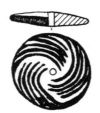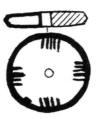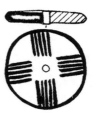

图4-8 屈家岭出土屈家岭文化晚期陶纺轮[②]

此处要引用的是长沙子弹库出土的战国楚帛书上记载的神秘创世神话,在这份难解的"天书"中,竟然提到了支撑天盖的五色木,这与人们耳熟能详的四根天柱说有出入,《淮南子》记载的女娲创立天地的故事是这样的:

> 往古之时,四极废,九州裂,天不兼覆,地不周载;火爁炎而不灭,水浩洋而不息;猛兽食颛民,鸷鸟攫老弱。于是女娲炼五色石以补苍天,断鳌足以立四极,杀黑龙以济冀州,积芦灰以止淫水。苍天补,四极

---

① 刘力红著:《思考中医:对自然与生命的时间解读》,广西师范大学出版社2006年版,第155-165页。
② 王先胜著:《初读中国远古纹饰》,学苑出版社2015年版,第151页。

正……（《淮南子·览冥训》）①

四方支撑天盖的柱子倒塌了，幸而女娲重立四极，得以恢复天地秩序。《淮南子》成书于西汉，但比之更早的战国楚帛书已经说到了五柱：

> 千又百哉，日月夋生。九州不平，山陵备鈌。四神乃乍，至于逯，天旁違，攺歔之青木、赤木、黄木、白木、墨木之精。②

这段话的意思是指在千百年后，帝俊孕育了日月。当时九州大地的地势不平，山陵都朝一边倾斜。四子来到天盖之上，推动天盖绕北极转动，守护着支撑天盖的五根天柱，守护它们的精气，使其不致散亡朽损。③不能将帛书上的古史作为信史看待，帛书反映的是战国时代的古史观，即天盖是由五柱所支撑的，四子推动天盖转动，除了四极，有一极必然是处于中央的轴心之柱。五柱也并非普通的支撑物，它凝聚着生命之精气，必须被全力守护，它也拥有青、赤、黄、白、墨五色属性。

楚帛书记载的创世神话隐含了一个有趣的信息，即天地四极的勘定是早于帝俊生日月的，在日月诞生之后，又发生了共工和颛顼争帝，共工触折天柱，使天地倾覆。四子重新推动天盖，才修复了天地秩序。对于这则神话展现的先后顺序，似乎可以这样理解，先民从日月中观察到了天地运转的规律，把这种运动想象为是四子推动造成的。在此之前，人们并不知道宇宙运动的规律，知道与不知道的分界点就是对日月的观察。

五色木的定性也是在四子重推天盖之时，那么在此之前，即便知道方位概念，也并没有固定的说法，说明五方的定位也是与日月运行紧密相关的。《淮

219

---

① （汉）刘安撰，（汉）高诱注，（清）庄逵吉校：《淮南子》,《二十二子》,上海古籍出版社1986年版，第1232页。
② 此处为录文，转引自：冯时著，《中国天文考古学》,中国社会科学出版社2010年版，第34页。
③ 冯时著：《中国天文考古学》,中国社会科学出版社2010年版，第44页。

南子》把四子所执的相交的两条"绳子"称为"二绳",出于十分生动的想象,它们用于固定天穹。"二绳"相交处必须有一个支撑点,先民在日常劳动生活中应当已经总结出这样的经验,这个中心支撑点渐渐形成了中央的概念,且愈加尊贵。这在一些之前被称为太极图的纹饰中也能看到,如西周青铜器上的火龙纹看起来就是一个围绕着中央动态绕行的样子(见图4-9)。五色木既然已经有了属性,就进一步说明了五方的严格勘定与其说是先人定下的便于分别的标定,不如说是为了体现当时这一类知识所具有的神圣性。

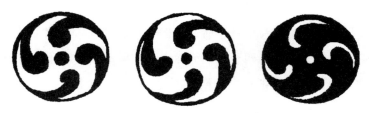

图4-9　西周青铜器火龙纹[1]

　　对知识神圣性的追求不仅造成了"五"作为圣数的不断衍生,也使"五方"的内涵不断增加。就前者而言,郭沫若说的屈指计数,或许是最古老的进位制,即一只手有五根手指,数完之后,再反复加五,又可得到六、七、八、九、十。古人的运算能力或有局限,如果他们发现不断地加上另一只手的五根手指,可以得到有规律的另一组数列,那么"五"在算数中的先天重要地位也是不言而喻的。《周易·系辞上》:"天数五,地数五。五位相得而各有合,天数二十有五,地数三十,凡天地之数五十有五,此所以成变化而行鬼神也。"[2]所谓天数、地数就是奇数、偶数,数字亦有阴阳之气,所以可以幻化为万物,这种说法看似玄妙,实则与数学中对数字无限组合能推演出各种可能性的说法是十分接近的。《周易·系辞上》:"河出图,洛出书,圣人则之。"[3]中国人以对河

① 王先胜著:《初读中国远古纹饰》,学苑出版社2015年版,第34页。

② (魏)王弼等注,(唐)孔颖达等正义:《周易正义》,《十三经注疏》(上),上海古籍出版社1997年版,第80页。

③ (魏)王弼等注,(唐)孔颖达等正义:《周易正义》,《十三经注疏》(上),上海古籍出版社1997年版,第82页。

图洛书的神话想象赋予了早期术数知识以神圣地位。

而"五"的属性，或曰内涵的不断丰富，几乎已经形成了一套庞杂的"五方"系列。《灵枢·阴阳二十五人》："天地之间，六合之内，不离于五，人亦应之。"[①]"五"之内涵的深化，同样是基于天人感应的认识之上的。

战国楚帛书里的"青木、赤木、黄木、白木、墨木之精"，所对应的正是"东、南、中、西、北"这个顺序。因此，在《内经》中，五脏首先是与"方"对应，其次再与"方"所具有的属性对应。《素问·金匮真言论》："东方青色、入通于肝……南方赤色，入通于心……中央黄色，入通于脾……西方白色，入通于肺……北方黑色，入通于肾。"[②]《灵枢·五色》："以五色命藏，青为肝，赤为心，白为肺，黄为脾，黑为肾。"[③]医学强调人的精气是生命之本，支撑天盖的五色木同样如此，四子所需守护的正是其精，这再一次体现了人体作为小宇宙、小周天，与大宇宙、大周天的一致与协调。文献没有记载四子是如何守护天柱之精的，但医学对守护人体之精则有着详细的理论。有人批评以《内经》为代表的传统医学过于机械地追求某些天人同气的对应因素，但作为医家，或者传统文化研究者，本身也不该机械地对比条目式的操作原则。比如五方聚类中的时间，在西医中也很受重视。为什么婴儿容易在晚上出生？人容易在夜间死亡？生物钟的规律是如何运作的？药物的有效服用时间应该如何调整？……这些都是医学十分重视的现象。比如五色、五音、五志，这些与情志疗法密切相关，并且广泛运用于心理治疗。比如五味、五畜、五谷、五臭，饮食与健康的关系显而易见，食疗也是十分受推崇的自然疗法。比如五气，人所生活的自然环境与健康、疾病有着直接的对应关系。比如五数，药物制剂的调配也需要用到象数配伍原理。总而言之，方以类聚的类别，是以"方"为单位的，所以

221

---

① （唐）启玄子注，（宋）林亿等校注：《补注黄帝内经灵枢》，《二十二子》，上海古籍出版社1986年版，第1027页。

② （唐）启玄子注，（宋）林亿等校注：《补注黄帝内经素问》，《二十二子》，上海古籍出版社1986年版，第879-880页。

③ （唐）启玄子注，（宋）林亿等校注：《补注黄帝内经灵枢》，《二十二子》，上海古籍出版社1986年版，第1023页。

明确了"五方"的最早形成模式,其他一切承载在"方"之上的特性,无论是科学的还是伪科学的,无论是神话的还是经验的,都是在实践发展中的积累。还原作为方位勘定的"五",是理解中国传统文化的一把钥匙。

二、天绳交午

山东莒县陶文属于大汶口文化,距今已有5 800年了。这些陶文的出土曾引起学界很大的震动,学者们讨论的重点就是莒县陶文到底算不算文字。这其中,有一个表示日月关系的陶文符号(见图4-10),和"五"有着千丝万缕的联系。

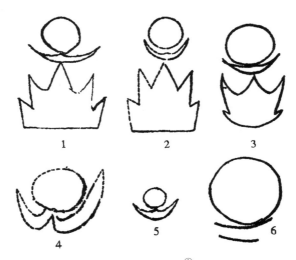

图4-10 莒县陶文[①]

解读此"文字"(图像),上半部分明显是日月之形,下半部分是一座有着五座山峰的山形。《山海经·大荒东经》:"大荒之中,有山名曰孽摇頵羝,上有扶木,柱三百里,其叶如芥。有谷曰温源谷。汤谷上有扶木,一日方至,一日方出,皆载于乌。"[②]国光红认为,此陶文就是山东莒县、诸城一带被认为是神话中"汤谷"所在地的力证,陶文下半部分的"山"形,就是"五峰秀出"的

① 王先胜著:《初读中国远古纹饰》,学苑出版社2015年版,第63页。

② (晋)郭璞撰,(清)毕沅校:《山海经》,《二十二子》,上海古籍出版社1986年版,第1381页。

"孽摇颓羝"山。① 配合《汉书·天文志》中说到的"日有中道，月有九行"。②
可以看出大汶口先民对日月行道的观察，正是处于"五峰"之位，见日月各行
其道，此山乃日月之行观测点的起点。后世兴起的五行之说源头，并不是指五
种物质，而是太阳和月亮所经行道路的提炼之说。依托于五峰的五行之山与日
月的组合，赋予了先民对于日月五行的想象空间。在当时的天文知识条件下，
先民对日月轨道的精确计算是绝无可能的，此陶文的可贵之处，在于它描画了
一幅先民对天文观察的图景。他们仰观天象，以在他们眼中亘古不变的山峦为
参照物，以不动的角度观察动态的日月星，难怪乎有学者甚至认为此陶文应为
古老的"连山易"。

在古老的观念中，日月之行必有交会，在考察"五"的造字起源时，相交
的思想根源始终影响着学者的理解。对于"五"的字形起源，也有两种说法，
一为计数说，二为"交午"说。

持有计数说的学者，多半认为许慎之说"五行也，从二，阴阳在天地间
交午也"，③ 实难符合先民的认知能力。盖五行之说兴盛于东汉，起源至早也不
过周末阴阳家，而"五"之古字早在殷周甲骨文中出现，不可能以如此哲学思
想作为造字基础。因此，李孝定、于省吾等都认为"五"初为计数之用。《说
文解字》亦指出"✕"为"五"之初文，于省吾认为此与在山东城子崖所发现
之黑陶上的古陶文、古化文相符。甲文中偶见释为"五"之数字含义的"彡"，
可见先民是以"彡"这种积画为之的写法太过复杂，从而化繁为简创造了
"✕"。④ 但是，疑点在于，于省吾自己也提出，在甲骨文中，"五"字基本作
"✕"，偶有作"✕"的。仅仅把两个字形的差别原因视作"✕""以其与乂字之
作✕形者易混也"，似有牵强之处。

---

① 国光红著：《读史搜神——神话与汉字中的密码》，广西师范大学出版社2014年版，第135页。
② （汉）班固：《汉书》，《四库全书》·史部·七·正史类，第249册，上海古籍出版社1987年
版，第618页。
③ （汉）许慎撰：《说文解字》，岳麓书社2006年版，第307页。
④ 于省吾：《释一至十之纪数字》，转引自：李圃主编，《古文字诂林》（第十册），上海教育出版
社2000年版，第880页。

　　李孝定并不完全反对"交午"象形之说,但也绝不认可五行之说。因在卜辞中有"燎于□ 牢"可证,又有" 鹿获 鹿获"可证," "与" "均为"五"之异构," "虽偶见,但原始计数含义很明显," "中间多出一横,李孝定指其为笔误。在后来的金文中,皆作" "。[①]除了于、李两位学者的计数说观点外,还有张秉权的" 象掌纹"之说,其根本还是基于以手计数的进一步想象,备以一说。

　　在考古学材料中,目前所见的最古老的"五"出土于长江流域彭头山文化,距今已8 000年,此物是一件石头制棒饰(见图4-11),一端刻画一横向的" ",另一端穿圆孔,专家推测它可能是用于佩戴在人身上或用于某些仪式场合。此外还有陕西南部龙岗寺出土的半坡类型陶(见图4-12),纹饰不仅体现出了" ",还以其半坡文化特色的黑白相间色彩及鱼纹表现出阴阳交午的寓意。横向造型的" "因此还被认为与甲骨文"贞"有关(见图4-13),由于"贞"的职能在于预测,预测的重中之重必然是天象变化,从而制定历法,顺应农业社会的基本需求。

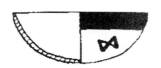

图4-12　龙岗寺陶钵[③]

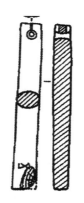

图4-11　彭头山棒形饰[②]

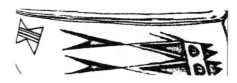

图4-13　半坡圜底盆纹饰上的"贞"字[④]

①　李孝定:《甲骨文字集释第十四》,转引自:李圃主编,《古文字诂林》(第十册),上海教育出版社2000年版,第879-880页。
②　王先胜著:《初读中国远古纹饰》,学苑出版社2015年版,第43页。
③　王先胜著:《初读中国远古纹饰》,学苑出版社2015年版,第44页。
④　王先胜著:《初读中国远古纹饰》,学苑出版社2015年版,第42页。

"交午"说的拥护者更多一些，但象何之形以交午，则也有分化。许慎的"阴阳交午"说过于宽泛，理解为天地之气或者日月皆无不可，尚未切中字形之本义。杨树达就指出不必上升到阴阳的高度，交午虽是事形，但确有形可象。[①]朱芳圃同意"乂"象交错形，"二"象形在物之间。[②]丁山提出了"五""互"音同义同之说，两者皆象绳与器，"㐅"象器之尚未收绳，"乂"是交横之辐。"㐅"作为代替"五"的计数意义，是借义得来的，从而渐渐失去交横之义，反而有了五行之说。交午之"午"，古文字作"↑""↑""↑""↑"等，皆象形杵，没有相交的意思。而在《礼仪·大射仪》中，有"若丹若墨，度尺而午"，郑注："一纵一横曰午，谓画物也。"此处可见"交午"乃两绳相交的引申之意。[③]而到了西周末年以后，籀文中有一"㐅"，日本学者高田忠周认为"二"即上字，为天意，"∪"为地载之形。[④]到了此时，天地、日月、阴阳交午之义应已具备。古代文字数量极其有限，在经过假借、通假之后，往往失却了其本意，恐怕是常见的现象。

那么，"计数说"和"交午说"两者之间有没有转换点呢？即使发生了借用，其依据何在？答案或许就在更古老的文字材料大汶口陶文中。陶文表示了天上日月与地上山峰的关系，陶文本身是人为之作，表现的是创作者眼中的天文地理关系。在前文也已经分析过，最早的天文实践，就是先民利用太阳辩证方位。神话故事中，四子推动天盖制定了五方，绑定在天穹之上的"二绳"相交，所指向之处正是东西南北，二绳"交午"，实为四绳。由此可见，两绳相交，一纵一横的形态，既是先民生产劳动中的实际工具，也是先民眼中固定着天穹的天绳。天绳所固定的四极就是初定的四方，相交之处则为第五方——中

---

① 杨树达：《文字形义学》，转引自：李圃主编，《古文字诂林》（第十册），上海教育出版社2000年版，第879页。
② 朱芳圃：《殷周文字释丛》，转引自：李圃主编，《古文字诂林》（第十册），上海教育出版社2000年版，第879页。
③ 丁山：《数名古谊》，转引自：李圃主编，《古文字诂林》（第十册），上海教育出版社2000年版，第878-879页。
④ 高田忠周：《古籀篇十八》，转引自：李圃主编，《古文字诂林》（第十册），上海教育出版社2000年版，第877页。

央。"✕"既作为中央相交点的第五方，也是第五个出现的数字，其尊贵的地位同时被认定。

陶文上的日月处于五峰最中间那一峰的顶端，这本身出于平衡的和谐之美，同时也可能表示先民已经找到了最佳观测点，这个观测点从而成为东方之民天文观测的基准点，日月的升起落下也孕育出了充满生命张力的东方神话。

有了五峰作为参照，经年累月的观察，先民一定发现日月不仅有东升西落，且有绕行天盖的公转轨迹。《素问·六节脏象论》不仅提到"日行一度，月行十三度"，而且还明确表示了这种认知的由来："立端于始，表正于中，推余于终，而天度毕矣。"[1]此处描述的是用圭表测量日影以校正时令节气的天文测绘方法。青海柳湾出土的马家窑文化陶纺轮上（见图4-14），交午的图形正中有"立杆"，应当象征着用于测量的圭表和立杆。

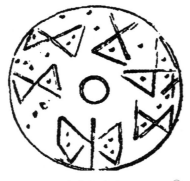

不仅如此，《内经》中重要的"五运"之说恐怕也并不来自金木水火土这常见的五行说，而正是日月各行其道的衍生，渐渐地就演化为节气之说，而节气的适应性正是养生治病的重要标准。

图4-14 青海柳湾出土陶纺轮[2]

　　五日谓之候，三候谓之气；六气谓之时，四时谓之岁。而各从其主治焉。五运相袭，而皆治之；终期之日，周而复始。时立气布，如环无端，候亦同法。（《素问·六节脏象论》）[3]

"五"作为基本的气候单位，无论如何也不可能来自物质论的五行之说，

---

① （唐）启玄子注，（宋）林亿等校注：《补注黄帝内经素问》，《二十二子》，上海古籍出版社1986年版，第886页。

② 王先胜著：《初读中国远古纹饰》，学苑出版社2015年版，第92页。

③ （唐）启玄子注，（宋）林亿等校注：《补注黄帝内经素问》，《二十二子》，上海古籍出版社1986年版，第886页。

只能来自天文观察。但古老的"五行说"终于也被"低估"为五种基本物质，国光红指出，作为一个天文气象的准确观察结果、计算结论，古老的"五行说"不仅是揭示"天人合一"规律的中医理论基础，也是一个精湛的哲学命题，但随着岁月流逝，最终竟然沦落为打卦问卜的填充料，着实令人伤心丧气。[1]而在回顾了"五"之字形渊源后，也不得不承认，知识的流变既有人为因素，也有诸多客观外力的作用，尤其是人类的实用性导向，使他们必然要在上天的"旨意"之下寻找可资利用的对应物。阴阳家并不见得欺世盗名，他们是在靠天吃饭的动力下应运而生的新知识分子。

三、端午交午

近代关于端午节起源的考释，闻一多的《端午考》可谓影响力最大，他认为端午节是龙的节日，起源于越吴水国，看似对蛟龙的祭祀，实则人们与水患水怪的抗争，龙舟竞渡和投以虫食的习俗亦是对水神的安抚。此风俗传至荆楚之地后，才逐渐与凭吊屈原的仪式结合起来，反而形成后世流传最广的端午乃凭吊屈原说，赛龙舟、吃粽子、绑五色丝线也成为汨罗之遗风。

从习俗的角度来考察端午，说到底还是为了透过现象看本质，龙图腾也好，屈原也罢，再加上附会的凭吊伍子胥等，似乎都与水离不开关系。至此，不如先暂且抛开各种民间传说，从古代历法的角度分析一下端午的节气特征。

端午节又称"重五"，因其为夏历五月第一个五日，又称"天中节"，意思是一年中的正中一天。古时"五""午"互通，端午便也是"端五"了。根据出土的殷商甲骨卜辞，历史学家发现在殷商王朝的古历法中，夏至与端午是同一个节气，殷人以这一日为新年，此时麦子成熟，尝新麦、植新黍是殷商新年时的主要习俗。"殷正建午"的依据是殷人是以"大火"星昏见南中的夏历五月为岁首，标志岁首的大火为"大辰""天子大纪"。端午尝新麦、植新黍的习

----

① 国光红著：《读史搜神——神话与汉字中的密码》，广西师范大学出版社2014年版，第139-140页。

俗一直持续到西周之后,逐渐还增加了以新黍献神的记载。只是上古历法一年只分十个月,五月为中,到了汉代,对于历法的运算愈加精确,夏至与端午也就分开为两个节日了。①

由此可见,端午起源于一个重要的节气划分,作为上古历法而被遵循。它的特点是"正中"、转换、以"五"为尊。身为岁首之"重五"固有极高的地位,倘若结合《易》之八卦演变的特点,也可以看到这一节点是阳气盛极,即将转阴的转换之日。先秦历法曰"夏至一阴生",便是此理。上古最重要的两个节日都是重要的转换之日,夏至被称为"坤日",冬至被称为"乾日",它们分别具有极阳和极阴的特征。要理解端午的本质,阴阳转化是一个关键点。

上古历法毕竟是属于统治者的知识,在民间,神话以另一种形式呼应着端午乃阴阳转化之日,这个故事的主人公就是上古圣帝舜。袁珂指出,中国古代居住着多民族,每个民族都有自己的神话及奉祀的上帝鬼神,民族间的宗教文化随着时间推移会不断吸收、改变,甚至一些神话就演变为历史,变得愈加复杂和矛盾,一事可能分派到多人,一人可能化身为几人。②舜的化身,就有帝俊、帝喾,这在端午的材料中就得到了体现。

传说中,舜帝南巡时不幸死于湘水,见《史记·五帝本纪》:"(舜)南巡狩,崩于苍梧之野。"③舜的妻子娥皇和女英悲痛欲绝,而后便有了《楚辞·九歌》中的动人故事,她们遗恨淹死江中,成了湘水女神。她们的悲伤有时也使湘水变得不平静。《山海经·中山经》:"帝之二女居之,是常游于江渊。澧沅之风,交潇湘之渊,是在九江之间,出入必以飘风暴雨。是多怪神,状如人而载蛇,左右手操鸟。多怪鸟。"④此地说两位女神出入伴着疾风暴雨,还有许多神怪出入,模样骇人。

娥皇与女英化为水神,但作为楚人之祖的舜,实为火神祝融。与此同时,

---

① 何新著:《〈夏小正〉新考》,万卷出版社2014年版,第53-58页。
② 袁珂著:《中国神话传说——从盘古到秦始皇》,世界图书出版公司2012年版,第167页。
③ (汉)司马迁著:《史记》,中华书局2006年版,第5页。
④ (晋)郭璞撰,(清)毕沅校:《山海经》,《二十二子》,上海古籍出版社1986年版,第1368页。

他又是作为太阳神的帝俊和帝喾。《帝王世纪》："帝喾生而神异，自言其名曰夋。"① 夋在《山海经》中作帝俊，郭璞注"'俊'亦'舜'字假借音也。"② 楚地以五月五日为祝融生日，以此纪念舜帝，《国语·郑语》："夫黎为高辛氏火正，以淳耀敦大，天明地德，光照四海，故命之曰'祝融'其功大矣。"③ 那么，所有安抚水神的祭祀仪式，祭祀的对象却是火神，这难道不是以阴平衡阳的表现形式吗？

无独有偶，在日本古代的岁时专书《年中行事抄》中，保留着一则在中国已经失传的材料，其引证《十节记》曰：

> 五月五日，荃缠。昔高辛氏子乘船渡海，急逢暴风，五月五日没海中。其灵成水神，令漂失船。或人五月五日，以五色丝荃缠投海中。荃缠变化成五色鲣龙，海神惶隐。敢不成害。后世相传。④

229

高辛氏乃舜帝、帝俊也，高辛氏子是指舜帝的哪一个儿子，并没有记载。但这则故事讲的是高辛氏子淹死在水中化为水神，淹死的日子是五月五日，这个日子绝非偶然为之。毕竟是神话故事，不知其初诞于何时，想必是在重五之节气已经为人熟知的前提下。这里还可以做一大胆揣测，舜帝有一个被封在商地的叫作商均的儿子，此子本叫义钧，和帝俊的孙子义钧同名。⑤《礼记·祭法》中说"殷人禘喾"⑥，《国语·鲁语》中说"商人禘舜而祖契"⑦，总之殷商人祭祀高辛氏的记载是很明确的。因此，殷商历法以夏至为岁首，必然受到神话

---

① （晋）皇甫谧著，陆吉点校：《帝王世纪，世本，逸周书，古本竹书纪年》，齐鲁书社2010年版，第11页。

② 袁珂著：《中国神话传说——从盘古到秦始皇》，世界图书出版公司2012年版，第169页。

③ 陈桐生译注：《国语》，中华书局2013年版，第568页。

④ 转引自：刘晓峰，《端午节与水神信仰——保存于日本典籍中有关端午节起源的一则重要史料》，载《民俗研究》，2007年第1期，第164页。

⑤ 袁珂著：《中国神话传说——从盘古到秦始皇》，世界图书出版公司2012年版，第195页。

⑥ （汉）郑玄注：《礼记注疏》，卷四十六，《四库全书》·经部·一一〇·礼部，第116册，上海古籍出版社1987年版，第250页。

⑦ 陈桐生译注：《国语》，中华书局2013年版，第174页。

观念的影响,即安抚他们的先祖之灵。

虽然故事有不同的版本,但水与火是在端午与夏至合一阶段的双重对偶概念。火神的配偶成了水神,火神的儿子成了水神,人们祭祀的对象是火神,而安抚的对象是水神,这些以水火形式展现出来的观念,正是古人对阴阳之气的粗浅认识。保留至今的彝族夏至新年火把节,仍然呈现出水与火的转换关系。彝族人认为,这一天北斗星开始回转,阳盛而衰。关于火把节的起源说也是多种多样,但如果结合上述的分析,恐怕也可以理解为用火把的阳气抵御转衰的阴气吧。

《内经》中指出阳明主五月,月建在午,与殷正建午相应。《素问·脉解篇》云:"阳明者午也,五月盛阳之阴也,阳盛而阴气加之,故洒洒振寒也。"[①]医家把天地之气应用至人体的生命之气转换,是为同理。故即便端午时节日后与夏至分离,其养生保健的习俗却广为人知,《大戴礼记·夏小正》:"五月五日,蓄兰为沐浴。"[②]还有"踏百草""斗百草""采杂药"等习俗,显然都与屈原等无关了。

端午,或者端五,最早与夏至节气合一,归根结底,都是阴阳之气交午的重要时间节点,它所承载的民俗文化形式,早已掩盖了最初的发生原因。

四、河图洛书

1985年,安徽省含山县凌家滩遗址被发现。该遗址总面积约160万平方米,先后经历5次考古发掘,出土玉器和石器近千件,4号墓出土的玉龟、玉版举世瞩目(见图4-15)。经测定,距今约4 500±500年,或4 600±400年,当时4号墓出土玉器多位于墓底中部,达100多件,玉龟、玉版位于中心位置。[③]呈长方形的玉版长为11厘米,宽为8.2厘米,内外两面精心打磨,两个

---

① (唐)启玄子注,(宋)林亿等校注:《补注黄帝内经素问》,《二十二子》,上海古籍出版社1986年版,第928页。

② (清)孔广森:《大戴礼记补注》,中华书局2013年版,第299页。

③ 张敬国:《从安徽凌家滩墓地出土玉器谈中国的玉器时代》,载《东南文化》,1991年第2期。

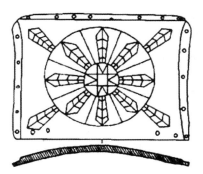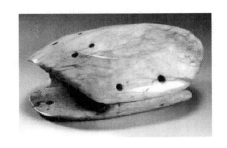

图4-15 凌家滩出土玉版

短边各钻有5个小圆孔，一条长边钻有9个圆孔，另一长边钻有4个圆孔。钻有4个圆孔的一边是唯一没有磨出榫缘的。玉版的正面刻有三个层次的图纹。第一层次是一个中心圆，圆中心有一个四方八角图像；第二层次是围绕着中心圆的又一个同心圆，两个同心圆之间区分为八个区域，每个区内有一枚叶脉纹矢状标指向八方；第三层次是外圆之外，还有四枚叶脉纹矢状标指向四方，即玉版四角。玉版出土时，置放于玉龟背甲与腹甲之间，玉龟背甲和腹甲上也有钻孔，背甲两边各对钻二孔，中央钻四孔；腹甲两边与背甲钻孔对应处也钻有二孔，中央钻一孔。①

　　玉版、玉龟的出土让人立刻联想到了神秘的河图洛书。汉代纬书中通常把河图洛书的典故描述为"元龟衔符""元龟负书出"等，此外，还有古谶纬书所称《河图玉版》，故玉版、玉龟的组合，玉版上神秘的钻孔数和方位图，结合墓主随葬器物的高贵身份，的确让人不得不相信这件器物的神圣性，及其具有的深刻内涵。

　　关于这件玉版、玉龟的用途，按照李学勤的观点，它应当一件属于"巫"的用具。玉版中心的八角星是"巫"字，反映了"巫"在史前时代的重要作用。②史前玉器的神圣性和巫术性已经为人所了解，但玉版、玉龟上的钻孔意

231

① 安徽省文物考古研究所：《安徽含山凌家滩新石器时代墓地发掘简报》，载《文物》，1989年第4期，第1-9页。
② 李学勤著：《走出疑古时代》，辽宁大学出版社1997年版，第121页。

义何在？先不论它是不是河图洛书的雏形，这些具有规律可循的钻孔数本身已经体现出先民的数维思想了。

河图洛书之数是先民数字演算能力的成果，今人所看到的河图之数（见图4-16），即《周易·系辞》中的"天数五，地数五。五位相得而各有合，天数二十有五，地数三十，凡天地之数五十有五。"[①]今人所看到的洛书之数（见图4-17），即《大戴礼记·明堂》中记载的"二九四，七五三，六一八"九个数字[②]，它们三三排列，以五居中位，形成了九宫图。以黑白点作画而成的河图洛书之数，传说为朱熹之弟子蔡季通自蜀地访得，后朱熹将其列于《周易本义》卷首。冯时认为，从本质上讲，河图洛书只是体现了两个不同的布数过程，是"太极图"的不同名称，这两幅图只能看作是河图洛书图像的不同变体。[③]同样，苏东坡也曾经说过："《河图》《洛书》其详不可得而闻矣，然著于《易》见于《论语》，不可诬也。"对于河图洛书，应当秉持实事求是的态度，即它见诸经典古籍，能证其有，但也不能因此反其道而行之，为了证明而证明，以至于生搬硬套。有一点是可以肯定的，先民在数字中所蕴含的精神世界，一定是通过一些神圣器物来表现的，玉版、玉龟即是一例。

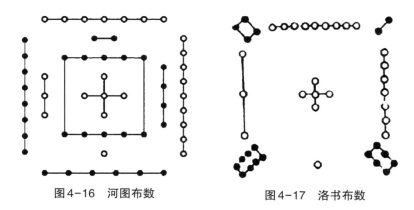

图4-16　河图布数　　　　　图4-17　洛书布数

①　（魏）王弼等注，（唐）孔颖达等正义：《周易正义》，《十三经注疏》（上），上海古籍出版社1997年版，第80页。
②　（清）孔广森著：《大戴礼记补注》，中华书局2013年版，第428-429页。
③　冯时著：《中国天文考古学》，中国社会科学出版社2010年版，第502页。

如果撇去演算的多种结果，凌家滩玉版体现出的数字是四、五、八、九，其中四和八主要是通过叶脉纹矢状标所指示的方向来表示的，但如果只是简单地解释为先民对于四方和八方的认识，尚不能解开层次重叠的奥秘。此处引用冯时天文学角度的解读。玉版中心位置的八角星图像，常见于新石器时代出土的器物，或许有太阳的寓意，但实则是九宫图形，其星角正指东西南北四方，展现了四方五位模式，又隐含了八方九宫的内涵。两个同心圆之间的八区和八方指向标，分别是四正四维，在说明八方的同时，与居于中央的中区组成了一个新九宫，其中八区即八宫，中区为中宫，这是对九宫的递进式说明。大圆外层的四个指向标，又一次强调了"四维已定，八卦相望"的四维思想。最外层就是"四""五""九""五"四个钻孔数了，要了解数字的含义，可以与后世的太一式盘相联系，这四个数字实乃太一行九宫的布数。中心布列九宫五位图，东西两短边布五数，象征着"洛书"的中心"五"，也体现出太一行九宫的规律，"每四乃还于中央"，还于中央就是回归中央"五"，然后再从"五"开始依此行移四宫。这便是玉版四缘布数"四""五""九""五"的由来。①

对玉版、玉龟的解读尚没有定数，但各家都注意到了"中央"和"五"在其中的意义，尤其是玉版中的两个同心圆，与玉璧的造型是一致的。玉璧是礼天之器，玉版中的双圆象天，本身的方形象地，天圆地方之说在玉版中得到了明确展现。玉璧器身上也常常布满云气造型，林巳奈夫认为玉璧是"气"的象征。结合此玉版的方位指示，应已形成八方之气的观念，既已有气的概念，定格于玉版之上的宇宙图式，可以被理解为一幅动态图。作为可能的八卦的雏形，自然是气动而八卦（推演）成。

关于玉版、玉龟与河图洛书的研究已有很多，由于不是本文的研究重点，因此不一一罗列。本文所关注的是中央与"五"的关系，之前所分析的天地交、阴阳交、天绳交所现之"五"，与玉版之"五"是一脉相承的思想，距今约5 000年的凌家滩玉器更进一步证明了对圣数认知的起源之早。循着凌家滩

233

玉版纹饰的研究,邢文指出,源自上古的"方圆八极,天下有中"的中极意识,与上古建立"中极"的思想及其与天数"五"的关系,是深入探讨河图、洛书及上古宗教、艺术与宇宙观思想的重要方面。[1]圣数源自宇宙图式的发生根据也在考古出土实物中得到了实证。

源于宇宙观的"五"是为天地圣数,也是生命之数。当它出现在哲学思想中时,从太一行九宫的图式可见,"五"代表着循环往复,代表着旧的终点和新的起点。当"五"运用于最原始的数列中时,被称为"生成数",孕育着数列的不断推进和变化。"五"同时也是事物两面性的中极和中和,它是阴阳交午的直观展现,在先民朴素的世界观里,它象征着变化与融合,代表着生命的转机。这种认知直接影响了医学对它的吸收模式。中医最初重视的并非被附会为五种基本物质的普遍意义上的五行,而是气云相生相克的五运。古代哲学和医学一样,有难以尽数的"五"系列,《素问·藏气法时论》有名言曰:"毒药攻邪,五谷为养,五果为助,五畜为益,五菜为充。"[2]《素问·宣明五气》则分类归纳了"五入""五病""五并""五恶""五液""五禁""五发""五乱""五邪""五脏所藏""五主""五劳所伤""五脏之脉","五"之组合在《内经》中数不胜数。以《内经》为代表的中医古籍因此常常被诟病是机械地罗列和堆砌,这样的责难是建立在机械地认识"五"这个圣数的基础上的。只有认识到"五"的大而化之的特性,才能理解与哲学一统于一个语境中的传统医学的建立法则。

第七节　神话之"气"

"气"之概念,在中医学中应用最广,在整个中国古代哲学的研究范畴中,也是一个极受重视的对象。它的出现和延续是古代天人合一思维模式的直接结

---

[1]　邢文:《数的图式:凌家滩玉版与河图、洛书》,载《民族艺术》,2011年第2期,第41页。
[2]　(唐)启玄子注,(宋)林亿等校注:《补注黄帝内经素问》,《二十二子》,上海古籍出版社1986年版,第903页。

果，名医葛洪在《抱朴子·至理》中"人在气中，气在人中"①的说法，不仅点出了"气"在医学中的运用，也完全符合"气"在中国传统文化中的定位。正因此，自古以来对于"气"的追溯、探讨、争议从未有绝。反之，在现代科学源源不断地提供了各种先进的实验手段之后，"气"愈加被寄予厚望——成为自然实证科学和人文哲学交汇的结合点。对于"气"的研究，还有许多相关对象，包括精、神、道、物理场、心、宇宙、人身等，它们一起构成了"气"研究的系统。

中医之"气"是"气"的一个典型运用，但其道理相通，属于同一系统。在西方学术体系和评判标准的压力之下，为了证明"气"之存在，中国学者做出了各种努力，借助中医之学术，总结出的经络发现、辟谷修炼、心灵感应等现象已能证明"气"之存在。②确实，如果不采取"气"说，是很难解释以上现象发生的缘由的。然而，即便如此证明，依旧会被西学实证方法牵着鼻子走，其论证方法也经不起科学的追问，要不然中医不会至今仍陷于词穷的窘境。在此，根据本研究思路，"气"的真正话语权，还是要到中国神话历史中去获取支持。如此方可避免把"气"陷入语义学的无效辩驳之战中，也有助于认识到，"气"从来都不是一个文字上、哲学上、医学上的单一概念。它的符号学意义，和后世人、西方人认识到的并不相同。

一、开天辟地

袁珂在整理中国的开天辟地神话传说时，面对的是一堆零零碎碎的材料，他把自己的整理工作总结为两个步骤：连缀和熔铸。诚然，中华民族本就是个经过了几千年连缀和熔铸的多元民族融合体，要立一个开天辟地的正宗，几无可行性。最广为人知的盘古开天辟地神话，在文献记载中最早见于三国时徐整著《三五历记》，它也广泛流传在南方少数民族中。在那之前，开天辟地的神

---

① 张松辉译注：《抱朴子内篇》，中华书局2011年版，第188页。
② 刘长林：《中国象科学观——易、道与兵、医》（下册），社会科学文献出版2007年版，第663-664页。

话版本又是如何？袁珂在《中国神话传说》的"开辟篇"中整理了以下几则疑似版本：①

　　　　《庄子》：混沌凿七窍；

　　　　《淮南子》：混冥中生阴阳二神；

　　　　《路史》：巨灵与元气齐生；

　　　　《神异经》：巨人朴父夫妇治洪水；

　　　　《述异记》：鬼母生天地鬼食之；

　　　　《荆楚岁时记》：七日作人；

　　　　《三五历记》：三白鸟主众鸟；

　　　　《山海经》《楚辞》：烛龙照天门；

　　　　《三五历记》：盘古开天辟地。

　　除了盘古开天辟地，其他的版本皆因主人公的不够完美，或者传说所在年代实在太过久远，以至内容模糊，无法承担开天辟地的"重任"。在此，就以最后两则神话传说作为考察"气"概念形成的神话材料。

　　对于烛龙的描述，《山海经·大荒北经》载："有神，人面蛇身而赤，身长千里，直目正乘，其瞑乃晦，其视乃明，不食，不寝，不息，风雨是谒。是烛九阴，是为烛龙。"②又见《海外北经》："钟山之神，名曰烛阴，视为昼，瞑为夜，吹为冬，呼为夏，不饮，不食，不息，息为风，身长千里。"③《山海经》的记载方式都十分片段化，并没有表示烛龙与开天辟地的关系。只有结合《广博物志》卷九引《五运历年记》："盘古之君，龙首蛇身，嘘为风雨，吹为雷电，开目为昼，闭目为夜。"④方可判断盘古和烛龙的形貌相似，疑为造物主之另一

---

① 袁珂著：《中国神话传说——从盘古到秦始皇》，世界图书出版公司2012年版，第46-52页。
② （晋）郭璞撰，（清）毕沅校：《山海经》，《二十二子》，上海古籍出版社1986年版，第1385页。
③ （晋）郭璞撰，（清）毕沅校：《山海经》，《二十二子》，上海古籍出版社1986年版，第1371页。
④ （明）董斯张：《广博物志》，卷九，《四库全书》·子部·二八六·类书类，第980册，上海古籍出版社1987年版，第179页。

重身份。这是上古神话常有的现象，需要注意的是，在几个不同版本中，都有关于"呼"与"吹"的神迹，烛龙"吹为冬，呼为夏"，盘古"嘘为风雨，吹为雷电"，这一吹一呼，或曰一呼一吸，说明古人很早就观察到了呼吸之于生命的作用。可以说，这是最早的"气化"思想的提炼。

相对而言，更早的《山海经》所描述的烛龙"吹为冬，呼为夏"，是对冬眠之蛇的神话想象。蛇经过冬日的休眠，在来年春日复苏，伴随着蛇的蜕皮现象，在先民心目中，这无疑具有重生的神圣性的。对蛇的崇拜与对熊的崇拜是相似的，出于不同地域的特征，南方之民观察到蛇的机会较多，而熊更多生活于北方，所以成为北方及中原民族的图腾，但理解这种崇拜产生原因的思路是一致的。恐怕这也是龙首蛇身的盘古流传于南方的原因。

盘古开天辟地的过程载于《太平御览》卷二引《三五历纪》：

> 天地浑沌如鸡子，盘古生其中。万八千岁，天地开辟，阳清为天，阴浊为地，盘古在其中，一日九变。神于天，圣于地。天日高一丈，地日厚一丈，盘古日长一丈。如此万八千岁，天数极高，地数极深，盘古极长。故天去地九万里。[①]

这段描述体现了古人对宇宙的认识是"浑天说"，即前述讨论过的世间万物乃卵生的最古老创生方式。卵生必有破壳而出的开辟，一旦开辟，阴阳两气就上下分开，事物也就有了二元特征。在这个步骤中，便完成了"道生一，一生二"，但万物需由"三"而生，除了依托阴阳两相交的基本概念，第三方——作为交合中介和生化机制的"气"应运而生，如此才有了"三生万物"的运动机制。而作为融合在所有生化活动中的"气"，与生出万物的"道"，竟也殊途同归，这又延伸出了"道气"之说。而盘古死时，《绎史》卷一引《五

---

① （宋）李昉撰：《太平御览》，卷七十八，《四库全书》·子部·一九九·类书类，第893册，上海古籍出版社1987年版，第181页。

运历年纪》如此描述：

> 首生盘古，垂死化身，气成风云，声为雷霆，左眼为日，右眼为月，四肢五体为四极五岳，血液为江河，筋脉为地里，肌肉为田土，发髭为星辰，皮毛为草木，齿骨为金石，精髓为珠玉，汗流为雨泽，身之诸虫，因风所感，化为黎甿。①

也就是说他垂死呼出的那口气成了风和云。在此可以做一探讨，古人到底是先从自身身上认识到"气"的重要性，再转而推之于大自然，认为天地之气与生命之气同为一理，还是反其道而行之，即先认识到天地之风云之气，再联想到人身？从盘古创世故事来看，似为前者。先民先是静态地看待了宇宙天地的构造，接下来再开始思考动态的互相关联。静态的天地构造是原先就存在于鸡子里的，被盘古分离、改造，而动态的风云雷霆，日月星辰，江河雨泽，乃盘古身体所化，盘古死后，实为赞化了生命的延续。

对生命的好奇心是"气"之抽象概念的土壤，先民相信神与凡人的呼吸必然是不同的，即使是风云之气，天地之气，也不是后人所谓的大自然之气，应当是大自然的神之气。唯有有神性，有生命存在的人（神），才会具有呼吸（气）。所以，人的具体的生命现象如何转换为自然的抽象的生命现象，这个命题本身就已经不成立了。最开始，这本没有发生转换过程，有的只是以小见大、以大见小的对应。天人合一思维也就是在这个阶段形成的，人是地上的神，神是天上的人，人对神的理解能力是局限在人对自身的理解范围里的。

刘长林指出，中国之"气"的真谛所在，是与大气不同的无形存在。②这也恰是中国之"气"难解之处。通过经典文献，可以理出"气"之概念日趋成熟的脉络。其中，《左传》《吕氏春秋》《庄子》《淮南子》《史记》都提供了

---

① （清）马骕撰，王利器整理：《绎史》，王利器整理，中华书局2002年版，第148页。
② 刘长林著：《中国象科学观——易、道与兵、医》（下册），社会科学文献出版社2007年版，第653页。

珍贵的记载。《左传》首次提出了"气"有生发万物的功能,《庄子》肯定了"气"是宇宙的本原,《吕氏春秋》提出了"气"是宇宙万物演化、生成的动因,《淮南子》提出了"元气说",《史记》指出了"气"概念的核心是阴阳之气,元气生化才产生六律。但以上各家各言,做的实则一项反向推论工作。在口传大传统中,"气"在人们心目中早就成就了一套"学说"或"理论",有着数千年的应用法则。"气"的建构过程在神话中才以最简单的方式呈现,离开了人身的"气"概念都是哲学意义上的附加。

在对生发万物的理解上,先民也是先人而物的。《周易·系辞下》:"天地缊缊,万物化醇;男女构精,万物化生。"①注家把男女解读为阴阳自然不错,但如果仅仅把此句看作男女两性之间的交媾,更是不错。对于万物的化生,先从人格角度来理解,再推及"神"的化生时也是同理,《周易·说卦》:"故水火相逮,雷风不相悖,山泽通气,然后能变化,既成万物也。"②"通气"是自然界万物之间生化的根本要求,与人是相同的。显然,这也是推人及物的一例。研究者也指出,《周易》的结构体系是先有方法论,后有世界观,因此对实践有着更切实的指导意义。③在上古社会,也许还没有那么多的礼教和制度来约束人们的世界观,在那样的大环境中,指导人们实践操作,战胜生存之难的逻辑学反而获得了更好的发展。这也提醒研究者,在分析古代的思想体系时,不应嵌入过多的价值观,这些价值观在历史发展中被构筑得越来越复杂,越来越不单纯,反而影响了对古代哲学朴素动因的理解。

人与天地鬼神、自然万物都有"气",因而人接纳外来之气也就成为先民很早认识到的一种"与天地同在"的方法。《山海经·大荒北经》中说"有无继民,无继民任姓,无骨子,食气、鱼"。④似乎说的是一个以渔猎为生的部

---

① (魏)王弼等注,(唐)孔颖达等正义:《周易正义》,《十三经注疏》(上),上海古籍出版社1997年版,第88页。
② (魏)王弼等注,(唐)孔颖达等正义:《周易正义》,《十三经注疏》(上),上海古籍出版社1997年版,第94页。
③ 杨天才、张善文著:《周易》,中华书局2011年版,第569页。
④ (晋)郭璞撰,(清)毕沅校:《山海经》,《二十二子》,上海古籍出版社1986年版,第1385页。

族，很擅长"食气"，此处食气近似于吐故纳新的气功之法。《吕氏春秋·求人》中说禹西行到一个三危之国，"巫山之下，饮露吸气之民"，饮露吸气之民被解释为以清虚之道养生全性的仙人，[①]可能因为三危是神话中的西方山名，传说西王母的三只青鸟居于其上。事实上，饮露吸气也可视为气功的养生之法。人的内在与外在之气的交换，怕是在"气"之哲学化之前，已经在气功这项养生之法中得到实践了。

借助"气"，人得以体会到内观的奥妙所在，这也是庄子心目中上古真人"天与人不相胜"的状态："古之真人，其寝不梦，其觉无忧，其食不甘，其息深深。真人之息以踵，众人之息以喉。"(《庄子·大宗师》)[②]呼吸直达脚跟，这才是真人的本事，也由此能够达到真人的境界。对真人理想状态的向往，促成了《内经》养生观的形成，因此，才有"夫上古圣人之教也，下皆为之。虚邪贼风，避之有时，恬淡虚无，真气从之，精神内守，病安从来？"(《素问·上古天真论》)[③]到了这个程度，是指导人们要顺应四时的变化，与天地之气保持协和，达到"天与人不相胜"的要求，方能守住真气。直到今天，人们仍有"接地气"这样的说法，就是这种守气顺气思想的延续。

从开天辟地的神话中寻找"气"概念的发生，可以发现先民对"气"的功用的认识首先是源于自身的，之后再对应自然界，找到了其同气同理的结合点。后文将结合其他考古材料，看到"气"在新石器时代就已经作为先民的一项仪式开展，更可见其依托于生命力本身的起源。

二、祭仪"尚气"

自从重、黎绝通天地之后，民神不杂，人们与神的沟通必须要借助某种中

---

① （秦）吕不韦撰，（汉）高诱注，（清）毕沅校：《吕氏春秋》，《二十二子》，上海古籍出版社1986年版，第713页。

② （周）庄子撰，（晋）郭象注，（唐）陆德明音义：《庄子》，《二十二子》，上海古籍出版社1986年版，第28页。

③ （唐）启玄子注，（宋）林亿等校注：《补注黄帝内经素问》，《二十二子》，上海古籍出版社1986年版，第875页。

介了。在先民的想象中，高不见顶的昆仑大约是神仙的境界，在中国上古神话中，昆仑体系是占有较大篇幅的一支。此外还有通天树、凤鸟、海外仙山等围绕着人神沟通的神话情节。但在实际操作中，倘若身体力行地通天绝地根本不现实，更无法成为岁令仪式。权衡之下，"气"成为文化意义上的理想载体。

人身本为精气所化，《灵枢·本脏》："人之血气精神者，所以奉生而周于性命者也。"①精是生命体的最初形式，是静态的气。反之，人在死后，固态的精（形魄）归于地，魂气则归于天，这便是《庄子·知北游》中的"人之生，气之聚也；聚则为生，散则为死"。②散失之精气不再有体魄作依附，《周易·系辞上》曰："精气为物，游魂为变，是故知鬼神之情状。"③精气自由了，方才能知鬼神情状。虽然鬼神也可指世间阴阳二气的变化，但它更可能代表的是人们极为重视的无形之道。在哲学思想成熟之前，道是掌握在令人畏惧、崇敬的神手里的。

从文字学的角度来看，"气"这个极为简单的象形字就蕴含着与鬼神交流的重要线索。甲骨文中的"气"多写作"三"，与计数"三"不同的是，"三"的中间一划明显较上下两划为短。徐中舒认为，上下两划象河的两岸，两岸之间为河水，加一短横表示水流已尽，所以"三"是"汔"的本字，表示水流干涸，其后又孳乳为"讫"，引申为"尽"之义。至于许慎在《说文》中采用的字形"彡"乃小篆，借为云气之"气"，又省作乞，纵观从"乞"之字，多保留着"气"之初义。④徐中舒的释读体现出"气"作为水干涸气上升的升腾之象，也是先民在早期能够直接用眼睛观察到的物化气的现象。比之它物，水又具有一定的特殊性，它与维持生命的关联度显然更高。中国虽然没有像古希

---

① （唐）启玄子注，（宋）林亿等校注：《补注黄帝内经灵枢》，《二十二子》，上海古籍出版社1986年版，第1021页。
② （周）庄子撰，（晋）郭象注，（唐）陆德明音义：《庄子》，《二十二子》，上海古籍出版社1986年版，第61页。
③ （魏）王弼等注，（唐）孔颖达等正义：《周易正义》，《十三经注疏》（上），上海古籍出版社1997年版，第77页。
④ 徐中舒著：《甲骨文字典卷一》，转引自：李圃主编，《古文字诂林》（第一册），上海教育出版社2000年版，第311页。

腊的泰勒斯那样提出水为万物本原说，但对水的重要性不会视而不见。

水气的升腾变通到人之精气的升腾，在《墨子·节葬下》中有这样一条记载："秦之西有仪渠之国者，其亲戚死，聚柴薪而焚之，熏上，谓之登遐，然后成为孝子。"① 这是一则关于人死后火化的描述。登遐，后世又有作"登霞"的，指的是人的灵魂乘着火焰之气而上升。以气乘气的目的，应当是送灵魂到达更为美好的神界或是回归祖灵。闻一多考仪渠为羌族，袁珂也认为火烧登仙大约是从中国西部某些民族火葬风俗而来。② 《列仙传》中载有赤松子的故事：

> 赤松子者，神农时为雨师。服水玉，以教神农，能入火自烧。往往至昆仑山上，常止西王母石室中，随风雨上下。炎帝少女追之，亦得仙俱去。③

这个传说说的是作为炎帝雨师的赤松子，在服食了"水玉"之后，可以自己跳到火中焚烧，焚烧后便成了仙人，常常去昆仑山西王母处，炎帝的女儿随后还追随他练就了这样的本领，也成了仙。

存留至今的藏族天葬仪式提供了人类学的一条证据。天葬仪式有焚烧松柏桑火的习俗，在香火上，藏民还会洒上三荤三素做成的糌粑，烟火和着气味召唤秃鹫前来。④ 焚烧固然有发送信号的功能，但更应该理解为以"气"与神圣的雄鹰（凤鸟、帝使）沟通的目的。

天葬的习俗在极为古老的有虞氏之祭中竟然有高度的对应，《礼记·郊特牲》记载："有虞氏之祭也，尚用气。血、腥、焰、祭，用气也。"⑤ 血、腥、焰是刚被宰杀的牲畜，似乎就是"三荤三素"中"三荤"的写照。用宰杀的牲畜

---

① （周）墨翟撰，（清）毕沅校注：《墨子》，《二十二子》，上海古籍出版社1986年版，第244页。
② 袁珂著：《中国神话传说——从盘古到秦始皇》，世界图书出版公司2012年版，第115页。
③ 王叔岷撰：《列仙传校笺》，中华书局2007年版，第1页。
④ 边巴琼达：《浅析西藏天葬习俗的成因及文化含义》，载《西藏研究》，2005年第1期，第75页。
⑤ （汉）郑玄注：《礼记注疏》，卷二十六，《四库全书》·经部·一〇九·礼部，第115册，上海古籍出版社1987年版，第547页。

的新鲜气味来愉悦神灵和祖灵，借用的便是"气"。如此用气，上下贯通，古人终于找到了可以沟通人神的媒介。对于生者与死者，凡人与神灵在意识上的交流和转化，《灵枢·本神》对此有着一段综合性的表述："天之在我者，德也；地之在我者，气也。德流气薄而生者也。故生之来谓之精，两精相搏谓之神，随神往来者谓之魂，并精而出入者谓之魄。"①精、气、神的运转机制在魂、魄分离的一刻被清晰地分为不同层次，有着不同的归属，人的从生至死就是在这个转换之中完成，其中还埋下了获得重生的伏笔。

殷商之时，"气"从字形上的用途，有一类即为"乞求"之意。例如陈梦家将"三"释为"乞"，郭沫若认为可从，但如果不了解"有虞氏之祭，尚用气"这样的仪式，似乎便很难理解为什么会引申出"乞求"的意义。于省吾列举了甲骨文中可以释作"乞求"之义的用例：

贞，今日其□雨。王固曰，㺪（疑），兹气雨。之日允雨。三月。（前七·三六·二）

气酚瞪自上甲衣至于多毓。（粹八五）

气令伐呂。（戩一二·九）

气来于羡。（佚八五五）②

以上各条，"气"都应训为"乞求"之意方能通顺。商王是具有巫王合一身份的统治者，深知对神灵的乞求应当具备什么的资格和仪式。以气求之是商王"用气"的方式，因此，"气"在当时被用作"乞求"也就不足为奇了。

然而，文献记载的殷人则是"尚声"的。"尚气"是"气"在文字中的用法所透露出来的信息，《礼记·郊特牲》中对殷人祭祀的记载是："殷人尚声：

243

---

① （唐）启玄子注，（宋）林亿等校注：《补注黄帝内经本神》，《二十二子》，上海古籍出版社1986年版，第1004页。

② 于省吾：《甲骨文字释林》，转引自：李圃主编，《古文字诂林》（第一册），上海教育出版社2000年版，第309页。

臭味未成,涤荡其声,乐三阕,然后出迎牲。声音之号,所以昭告于天地之间也。"又说周人:"周人尚臭,灌用鬯臭。郁合鬯,臭阴达于渊泉,灌以圭璋,用玉气也。"①从有虞氏的"尚气",到殷人的"尚声",再到周人的"尚臭",其实还是对"气"的延续。"臭"不仅回归于"气",而且逐渐脱离了仅仅依靠牺牲之气味,发展成为更加抽象、神圣的玉气。循着这条发展轨迹,中国传统文化相当重视的"气",依旧是脱胎于身体之气。这身体既包括人自身的,也包括用作牺牲的动物的。

三、修仙之"气"

《素问·异法方宜论》阐述了关于上古医学流派发源地的重要信息。根据五方气候环境的不同特征,总结出砭石来自鱼盐之地东方,毒药(药物疗法)来自陵居多风的西方,九针来自地下潮湿的南方,灸焫来自风寒冰冽的北方,导引按跷来自地平多湿的中央之地。值得注意的是,导引按跷、砭石、针刺都和气功的修炼有着密切关系。《庄子·刻意》:"吹呴呼吸,吐故纳新,熊经鸟伸,为寿而已矣。此道引之士,养形之人,彭祖寿考者之所好也。"②"道引"也叫导引,为古代方士用以强身延寿的养生方法,后被道教继承并改造成修仙术的一种。③王冰注《内经》:"导引谓摇筋骨,动支节;按谓抑按皮肉;跷谓捷举手足。"马伯英认为导引便是体操或舞蹈。④道教吸收道家的养生方法,与老庄笔下的圣人特质相应,修行之人欲成仙,必先成圣人,即达到"恬淡寂漠、虚无无为"的境界,"此天地之平而道德之质也"(《庄子·刻意》)。⑤

砭石,古时也称"针石""镵石",可刺痛肿,还可用于按摩和热熨。从考

① (汉)郑玄注:《礼记注疏》,卷二十六,《四库全书》·经部·一○九·礼部,第115册,上海古籍出版社1987年版,第547—548页。
② (周)庄子撰,(晋)郭象注,(唐)陆德明音义:《庄子》,《二十二子》,上海古籍出版社1986年版,第48页。
③ 方勇译注:《庄子》,中华书局2010年版,第249页。
④ 马伯英著:《中国医学文化史》(上卷),上海人民出版社2010年版,第157页。
⑤ (周)庄子撰,(晋)郭象注,(唐)陆德明音义:《庄子》,《二十二子》,上海古籍出版社1986年版,第48页。

古出土的砭石来看，砭石是磨成有尖锐接触面的石头，但1964年出土于湖南长沙战国墓一扁圆形石器也被认为是用于熨法的砭石。可见不论是作为最早的外科手术刀的尖头砭石，还是用于按摩的圆形砭石，都不能直接刺入人体皮肤之下。更多的可能性是先民已经发现了人体经络和少数腧穴，并大致了解互相的影响，从而对穴位进行刺激，使其影响对应的经络，达到疏通治疗的目的。按摩、导引、灸焫的结合正是经络发现及形成系统的基础，并且是先认识到经络，再认定了穴位，从而才能开展针灸。[1]这与后世看到的针刺之法还是有一定差距的。即使是针刺，对气的运用也十分关键。因为其延续的治疗依据——经络和腧穴，是相似的。《灵枢·终始》提到"凡刺之道，气调而止"，说明这样的治疗目的仍然是为了调和阴阳之气。在针刺之时，对医者的要求是："深居精处，占神往来；闭户塞牖，魂魄不散。专意一神，精气之分，毋闻人声，以收其精，必一其神，令志在针。"（《灵枢·终始》）[2]这段描述和对修炼气功者的要求何其相似，修炼者也必须精神内守，不能被外界所干扰，如此才能达到人神相应的忘我状态，才会使功法得到最佳的发挥。可见先秦时代的名医还是带着几分仙气，但这种追求天人相通的治疗境界，依然脱离不了医源于巫的本质。

山东省微山县出土了一批东汉画像石，有四块墓石上都浮雕着神医作鸟状的神话题材。担任医者的是半人半鸟的神，他具有人首和双手，长翅和长尾，手中所握如短棒状器材，周策纵疑其为《秦策》中"扁鹊怒而投其石"的石针。[3]如果结合鸟与风，风与气在神话学中的关系，应该不难发现针砭与行气的紧密联系。

倘若抛开修仙与巫风，按摩导引在原始卫生学中是发生得最早的一类，从古老的文献和考古发掘中都能见到它的存在。在悠远的史前时代，人们为了抵

---

① 马伯英著：《中国医学文化史》（上卷），上海人民出版社2010年版，第157-158页。
② （唐）启玄子注，（宋）林亿等校注：《补注黄帝内经灵枢》，《二十二子》，上海古籍出版社1986年版，第1005页。
③ 周策纵著：《古巫医与"六诗"考：中国浪漫文学探源》，上海古籍出版社2009年版，第55-56页。

245

抗因为自然环境、生产劳动造成的身体伤害,采取了结合舞蹈和宣导形式的锻炼方法。

> 阴康氏之时,水渎不疏,江不行其原,阴凝而易闷,人既郁于内,腠理滞着而多重腿,得所以利其关节者,乃制为之舞,教人引舞以利道之,是谓大舞。(《路史》前纪卷九)①

> 夫赫胥氏之时,民居不知所为,行不知所之,含哺而熙,鼓腹而游,民能已此矣。(《庄子·马蹄》)②

> 有继无民,继无民任姓,无骨子,食气,鱼。(《山海经·大荒北经》)③

> 禹……西至三危之国,巫山之下,饮露吸气之民。(《吕氏春秋·求人》)④

记载的真实性自然很难考证,但在缺医少药的原始社会,人们所能选择的最直接、最方便的方法,就是通过调动自身的形体和精神来养生。原始的舞蹈形式也孕育了巫术、祝由等疗法,随着这些养生思想的渐渐成熟,其仪式化、哲学化的特征也越来越明显。在道教修炼中演变为"大周天""小周天"的内外交流,在医学发展中形成"夫自古通天者,生之本,本于阴阳。天地之间,

---

① (宋)罗泌著:《路史》,卷九,《四库全书》·史部·一四一·别史类,上海古籍出版社1987年版,第383册,第67页。
② (周)庄子撰,(晋)郭象注,(唐)陆德明音义:《庄子》,《二十二子》,上海古籍出版社1986年版,第35页。
③ (晋)郭璞撰,(清)毕沅校:《山海经》,《二十二子》,上海古籍出版社1986年版,第1385页。
④ (秦)吕不韦撰,(汉)高诱注,(清)毕沅校:《吕氏春秋》,《二十二子》,上海古籍出版社1986年版,第713页。

六合之内,其气九州、九窍、五藏、十二节,皆通乎天气。其生五,其气三"(《素问·生气通天论》)①的中医基本理论,同时,这也是"黄帝"所"羡慕"的"余闻古之治病,惟其移精变气,可祝由而已"(《素问·移精变气论》)。②岐伯对黄帝此疑问的解释,显然是受到庄子一派对上古真人、圣人、至人、贤人的理想状态的描述,但这种描述并非只是文学化的,而是中华气功起源的真实写照。至于是否具有令后世羡慕的功效,则是另一个话题了。

已经失传的"禹步"曾是巫师们常用的一套仪式,张荣明根据《尸子》中记载的"禹于是疏河决江,十年不窥其家。手不爪,胫不生毛,生偏枯之病,步不相过,人曰禹步"③,以及《吕氏春秋·古乐》中记录的"昔陶唐氏之始,阴多,滞伏而湛积,水道壅塞,不行其原,民气郁阏而滞著,筋骨瑟缩不达,故作为舞以宣导之",④两相对照,猜测"禹步"可能是大禹因为长年治水,患上偏枯之病,从而对自己实施的一种气功疗法。⑤"禹步"的奇特走法,竟然可能是人们对一蹶一拐的大禹的模仿。因为大禹的神性,所以他所创造的步伐、舞蹈也具有了神圣性。除了具有个人色彩的"禹步",大禹还创作了"大夏"之舞。这些"舞蹈"的真相,可能是上古流传下来的"宣导之舞",是气功的初期形式,大禹又将它们加以完善和推广。以"禹步"为代表的"宣导之舞"在医家那里是得到认可和继承的,否则"禹步"不会被记录在道林名医孙思邈《千金翼方·禁经》中得以传世。

上古圣王时期的移精变气法或许只是处于乱世的人们对"黄金时代"的想象和向往,但在考古学上还是有证据可循。1975年出土于青海省乐都地区一件半山马厂文化彩陶罐,罐体有一彩绘人形浮雕,陶罐双耳、小口、大腹,底部

---

① (唐)启玄子注,(宋)林亿等校注:《补注黄帝内经素问》,《二十二子》,上海古籍出版社1986年版,第877页。

② (唐)启玄子注,(宋)林亿等校注:《补注黄帝内经素问》,《二十二子》,上海古籍出版社1986年版,第890页。

③ 朱海雷撰:《尸子》,上海古籍出版社2006年版,第61页。

④ (秦)吕不韦撰,(汉)高诱注,(清)毕沅校:《吕氏春秋》,《二十二子》,上海古籍出版社1986年版,第643页。

⑤ 张荣明著:《中国古代气功与先秦哲学》,上海人民出版社2011年版,第31页。

紧收。罐体上的人像双脚平放,比肩稍宽,下肢弯曲,呈半蹲式,腹部微微隆起,双手环抱于腹部的左右两侧,眼帘微闭,口张开作吐气状,表情平静。研究者认为这是以艺术形象表现气功修炼的一件实物。[1]这尊浮雕的表现手法与其他新石器时代出土文物有着明显的区别,它雕刻了罕见的全身像,双眼也不像大多数其他人物面相那样圆睁,面部具备明显的男性粗犷的特征,乳房和生殖器却又体现出女性化的特征。[2]所以这尊陶罐浮雕所表现的不是普通的气功修炼者的形象,而是体现了气功修炼在上古母系社会所具有的崇高地位。运气不仅是自我保健养生,而且也不止于通神施法,会运气的人或许同时是氏族繁衍和丰产的保护者,具有文献中记载的上古圣王所具备的神圣特质。

现藏于天津历史博物馆的"行气玉佩铭",是现存最早记录气功理论的文献材料。这件玉器被隶定为战国初年作品,为十二面柱状体,每面刻有三个古文字。闻一多、郭沫若、于省吾等学术大家都曾对其进行过释读,参照郭沫若的翻译,内容是:"行气,深则蓄,蓄则伸,伸则下,下则定,定则固,固则萌,萌则长,长则退,退则天。天几春在上,地几春在下。顺则生,逆则死。"[3](见图4-18)这段文字被铭刻在2008年北京奥运会纪念银盘的背面,以示中国在养生方面的古老传统。45个字精辟地描述了行气疗法中循环的一个小周天或大周天,气的收纳、积蓄、伸长、下沉、气定丹田、稳固、萌发、倒退,在整个运行路径中,天机向上动,地机向下动,顺之长生,逆之短命。[4]道教学者王沐认为这是古代内丹丹法的前身,为内炼方法奠定了基础。[5]"行气玉佩铭"吸引了文字学、气功学、科学史、玉器研究、道家研究等诸多学派的兴趣。玉器在战国时期仍为贵族的饰物,同时也是用于祭祀的通灵宝物,将行气诀窍铭刻于珍贵之物上,体现了气功修行在当时社会受到推崇的情形。关于

---

[1] 刘长林著:《中国象科学观——易、道与兵、医》(下册),社会科学文献出版社2007年版,第652页。

[2] 张荣明著:《中国古代气功与先秦哲学》,上海人民出版社2011年版,第48页。

[3] 金芷君、张建中主编:《中医文化掬萃》,上海中医药大学出版社2010年版,第21页。

[4] 徐畅编著:《先秦玺印图说》,文物出版社2009年版,第351页。

[5] 赵松飞:《〈行气玉佩铭〉新解》,载《中国气功科学》,1999年第8期,第39-40页。

图4-18 "行气玉佩铭"拓片

此件玉器的用途未有定论，但因其唯一的穿孔在器物底部，倘若直接佩戴会倒悬朝下，铭文反下，并不雅观。①天津博物馆认为它是手杖把头上的装饰，所以将其定名为"行气铭玉杖饰"，或"行气玉杖首"，宋书功将其定为"玉杖饰把行气铭"。②总之，可以推测这件器物并不是用于佩戴在身上的装饰玉器，而是类似于玉瑞这样的保存极为珍贵信息的传世信物，相当于《内经》中的金匮真言和灵台秘典。中国人贵生、贵己的思想不仅体现在诸子百家的经典之中，也体现在社会生活的方方面面。

四、墓葬之"气"

在本节第二部分中，列举了《墨子》中记载的古代仪渠国人火葬登遐的丧葬仪式，以及藏族天葬仪式。这两者都是寄托于肉身精气的化散从而灵魂登仙，是对"魂飞魄散"的真实写照。由精气所生的肉身在失去功用后可以被抛弃，但灵魂化为无形之气仍可与神相接。在这样的文化传统中，追求的是气的永恒，而非肉身的不朽。

相反，在中原地区，帝王诸侯不仅要求灵魂不死，同时也要求肉身不坏。即便死亡不可避免，但在幽冥的死后世界，帝王早已营建好与生前一样的荣华

① 赵松飞：《〈行气玉佩铭〉新解》，载《中国气功科学》，1999年第8期，第40页。
② 金芷君、张建中主编：《中医文化掬萃》，上海中医药大学出版社2010年版，第83页。

富贵之地,死亡只是一扇穿越了时空的大门。汉画像在这方面提供了许多关于生死两界互为对应的素材。帝王诸侯唯一需要通过自身努力做到的,就是保持身体的精气不散,魂升天成仙,魄有所依,从而能够继续享有死后的另一重生活。在前文中引用的赤松子火烧成仙的故事,是《列仙传》的版本。袁珂指出,需要注意《列仙传》里写的是"能入火自烧",同一故事在今本《搜神记》里变成了"能入火不烧",两者虽然都表现了仙人的能耐,但意思却恰恰相反。说明后代人与古人对成仙之道的理解已经不同了。火葬要求的是灵魂不死,"自烧"要求的是灵魂与肉体并生,但后人以为肉体烧了就毁坏了,所以就改为了"不烧"。① 在土葬中,追求的自然也是肉体的不朽。

以精气不散为目的的丧葬礼仪中,最为典型的就是金缕玉衣和九窍塞用玉制度。葛洪言:"金玉在九窍,则死人为之不朽。"② 两汉诸侯王的殓葬往往是玉衣、九窍塞和玉握配套,形成严格的用玉制度。③ 震惊世人的中山靖王刘胜及其妻窦绾满城汉墓M1、M2不仅各出土金缕玉衣一套,而且配套有完整的九窍塞。④ 所谓九窍塞,或曰玉塞,是塞住尸体九窍以祈求尸体不朽的殓玉,《汉书·杨王孙传》:"裹以币帛,隔以棺椁,支体络束,口含玉石,欲化不得,郁为枯腊,千载之后,棺椁朽腐,乃得归土,就其真宅。"⑤ 说明汉代已经形成了用玉殓葬可使尸身不腐朽的观念。《灵枢·经脉》:"人始生,先成精。"⑥《管子·内业》:"精也者,气之精者也。"⑦ 张仲景在《金匮要略》中说:"四肢才觉

① 袁珂著:《中国神话传说——从盘古到秦始皇》,世界图书出版公司2012年版,第115页。
② 张松辉译注:《抱朴子内篇》,中华书局2011年版,第93页。
③ 石荣传:《两汉诸侯王墓出土葬玉及葬玉制度初探》,载《中原文物》,2003年第5期,第62–72页。
④ 袁胜文:《汉代诸侯王墓用玉制度研究》,载《南开学报》(哲学社会科学版),2012年第5期,第77页。
⑤ (汉)班固著:《汉书》,卷五十七,《四库全书》·史部·八·正史类,第250册,上海古籍出版社1987年版,第522页。
⑥ (唐)启玄子注,(宋)林亿等校注:《补注黄帝内经灵枢》,《二十二子》,上海古籍出版社1986年版,第1005页。
⑦ (周)管仲撰,(唐)房玄龄注,(明)刘绩增注:《管子》,《二十二子》,上海古籍出版社1986年版,第155页。

重滞，即导引、吐纳、针灸、膏摩，勿令九窍闭塞。"①反之，肉身的死亡伴随着精气的消散，九窍塞的作用就是阻止这种情况的发生。

自先秦起，由老子提出"万物负阴而抱阳，冲气以为和"的"道气说"始，到战国稷下学派由宋钘、尹文所著《心术》《白心》《内业》使"道气说"成熟，精气学说逐渐深入人心。"道法自然"是先秦哲学和科学萌芽的根基，但它仍然摆脱不了对神鬼世界的想象，它以半神话、半科学的形式主导着当时人们的所作所为。中国的古代科学发展甚至也可被称为"神话科学"，因为它成长于神话历史的土壤之中。

两汉诸侯王的随葬玉器中还有大量的玉璧。玉璧作为最为古老的玉器器型之一，在良渚文化、红山文化、齐家文化中都有大量出土。对于玉璧的作用，"苍璧礼天，黄琮礼地"已指明了它作为礼玉的作用，但若进一步深究为何以璧礼天，以及为何作为重要的随葬器物出现在贵族大墓中，则众说纷纭。较为集中的有圆天象征说和财富象征说，后者的说法首次出现于良渚文化反山发掘简报中，因与考古呈现出的事实不相符，故未得到太多支持。②两汉诸侯王的随葬玉器不仅置于死者的头部、胸部位置，也见于脚部，从位置上来看很难直接判定其为协助死者灵魂升天之用。但玉璧上往往装饰有蒲纹、谷纹、龙凤纹，③玉璧上常见的这些纹饰最早都来源于云纹，云纹即表示云气，《素问·阴阳应象大论》："地气上为天，天气下为雨。雨出地气，云出天气。"④古之黄帝以云名官，据说春官为青云，夏官为缙云，秋官为白云，冬官为黑云，中官为黄云，钱穆先生认为在农业社会望云占雨是最为重要的职掌之一，因此衍变为官名。⑤望云占雨其实也就是通过云来判断天之气，地气与天气上下交通，才会

---

① （汉）张仲景著：《金匮要略译注》，上海古籍出版社2010年版，第3页。
② 刘铮：《璧琮原始意义新考》，载《古代文明》，2012年第4期，第97页。
③ 袁胜文：《汉代诸侯王墓用玉制度研究》，载《南开学报》（哲学社会科学版），2012年第5期，第80页。
④ （唐）启玄子注，（宋）林亿等校注：《补注黄帝内经素问》，《二十二子》，上海古籍出版社1986年版，第881页。
⑤ 钱穆著：《黄帝》，生活·读书·新知三联书店2004年版，第20页。

有阴阳运动。因此,以云纹在礼天的玉璧上表示天之气的意思,就是顺理成章地"法自然"了。

至于玉璧上的谷纹,古人通常认为谷纹象征着谷粟,是对五谷丰登的美好向往,又有将蒲纹认为是象于蒲席之纹,来源于日常生活的观察。这些解释多因于望文生义的想象,无论谷纹还是蒲纹,都是为了表现云气在艺术加工上的变体。出土的商代晚期肖生形玉器上常装饰有圆形收尾的长条勾卷状纹样,纹饰由两条勾细的平行阴刻线组成,其纹饰末梢如谷粒纹,很明显地可以辨别出是鸟兽羽毛纹。至西周中晚期平行阴刻线变化为宽细结合的双线纹饰。至春秋早中期,末梢长度明显缩短,多作为表现虺龙纹的纹饰。通常被认作谷纹的标准纹饰在春秋晚期正式出现,流行于战国,在两汉时期仍在延续。谷纹的形式也较为多样,包含有谷粒状、卷云状、蝌蚪纹等各式云谷相杂纹。其中有一种蒲格谷纹,属于浮雕谷纹的一类亚型,是在形成蒲格的六边形凸面上加琢短尾谷纹雕刻而成的。①满城汉墓M2出土的玉璧和之前两汉其他诸侯王的随葬玉璧都发现了这种纹样。

可见,从金缕玉衣、九窍塞,到随葬玉璧上的纹样,都蕴含了帝王诸侯对往生之后的期待。去往神仙世界的载体则为"气",锁精气而后乘云气登极乐,"气"的内涵越来越丰富。墓葬文物给后人留下了最为直观的表现形式,但"气"在中国传统文化中的表现形式,正如它的弥散性特征一样,是无穷无尽的。

对于"气"的理解,须要用发展的眼光,方能使它发挥出应用的活力。李约瑟和鲁桂珍发现了气功在生化学上的意义,西方一些科学家也对中国之"气"评价甚高,认为这是与物理学"场域"概念十分对应的物质,中国人竟然早在几千年前对此就有理解。但"气"毕竟不是古希腊的原子论,虽然它作为一个人文学科的概念,在自然科学、生命科学、意识科学等领域最有望

① 丁哲:《玉器谷纹的初步研究》,载《赤峰学院学报》(哲学社会科学版),2014年第8期,第11-12页。

得到互通，但如果就此把"气"与西方的原子、场域、物质等概念做机械对照，则会扭曲了"气"作为大传统术语的本质。"气"是不属于任何一个学术领域的，它存在于只能意会、不能言传的大传统中。为了研究，或许不得不找一个切入点，但"气"的知识体系的构建，如精、神、德、五行、水谷、志、意……无一能作为独立的个体被拆散。《素问·阴阳应象大论》："水为阴，火为阳。阳为气，阴为味。味归形，形归气。气归精，精归化。精食气，形食味。化生精，气生形。味伤形，气伤精。精化为气，气伤于味。"[①] "气"的核心在于转化，因而它是动态的、循环的、生生不息的，极大影响了中国哲学、文学、自然科学、医学、美学等体系的构建，它是思想史和科技史上的最重要的基石。

第八节　祝由的隐喻

在现代中医教学课程里，绝不提及祝由之法，即便是古代医家，对上古传下来的祝由术也多有存疑，或直接予以否定。祝由术因此成为一个神秘的传说，今人对其浅薄的认识无非围绕以下几点：巫术的一种，精神治疗法的一种，道家符禁的一种。总之，与巫术医学一样，祝由术注定是随着医学的发展而被抛弃的。但祝由术之所以被抛弃的原因，本身是一个值得关注的课题，正如鬼神致病之所以不再被当作病因，那是因为人们通过对人体和自然环境的探索，建立了一个又一个学术范式。在不同的范式之间，存在着不可通约性。一个范式中的鬼神，是另一个范式中的精气，又是另一个范式中的细菌。那么，祝由术是存在于哪一个范式中的概念？它又在另外的，更为今人所熟悉的范式中对应着什么呢？

---

① （唐）启玄子注，（宋）林亿等校注：《补注黄帝内经素问》，《二十二子》，上海古籍出版社1986年版，第881页。

一、古之祝由

《素问·移精变气论》提及"余闻古之治病，惟其移精变气，可祝由而已"。此为"祝由"在文献上之始见材料。关于"祝由"一词，唐人王冰注云："祝说病由，不劳针石而已。"周策纵说王冰之注导致后人常将"祝由"拆成两个字来理解，其实祝由应为连词，"由"乃"诏"，《说文》中"诏，诅也。""诅，诗也。""诗"就是"祷"，所以祝由就是祝祷。[①]廖育群论及"祝由"时提出疑惑：不知"祝由"与"咒"是否有联系，因一是有"咒"之说，"祝由"两字之切构成"咒"。另一种疑"咒"的音、字源于"祝由"的约音。然而无论两者之间关系到底如何，"祝由"在医疗中都是以语言治病的意思。[②]根据《内经》成书的时间，可知祝由当为上古之时就已存在的技术，它主要是用于治病的，但实施者的身份可能未必局限于医者。据考证，古巫医在医疗方面至少使用祝祷、絜除、驱疫、医酒、汤液、草药、蛊毒、铖石、艾灸、火等技术，也从事以歌舞降神、跳月、望气、祭风雨、祀生产、送死等工作，此外也许还从事烹调工作。[③]古巫医的职能范围显然不局限于今日对医者的界定，他们所采用的技能和方法十分全面，在后世才逐渐根据需要细分化。

这种分化至少在《周礼》中就已出现，《周礼》将医生分为"食医、疾医、疡医、兽医"四种，疡医专治外伤，需通晓"祝、药、劀、杀"，"祝"即为祝由。《周礼·春官》又记有大祝、丧祝、甸祝、诅祝、司巫、男巫、女巫、其师等官制，[④]明确指出了巫与祝不是同一种人。王恒馀还进一步指出"祝"与"史""巫"皆司祭祀，历史学家陈槃庵说："巫祝之上，复有太史。"[⑤]传世文献

① 周策纵著：《古巫医与"六诗"考：中国浪漫文学探源》，上海古籍出版2009年版，第68页。
② 廖育群：《中医各科要义概说》，载香港城市大学中国文化中心编：《术数、天文与医学——中国科技史的新视野》，香港城市大学出版社2006年版，第150页。
③ 周策纵著：《古巫医与"六诗"考：中国浪漫文学探源》，上海古籍出版2009年版，第69页。
④ （汉）郑玄注，（唐）贾公彦疏：《周礼注疏》，《十三经注疏》（上），上海古籍出版社1997年版，第752-820页。
⑤ 李圃主编：《古文字诂林》（第一册），上海教育出版社2000年版，第168页。

没有进一步说明"祝"的实际工作，因此在研究时往往也只能拿不同时代的文献记载互相注脚。医学典籍涉及祝由的主要有以下这些：

> 马王堆汉墓出土医学典籍：《五十二病方》《杂疗方》《养生方》《杂禁方》等；
>
> 晋，葛洪：《肘后救卒方》，后经南朝陶弘景、金代杨用道陆续增补之今本所见《肘后备急方》；
>
> 唐，孙思邈：《千金翼方·禁经》；
>
> 唐，王焘：《外台秘要》；
>
> 宋，《圣济总录·符禁门》；
>
> 明，《普济方·符禁门》；
>
> 民国出版，《轩辕碑记医学祝由十三科》

从文字记载角度看，以马王堆医书最为古老，也是目前能看到的对上古祝由医学最为清晰的记载。如《五十二病方》中对受外伤流血的人所采用的祝由方："一方：伤者血出，祝曰：'男子竭，女子（裁）。'五划地□之。"以手划地是祝禁的一种方式。《杂疗方》中有一则针对被蚖虫、蛇、蜂等所刺伤的方法："即不幸为蚖虫蛇蜂射者，祝，唾之三，以其射者名名之，曰……"接下来所用之言语皆为诅咒。《养生方》中有一方是为了在行走时避免足部疼痛："一曰：行欲毋足痛者，南向禹步三，曰……"接下来是祝由词。[1]《杂禁方》更是以厌禁为主的方术之书。可见祝由在当时社会应用范围之广，同时也是造成祝由和迷信巫术混为一谈的最直接原因。采用祝由方法的疾病，通常集中在"诸伤、蚖疣、肠澼、魅、蛊"，[2]用今天的话来说就是外科创伤类疾病、蛇或蜥蜴的咬伤、皮肤病、阴病、鬼魅致病和婴幼儿疾病等。这些病方的内容也表明，祝由

---

[1] 马继兴主编：《中国出土古医书考释与研究》（下卷），上海科学技术出版社2015年版，第132、510、466页。

[2] 严健民编著：《五十二病方注补译》，中医古籍出版社2005年版，第107页。

术往往与药物，外科术等混用，因此当时精通祝由术的医者，也精通早期的药术和外科知识。①

在记录祝由术的医学典籍中，以孙思邈之《千金翼方·禁经》最为详尽和系统。即便如此，道林名医孙思邈本人也表示他并不通晓这些禁咒原理，其主要目的还是搜集自古以来的祝由技法，以免使古法失传。医学典籍所记载的祝由术并非装神弄鬼之伎俩，所医治的对象也不局限于心理疾病，它是作为医家疗法的各项技能之一被记录的，有着完整的程序、仪式，对应的规则要求等。尽管医家对祝由术存疑或直接予以否定，但祝由在正统官制中仍留有一席之地。隋代太医署辖祝禁博士，唐代太医署设咒禁科，称咒禁师，主要医治被判定为受邪魅作祟的疾病。宋代太医局设金镞兼书禁科，显示当时祝由法的实施已多采用书符之法。元代亦设祝由书禁科，明代太医院十三科直接设祝由科，②到了明中期祝由科从国家医疗体系中取消，但在民间始终具有活跃的生命力。

祝由无疑是中国传统医学的某项技法，不能因之失传而贸然否定其实用性。历代名医对其多采用将信将疑的表述，尤其到了晚近时期，祝由术不仅只活跃在地下，且多为神汉庸医用以糊弄底层百姓。以儒医为正统的医家名士更是敬而远之，以免玷污了自家声名，明确与这类方术划清界限。但又因为医学典籍对祝由术的记载言之凿凿，以信奉经典为传承要则的儒医只得采用先圣孔子"子不语怪力乱神"的态度，慎而待之，谨而言之，祝由的定位愈加尴尬。

明代医家兼藏书家俞弁在《续医说》中表态祝由可治小病，他不否认祝由在医学中的地位，但也指明了其地位只是辅助。虞抟在《医学正传》中疑祝由术可能因为佛医的传入而兴，并言之"邪术为邪人用之"。虞抟此番猜测不仅说明了他对《内经》成书时间有所了解，而且怀疑祝由非华夏之正统医学。清代名医徐大椿在《医学源流论》中对祝由的评价是"古法不存，存而不论"，此言的潜台词是当今世上没有正宗传下来的祝由术了，因此身为医家也没有

<hr>

① 赵洪联著：《中国方技史》，上海人民出版社2013年版，第119页。
② 廖育群：《中医各科要义概说》，载香港城市大学中国文化中心编：《术数、天文与医学——中国科技史的新视野》，香港城市大学出版社2006年版，第151页。

去评价的必要，从而回避了这一话题。而初版于民国初的《清朝野史大观》，其中提到过"湖南祝由科"，祝由在清代宫廷虽无设立，但在民间似乎仍有活动。①

在这样一种说不清道不明的氛围中，祝由术面临着两种命运——被全盘否定，或者被作为中医心理治疗的早期实践。在笔者看来，祝由虽不是作为心理治疗发起的，但它在中医发展过程中生命力的维持，却是离不开情志致病这样一种认识的。情志致病是古代医学极为看重的方面，《内经》是一部写给医者的书，《素问·疏五过论》就是对情志致病的详细论述，以及教导医者对情志的重视：

> 凡未诊病者，必问尝贵后贱，虽不中邪，病从内生，名曰脱营。尝富后贫，名曰失精。五气留连，病有所并。医工诊之，不在脏腑，不变躯形，诊之而疑，不知病名。身体日减，气虚无精，病深无气，洒洒然时惊。病深者，以其外耗于内，内夺于荣。良工所失，不知病情。此亦治之一过也。

> 凡欲诊病者，必问饮食居处。暴乐暴苦，始乐后苦，皆伤精气，精气竭绝，形体毁沮。暴怒伤阴，暴喜伤阳，厥气上行，满脉去形。愚医治之，不知补泻，不知病情，精华日脱，邪气乃并。此治之二过也。

> 善为脉者，必以比类、奇恒、从容知之。为工而不知道，此诊之不足贵，此治之三过也。

> 诊有三常，必问贵贱。封君败伤，及欲侯王。故贵脱势，虽不中邪，精神内伤，身必败亡。始富后贫，虽不伤邪，皮焦筋屈，痿躄为挛。医不能严，不能动神，外为柔弱，乱至失常，病不能移，则医事不行。此治之四过也。

> 凡诊者，必知终始，有知余绪。切脉问名，当合男女，离绝菀结，惊

257

---

① 马伯英著：《中国医学文化史》（上卷），上海人民出版社2010年版，第658页。

恐喜怒。五脏空虚,血气离守。工不能知,何术之语。尝富大伤,斩筋绝脉,身体复行,令泽不息,故伤败结,留薄归阳,脓积寒灵。粗工治之,亟刺阴阳,身体解散,四肢转筋,死日有期。医不能明,不问所发,唯言死日,亦为粗工。此治之五过也。①

关于情志致病的描述,还可见:

凡人之惊恐恚劳动静,皆为变也。

故春夏秋冬,四时阴阳,生病起于过用,此为常也。(《素问·经脉别论》)

阳气者,因暴折而难决,故善怒也,病名曰阳厥。(《素问·病能论》)

258

若先言悲哀喜怒,燥湿寒暑,阴阳妇女,请问其所以然者,卑贱富贵,人之形体所从,群下通使,临事以适道术,谨闻命矣。(《素问·解精微论》)

志意和则精神专直,魂魄不散,悔怒不起,五脏不受邪矣。(《灵枢·本藏》)②

《内经》对情志导致疾病的应对方法,已从上古的祝由,转向了调经变气,《素问·移精变气论》已经言明了这种改变的原因,倒不是因为医学的进步,而是今人早已没有了上古真人的天真无为,因此不得不加砭石汤药等外力,才

---

① (唐)启玄子注,(宋)林亿等校注:《补注黄帝内经素问》,《二十二子》,上海古籍出版社1986年版,第985页。

② (唐)启玄子注,(宋)林亿等校注:《补注黄帝内经素问》,《二十二子》,上海古籍出版社1986年版,第985、901、926、988页,《补注黄帝内经灵枢》,《二十二子》,上海古籍出版社1986年版,第1021页。

得以改善身体机能。弃用祝由之法的关键在于人本身的退化，祝由是属于圣人、真人、贤人、至人的治疗之法。

《内经》试图教导医家善待病人情志时需要掌握的方法，包括："拘于鬼神者，不可与言至德；恶于针石者，不可与言至巧；病不许治者，病必不治，治之无功矣。"（《素问·五脏别论》）[1]"用之不惑，治之大则……闭户塞牖，系之病者，数问其情，以从其意。"（《素问·移精变气论》）[2]医者与病者之间的关系，必须保持互相信任，并在同一个情境下调动意志的力量和信仰的诉求，才可能对治疗有所帮助，反之"治之无功"。该治疗思路怕是祝由的余绪，这些情志调动的方法为后世医家所熟知和认可，但如果祝由仅止于此，它又为何会被诸多医家所质疑和弃用呢？显然，情志治疗不是祝由的本质。要了解祝由的真相，仅仅靠典籍的互相注解远远不够。

二、祝祷与调气

汉字的编码向后世提供了一条珍贵的信息：祝由是口传大传统时代的治疗祭祀。

称之为治疗祭祀可能也不甚准确，因为在无文字时代，医学不可能作为独立的学术体系存在。但恢复人体的正常秩序，恢复人与宇宙的和谐，这样的诉求却无时无刻不纠缠着先民。《尚书·周书·金滕》记载了一则周公用祭祀和祝祷术为武王疗疾的事迹：

武王有疾，周公作《金滕》。《金滕》：既克商二年，王有疾，弗豫。二公曰：我其为王穆卜。周公曰：未可以戚我先王。公乃自以为功，为三坛同墠。为坛于南方北面，周公立焉；植璧秉珪，乃告大王、王季文

---

[1] （唐）启玄子注，（宋）林亿等校注：《补注黄帝内经素问》，《二十二子》，上海古籍出版社1986年版，第889页。
[2] （唐）启玄子注，（宋）林亿等校注：《补注黄帝内经素问》，《二十二子》，上海古籍出版社1986年版，第891页。

王。史乃册祝曰：惟尔元孙某，遘厉虐疾。若尔三王，是有丕子之责于天，以旦代某之身。予仁若考，能多材多艺，能事鬼神；乃元孙不若旦多材多艺，不能事鬼神，乃命于帝庭，敷佑四方。用能定尔子孙于下地；四方之民，罔不祗畏。呜呼，无坠天之降宝命，我先王亦永有依归。今我即命于元龟：尔之许我，我其以璧与珪，归俟尔命；尔不许我，我乃屏璧与珪。①

周公疗疾行使的宫廷祝由治疗，立“三坛同墠”，供“植璧秉珪”，使史巫作祝祷，其神圣性不言而喻。但“尔不许我，我乃屏璧与珪”仍然是巫祝遗风，孔颖达疏：“不许，谓不愈也，屏藏也，言不得事神。”周公疗疾是在“事鬼神”与“不事鬼神”的讨价还价中进行的。②“祝”字，从甲骨卜辞到金文，都象形一人跪于神（“示”所象形的祭台）前，意为人跪而事神。段玉裁注说文，祝从示，从儿口，谓以人口交神也（强运开：石鼓释文）。罗振玉考释殷墟书契“祝”的几种字形，其中“”象灌酒于神前，“”左半边的人象手下拜形（罗振玉：《增订殷墟书契考释》）。叶玉森注意到了卜辞中“”，象鬼跪示前形，象鬼象人皆为祝（叶玉森：《殷墟书契前编集释》四卷）。郭沫若对比“叀册用”和“叀祝用”为对贞，其中“祝”与“册”的区别，在于“祝”以辞告，“册”以策告。书洛诰“作册逸祝册”的用法使“祝”“册”二者有别之旧解渐失（郭沫若：《殷墟粹编》第一片）。王国维指出，在古代“祝”“祷二”字同义同声，疑其本应为一字。《吕氏春秋·慎大览》中亦有“祝作铸”，“铸”即“祷”（王国维：《史籀篇疏证》，《王国维遗书》第六册）。③

以上考释皆是人鬼事神之意，马叙伦则从先民生产和生活环境的角度，认为祭祀对象乃为三辰之中的星。因“示”初文为“”，从天之本字作“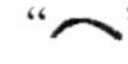”，

① （唐）孔颖达疏：《尚书注疏》，卷十二，《四库全书》·经部·四八·书部，第54册，上海古籍出版社1987年版，第265-266页。

② （唐）孔颖达疏：《尚书注疏》，卷十二，《四库全书》·经部·四八·书部，第54册，上海古籍出版社1987年版，第266页。

③ 李圃主编：《古文字诂林》（第一册），上海教育出版社2000年版，第166-167页。

"⚬⚬⚬"为《说文》中的"晶",象星之多,其后又简化为"ιιι","ιιι",是为《说文》"示"之古字"ⅲ"的来源。先民将日月星三辰并尊,三辰都有祭祀。穴居时代之人最怕风雨,一旦风雨便不能安居且无所得食,倘若见天上多星则无风雨之患,所以将能否见星作为神示凶吉征兆,无星为凶,有星为吉。以后逐渐将表示多星的"示"皆为表祭祀之义的字(马叙伦:父丁盉,《读金器刻辞》卷下)。①

无论是事神,还是祭祀星辰,"祝"都是一种祷告行为,且是郭沫若指出的"以辞告"。《仪礼·少牢馈食礼》:"尸执以命祝。"郑玄注:"命祝以嘏辞。"②这里说的是在祭礼上,主持仪式的主人向假扮受祭之神的"尸"发言。接下来,"尸"也会把神的旨意和祝福传递给祭祀主人。郑玄注《礼记·礼运》:"祝,祝为主人飨神辞。"③在这个祭礼中,"祝"指的是神圣言说。④《周礼·大祝》:"大祝掌六祝之辞,以事鬼神示,祈福祥,求永贞。"《周礼·小祝》:"小祝掌小祭祀,将事侯禳祷祠之祝号,以祈福祥,顺丰年,逆时雨,宁风旱,弥灾兵,远罪疾。"⑤可见"祝"是一种以言语进行的祷告仪式。

再看"由"。"由"字向来训鬼头,所谓鬼,既指人死为鬼,也包括非我族类。比如在《小屯南地甲骨》中就有"羌方由其用,王受之?"(甲507)此处卜问的是用羌人之头颅祭祀祖先。⑥《说文》:"甶,鬼头也,象形,凡甶之属皆从甶。"⑦但如果仅仅把"由"理解为鬼头的话,对于祝由的考察就会遇到很大的局限性。通过对"祝"的分析已可知这是一种人为的言语祷告仪式,加上"由",难道是指异族或神鬼也适用于祷告仪式,或者祷告的对象是神鬼吗?至

261

① 李圃主编:《古文字诂林》(第一册),上海教育出版社2000年版,第167—168页。
② (汉)郑玄注,(唐)贾公彦疏,陆德明音义:《仪礼注疏》,第十六,《四库全书》·经部·九六·礼类,第102册,上海古籍出版社1987年版,第585页。
③ (汉)郑玄注:《礼记注疏》,卷二十一,《四库全书》·经部·一〇九·礼部,第115册,上海古籍出版社1987年版,第451页。
④ 叶舒宪著:《文学人类学教程》,中国社会科学出版社2010年版,第193页。
⑤ (汉)郑玄注,(唐)贾公彦疏:《周礼注疏》,《十三经注疏》(上),上海古籍出版社1997年版,第808、811—812页。
⑥ 李圃主编:《古文字诂林》(第八册),上海教育出版社2000年版,第199页。
⑦ (汉)许慎撰:《说文解字》,岳麓书社2006年版,第189页。

此,可以参考的是叶舒宪在破译"社稷"之"稷"的神话信仰原型:"稷"所代表的大头谷灵与阳性生殖力,引出了"由"之大头与"还精补脑"的象征关系。

再看"稷"。"稷"从禾从畟,畟的上半部分是田,但它不是指田野或田地,而是同"男"或"鬼"字的上半部分相同,象征一个特大的头颅。在古代神话中,大头与阳具存在换喻的关系,古人相信大头(头脑)是精髓的储备之源。所谓"人始生,先成精,精成而脑髓生;骨为干,脉为营,筋为刚,肉为墙;皮肤坚而毛发长"(《灵枢·经脉》)。[①]马王堆出土医书《十问》就记载了早期的还精补脑法,明确指出了精气沿脊柱上行直达头顶,头脑自然是储藏生命和生殖能量之宝库了。[②]可见,从文字上来看,"由"所代表的真正含义是充满着生命力的大头,且是指阳性的、男性的生命力。甲骨文中卜问用羌人头颅祭祀祖先,便是对头颅所具有的能量的认知体现。世界各地都有看似残酷的割头祭祀仪式——割下敌人的首级作为战争胜利的炫耀。这类野蛮习俗背后的深层次原因,正是古代社会对人体精气所在的认识观念使然。

如果说"祝"作为祷告的仪式,具有一整套详尽规则的操作手法,那么"由"则是移精变气的实施基础。所谓"祝由",就是通过某些方法,让人之精气得以调节,激发人体强大的生命力量,从而调整人体的健康。通过祈求神明来调整体内的逆气与自然界的宇宙之气,即是属于祝由之法的调气治疗。秦骃玉版文字记载了一则秦惠文王为自己实施的祝由治疗。玉版译过来的内容写道:

> 有秦曾孙小子骃曰:孟冬十月,厥气浸周。余身遭病,为我感忧。惮惮反□,无间无瘳。众人弗知,我亦弗知,而靡有鼎休。吾穷而无奈之何,永難忧盍。

① (唐)启玄子注,(宋)林亿等校注:《补注黄帝内经灵枢》,《二十二子》,上海古籍出版社1986年版,第1005页。

② 叶舒宪著:《高唐神女与维纳斯:中西文化中的爱与美主题》,陕西人民出版社2005年版,第240-244页。

秦惠文王在孟冬之时受到厥气逆行的困扰，久治不愈，占卜也没有好起来的征兆。秦王心中甚为烦恼，于是就只能求助于天地神灵，祭祀华山，"欲事天地四亟三光山川神示五祀先祖而不得厥方。"秦王献上牛羊豕牺牲，天子大驾，礼之玉璧，希望"使明神知吾情"。秦国子民祭祀明神"孰敢不精"，王献祭用介圭，望华山之神"有赐"，"吾腹心以下至于足骭之病能自复如故"。[①] 疾病是帝王祝祷神灵的重要动力，玉版上的祝祷之词展现为书写文学形式。这又回到文学发生的基本功能，由此而诞生了一系列的仪式文学。为治疗而祝，仪式只是它的外在形式，内在的原理在于天人相应，同气相求。

祝由之法是在上古医学范式中的实用型操作，它是中医调经变气的早期形式，其效果的实现，与其说借助于鬼神、巫祝，不如说是在巫祝的引导协助下，调动自身的力量而追求身心的平衡。这也难怪祝由可以居于医学分类中长达两千多年，比起巫，它应当才是开启中医情志治疗之先河的前范式中的引子。但在中医自成一统后，祝由因其与上古风俗相混，也变得面目模糊起来。

263

三、头发与疾病

明末清初，满汉之间曾爆发了一场充满了血腥的关于剃发的文化压迫与反压迫，"留头不留发，留发不留头"，"头可断，发决不可剃"成为当时最著名的剃发令和反抗口号。"身体发肤，受之父母"，头发又在某种程度上成为象征天圆（头顶）尊贵之所在的替代品。换言之，头发与头颅形成了换喻关系。

头发与生命的关系在全世界文化中都有反映，人类学家埃德蒙·利奇认为与头发有关的仪式大多数都和性有关，头颅象征着男性生殖器，头发则象征了精（液），与此相应的，长发、短发、剪发、剃发等都有不同的象征意义。[②] 民俗学家江绍原在《发须爪——关于它们的迷信》中，发现了古人将发须爪三样

---

① 曾宪通、杨泽生、肖毅：《秦骃玉版文字初探》，载《考古与文物》，2001年第1期，第49—54页。

② ［英］C.R.霍皮克：《社会之发》，载史宗主编：《20世纪西方宗教人类学文选》（上卷），金泽等译，上海三联书店1995年版，第224页。

人体的组成看得很重，在巫术思维中，它们脱离身体后仍能与人有感应，并能代替本人。古人把发须爪视作人身的精华，寓有人之生命，"故保存之于人身有益，无故伤损之最有害"，绝不会轻易斩断和处理。①孔飞力的《叫魂——1768年中国妖术大恐慌》讲述了在这场席卷了大半个中国的妖术恐慌中，剪辫子是取人魂魄的妖法之一。孔飞力赞同头发在礼仪上象征着某种极为深刻的抽象性事物，如繁殖能力、灵魂、个人的力量等。不能生育的妇女通过剪取婴儿头发，相信婴儿可以在子宫里生长；神汉的头发长而结缠，被视为可贵的标志，因为人们相信性生活长期节制的人，其头发中积聚了强大的生育能力。②头发的神圣性源于头颅能够积蓄人体精髓的观念，因此衍生出的关于头发的文化习俗，不能脱离头颅的象征来分析。

　　头颅乃精存之地，头发为精生之外在标志。相应地，头发也因此成为传统医学中观察疾病的一项衡量标准。"人始生，先成精，精成而脑髓生；骨为干，脉为营，筋为刚，肉为墙；皮肤坚而毛发长。"（《灵枢·经脉》）③医家认为，头发与肾、三阳、足少阴直接相关，因肾又主主人之精、血、骨，所以头发与精、血、骨也相关。④《素问·上古天真论》在讲述男女头发生长时说"女子七岁，肾气实，齿更发长"，"丈夫八岁，肾气实，发长齿更"。男女的头发生长都与肾气相关。女子"五七，阳明脉衰，面始焦，发始堕。六七，三阳脉衰于上，面皆焦，发始白"。男子"五八，肾气衰，发堕齿槁。六八，阳气衰竭于上，面焦，发鬓颁白……八八，天癸竭，精少，肾脏衰，则齿发去，形体皆极"。⑤头发的发白，脱落与肾气密切相关，也是精、血、骨活力的外在体现。隋代名医巢元方在《诸病源候论》中指出"精极"会使人"发毛落"，肾气虚

---

① 江绍原著：《发须爪——关于它们的迷信》，中华书局2007年版，第138页。
② ［美］孔飞力著：《叫魂——1768年中国妖术大恐慌》，陈兼、刘昶译，上海三联书店2012年版，第134页。
③ （唐）启玄子注，（宋）林亿等校注：《补注黄帝内经灵枢》，《二十二子》，上海古籍出版社1986年版，第1005页。
④ 林富士著：《中国中古时期的宗教与医疗》，中华书局2012年版，第515页。
⑤ （唐）启玄子注，（宋）林亿等校注：《补注黄帝内经素问》，《二十二子》，上海古籍出版社1986年版，第875-876页。

损会使人"发落",其他医家大多也持有类似的看法。

在分析何种行为可能导致"发病"时,林富士根据医家文献,总结了误吞头发、洗头冲发不当、大病后梳理头发等几种主要不当行为。除去这些外因,过度耗费精神和过度忧虑通常被认为是造成头发变白或脱落的"内因",①王充在《论衡》中记载了颜渊因精力不及孔子而致发白齿落病死一事:

> 传书或言:颜渊与孔子俱上鲁太山,孔子东南望,吴阊门外有系白马,引颜渊指以示之,曰:"若见吴昌门乎?"颜渊曰:"见之。"孔子曰:"门外何有?"曰"有如系练之状。"孔子抚其目而正之,因与俱下。下而颜渊发白齿落,遂以病死。盖以精神不能若孔子,强力自极,精华竭尽,故早夭死。(《论衡·书虚篇》)②

这则故事仅为传言,或不能信,但表达的是强用精力而导致发白乃至于病死。这种因果关系是当时人所普遍的认知。

古人将头发看作构成生命的要素之一,与头颅一起成为藏精的载体,因此,也就格外重视通过头发来吸收天地间的精气。《内经》中有许多关于养生的知识,如"春三月,此谓发陈。天地俱生,万物以荣。夜卧早起,广步于庭。被发缓形,以使志生。"(《素问·四气调神大论》)③在万物复苏的春季,应当披散头发,使神志随着生发之气舒畅。头发在养生之法中用于接纳"天气",也即"阳气",是为了给身体输入精气。华夏之礼对发式一直有着严格的规定,断发文身向来被视为蛮夷之习俗,但在寝中,或在巫师作法等场合,却可采用披发之发式,或许这正是出于"服天气而通神明"的需要。

"被发缓形,以使志生"是对精气与神志的又一层注解,《灵枢·本神》中

<hr />

① 林富士著:《中国中古时期的宗教与医疗》,中华书局2012年版,第523-527页。

② (汉)王充著,张宗祥校注,郑绍昌标点:《论衡校注》,上海古籍出版社2013年版,第80-81页。

③ (唐)启玄子注,(宋)林亿等校注:《补注黄帝内经素问》,《二十二子》,上海古籍出版社1986年版,第876页。

的"肾盛怒而不止则伤志,志伤则喜忘其前言,腰脊不可以俯仰屈伸,毛悴色夭,死于季夏"。[①]说的正是这样的道理,由于肾主精,肾大怒会导致毛发憔悴,道理是基于精气的损伤与毛发的直接关系,反之亦然,头发的病症也是精气损伤的标志。难怪古人对头发的变化如此重视了。

头发作为头颅的换喻,并不仅仅是仪式观念层面上的,它同样是医学分类中头部的组成部分。头发的外在症状与面色往往联系在一起作为诊断的依据,古医家惯常于以发色来判断人体的精气、血气,而这两个要素,正是祝由术所要调动的人体根本,是"移精变气"的载体。

四、头颅崇拜

我国出土文献材料已充分展现了祝由术在古代的应用,先举几例:甲骨文中的"告疾":"贞告疾于且(祖)乙。"(《合集》13849)1994年出土的新蔡葛陵楚简:"□不瘳(懥),(病)之古(故),祝丁□"(零209)周家台秦简记录的一则完整的祝由方:"病心者,禹步三,曰:'皋!敢告泰山,泰山高也,人居之,□□之梦也。人席之,不智(知)岁时。赤隗独指,搵某叚(瘕)心疾。'即两手搵病者腹,'而心疾不智(知)而咸□',即令病心者南首卧,而左足践之二七。"(周家台秦简335—337)[②]

此外,战国至秦汉时期的简帛、玉版,包山楚简,马王堆出土的简帛医术等,都有延请祝医治病,或者记载祝由方的例子。综合文献记载,祝由所采用的方法,如果用后人能够理解的方式表达,通常包括禁法、祝法、咒法、符法、心理暗示、催眠,可能还包括按摩、沐浴、音乐疗法等。

除了出土文献记载,考古发现证明祝由之法存在的证据极难界定。因为祝由本身边界不甚清晰,涉猎方面又较为综合,所以很难将某一物件视为纯粹

---

① (唐)启玄子注,(宋)林亿等校注:《补注黄帝内经灵枢》,《二十二子》,上海古籍出版社1986年版,第1004页。

② 丁媛、张如青:《从出土文献看中国早期的祝由疗法》,载福建中医学院编:《第十二届全国中医药文化学术研讨会论文集》,2009年,第245-247页。

为祝由之用。汉画像上有描绘鸟身神医（疑为扁鹊）为病人看病的题材（见图4-19），但从"扁鹊"所持针石形工具看，被认为亦巫亦医的扁鹊所实行的不单纯是祝由之法。至今为止出土的医学考古材料，也尚不能直接证明祝由施行的真实情况，反倒是殷商及殷商之前的神兽噬人头造型器物能够给祝由的思想观念做一些佐证。

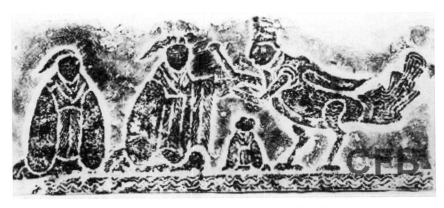

图4-19　扁鹊行医图，东汉画像砖，现藏于曲阜孔庙

在属于殷商时期的出土文物中，殷墟妇好墓铜钺（见图4-20），后母戊鼎（原称司母戊鼎）耳上都有神兽吞噬人头的题材（见图4-21），被置于神兽之口的人头造型较为简单，后母戊鼎上的人头甚至露出微笑的表情。神兽身上绘有卷云纹饰，这既是鸟兽之纹，又代表着传统之"气"，在之前对"气"的论述中已有过详尽说明。

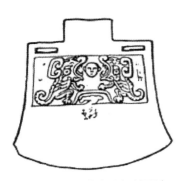

图4-20　妇好墓出土铜钺图案

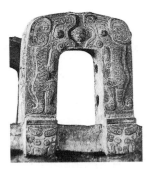

图4-21　后母戊鼎耳上的双虎噬人头造型

　　神兽噬人头造型的另一类表现形式是保留了人体的全身,比如安徽阜南县朱寨镇出土的龙虎尊上的纹饰(见图4-22),湖南出土的食虎人卣(见图4-23),三星堆出土的龙虎尊等(见图4-24)。早期玉器也有表现神兽食人的,在这些造型中,对人的刻画往往表现出其平静、神圣的姿态。近年来的研究已经逐步倾向于认为被"食"之人应当拥有较高的地位,相当于巫王或者巫师,也有学者认为是早期人牲祭祀的反映。林巳奈夫认为神兽张开大口,处于神兽之口的人正在与它内外通气。神兽的身份通常是虎,在这些题材中,虎作为太一的化身,扮演着宇宙星辰的运行中心,以及阴阳调和的枢纽角色。[①]按林巳奈夫之说,神兽噬人实则为人与"天气"相通的神话造型艺术。

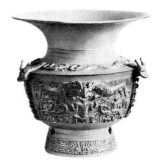
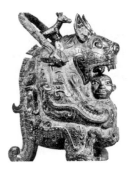
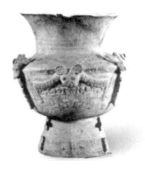

图4-22　安徽阜南县朱寨镇　　图4-23　殷商食虎人卣　　图4-24　三星堆出土龙虎尊
　　　　 出土殷商龙虎尊

　　在上古聚落文化中,以人牲祭祀是不可忽视的信仰,甚至常常由地位较高的人担任人牲。裘锡圭先生研究殷商时期焚人祈雨时指出,有一些商代大墓的殉葬者备有相当丰富的随葬品,可见其生前也颇有地位,传说中商汤自己就差一点成为求雨的人牲。[②]除了人牲祭祀以外,斩首礼也成为人牲祭祀中值得关注的现象。新石器时代晚期,被认为属于农耕文明的长江中下游地区墓坑遗址

---

① [日]林巳奈夫著:《神与兽的纹样学:中国古代诸神》,常耀华、王平、刘晓燕等译,生活·读书·新知三联书店2009年版,第25页。
② 裘锡圭:《说卜辞的焚巫尪与作土龙》,载裘锡圭著:《古文字论集》,中华书局1992年版,第216-226页。

中屡次发现了斩首人牲骨架。长江中游汤家岗文化高庙祭祀遗址中发现了几具男性头骨，与鹿角和野猪下颌骨合葬，年代测试距今7 000—6 000年间。中堡岛遗址中的大溪晚期墓坑里发现有7具被斩首人骨架。桂花树遗址发现一座尸体被肢解的四人墓，其头部被分开放置。邓家湾石家河32号墓随葬品丰富，墓主为一男孩，有一殉葬者被斩首。房县七里河石家河遗址的半穴居式房屋台阶下正中央，放置着几具人类颅骨。另一座陶窑活口放置一颗人类颅骨，火门外亦有一颗。肖家屋遗址屈家岭二期墓葬中也有发现无头人骨，且随葬品丰富。①这些被斩首的人牲随同周边的陪葬品和墓葬制度，都显示出了礼仪的需要。《礼记·明堂位》："有虞氏祭首，夏后氏祭心，殷祭肝，周祭肺。"②这是汉人的追溯，已经引入了五行的味道，人首位至尊。人牲未必是战俘的身份，通常不认为会为战俘安排随葬品，所以人牲是"我族"的可能性较大。

除了斩首礼，以头骨为饮器的风俗也为人所熟知。《史记·大宛列传》中记载了"匈奴老上单于，杀月氏王，以其头为饮器。"③以战败国国王头骨作为饮器的原因或许是为了展示征服对方的强大力量。④近年来在石峁古城东城门外发现了两个人头祭祀坑，每个坑都有24颗人头，后来陆续发现的人头骨超过80个，多数分布在城墙下面，被认为与城墙的建设有关。以人头骨祭祀保护城墙和房基的考古发现分布在许多古文明中，无论这些人牲的身份为何，对人头神圣力量的信仰则是人类相通的观念。

从人牲斩首礼、头骨饮器、人头骨祭祀，到殷商青铜器上的神兽噬人造型，改变的是祭祀礼仪的方式，延续的是人头神圣力量崇拜的观念。头颅作为人体最高精神之所在，早在上古时期已经奠定了至尊的地位。头颅在祭祀中被置于最为关键的组成部分，只要是与人体相关的礼仪过程，头颅都居于此地位。

---

① 郭静云著：《夏商周：从神话到史实》，上海古籍出版社2013年版，第187页。
② （汉）郑玄注：《礼记注疏》，卷三十一，《四库全书》·经部·一一〇·礼部，第116册，上海古籍出版社1987年版，第14页。
③ （汉）司马迁著：《史记》，中华书局2006年版，第715页。
④ 郝本性：《试论郑州出土商代人头骨饮器》，载《华夏考古》，1992年第2期，第94-100页。

因此，把头颅崇拜的考古证据作为对祝由法实为祝头（精气）法的佐证，在这样古老的一条观念脉络中，后人方可理解头部所承载的人之精、人之魂的重要价值。哪怕在假托的黄帝和岐伯看来，移精变气已是只属于上古之人的境界了，这也从另一个侧面折射出了头颅崇拜的古老渊源，以及在后世无以为继的现实。

祝由在今时已经是个无法还原的概念，唯有从其发端的文化角度去考察，才可能理出一条观念的脉络。祝由从汉字解码角度透露了其作为头颅崇拜的隐藏含义，头颅崇拜是分布于世界各个古代文明的信仰，在上古中国也不例外，丰富的考古学材料可以证明这种信仰和习俗的存在。头颅信仰在社会各项分工逐渐细化的发展过程中，也逐渐植入到不同的体系中。在医学和养生体系中，表现出对还精补脑的推崇，与精气说同步发展，与各家各派的理论互相渗透，互为注脚。祝由是以还精补脑为目的的调经变气之法，在它尚未形成一套成熟的自有体系之前，与巫术等处于同一个范式之中。巫与医在官方体系的设立后渐渐分离之后，祝由在官方医学编制中仍占有一席之地，可见其在正统学派眼中是与巫术截然不同的一支理论。

理解祝由所需要依托的理论和概念，正如理解中国传统医学的基础一样，决不可与现代科学混为一谈。传统医家对祝由也多有批评和存疑的态度，实则也是观念的壁垒所造成的。对祝由本质的遗忘、扭曲，造成了即便有文献留下祝由法的材料，亦无法理解这些法术的真正用意，一次次隔靴搔痒的历史编码使祝由术终于淡出了传统医学舞台，成为迷信和愚昧的注脚。

第五章

"文学治疗"建构文化

通过"四重证据法"探源《内经》的文化大传统，是将《内经》放在历史的时间坐标上，爬梳了医学传统形成的背景与传承。神话历史并非到《内经》成书就结束了，甚至在作为观念的理论体系中仍然没有结束。作为医学的小传统与其他小传统互为影响，医学也好，文学也好，科学也好，系出同流，最终构建出根基深厚的华夏文化。在漫长的大传统中，小传统以阶段性的方式呈现，也就是所谓的"当下的表现形式"。所以，现代医学和科学是大传统中的小传统，它们并不独立于大传统存在。现代社会的生命科学努力勾勒着身体的完美状态，与《内经》开篇便塑造的上古天真的完美世界前后呼应。从本质出发，华夏文明的大传统并没有在生物科学的话语中断裂，传统与现代，人文与科学，非但没有对立的必要，反而应当使传统促进科学发展，使科学服务传统复兴，这也是这项研究工作对现代社会的实际意义。

第一节 医学与文学

对《内经》大传统探源的八个案例，如果放置在古代文学和中国传统思想的研究中，大多已是老生常谈的主题，例如"道""气""风"、身体象征等。这进一步说明，医学与文学是紧密地互相影响的。经过对神话历史的爬梳，已了解我国传统医学与华夏文化同源同体，但医学对文学的影响，是从小传统角度来体现"文学治疗"的价值所在。

"形而上者谓之道，形而下者谓之器。"华夏文化传统的神话思维，影响了中国传统各种文化形式，医学、文学、艺术（国画、戏剧、茶道等），它们扎根于同一个源头，互相影响。但医学又有一定的特殊性，因为它作为一门与人类生存发展息息相关的技艺，起源甚早，远远早于人们对文化的自我认知之前。所以，作为生存的基本需要之一，它对其他文学形式的先验性的影响是不可忽视的。

医学深刻影响文学还有一个重要的原因——医学是从解决人的实际需求出发的，它的主旨是追求身体状况的正常、完美，以及与心灵和社会的和谐关系。文学也是如此。发生机制的重合，造成同一个源头，不同的技艺，逐渐形成不同的小传统，却又在表现形式上互相借鉴，互为影响。

在中国的早期文学发展过程中，医学对文学的影响，主要可以从以下几个方面去考察：① 具有医用功能的文体。② 医学意象对文学美感的塑造。③ 医学的社会化主题为文学创作题材提供素材。④ 医学术语对文学批评的影响。

首先是出于医用功能而产生的文体。在论述了医源于巫的发生史后，可以很明确地认识到，巫所采用的一系列活动形式，包括祝咒、讲唱、舞蹈、音乐、仪式、叙述故事，都对后世的社会文化产生了重大影响。以《诗经》为例，如今留下来的歌词，就是当年的诗的文本。所谓"诗言咒"，诗在歌唱中创作，在歌唱中流传，以至于虽然已经失去了乐谱，但口诵《诗经》，依旧能感受到其中的韵律。"诵诗三百，弦诗三百，歌诗三百，舞诗三百。"①《墨子》的记载显现了当年的诗歌盛况。《诗经》分为"风""雅""颂"三大类，学界普遍认为"颂"是祭神的歌曲，"雅"是朝廷的音乐，"风"是具有地方特色的风土音乐。"风"在医学中是一个关键的因素，前文的"风神神话"中已经分析了风的原型和其作为文化符号在华夏文明早期的演进过程。"风"具有拟人化的神格，它的核心功能在于传递、感染、鼓动。诗人作诗、歌者作歌的初衷也是如此。他们将自己的情感、思想借风而传，加上具有强化作用的章句叠唱等修辞手法，为我国的诗歌文学奠定了基础。

如果说《诗经》代表了中原文明为主体的难而质朴，《楚辞》这种更为浪漫的文体则显现了南方民族的易而奢靡。《楚辞》反映了先秦时期的南方文化特征，多言志抒情，巫风浓厚，尤其借巫咸、灵氛等神话人物表达诗人的志向

---

① （周）墨翟撰，（清）毕沅校注：《墨子》，《二十二子》，上海古籍出版社1986年版，第267页。

和情绪，展开对君王德政，社会现状的批判。《楚辞》以文学为医，针砭时事，以诗歌为体，抒发情感，是"诗言咒"在南方荆楚之地开出的绚丽花朵。

从"大文学"的角度考察，治疗仪式中对"通神""娱神"的需要，直接催生了乐舞和礼乐的发展。《周礼》"六代舞"中的《云门》即歌颂黄帝。治疗作为先民重要的诉求，在上古巫文化的表现中占有极高的比重。

先秦两汉的其他主要文体，如赋、散文等，依然保持了文学之美，中国文学史的相关研究对此已多有著述。

其次，医学意象塑造了文学美感。中国文学作品中多有对病态的美的描写，通过营造生命凋谢的悲剧感，来烘托作品的主题。最为典型的例子是《红楼梦》，有学者统计在这部总数不过73万字的小说里，涉及医学的字数达5万多字，涉及医药学和疾病的描写达291处，使用医学术语达161次，描述病症114种，药物出现了127种，医者出现了14名，提及的医案为13个。①不得不说，作家曹雪芹就是一名出色的医者，他不仅具备丰富的医药学知识，也化医为文，疗救社会。在大量医学意象的渲染下，《红楼梦》的情节推进就镶嵌在疾病、痛苦、死亡等各个与身体和治疗意象密切相关的环节中。从医学的角度来研究《红楼梦》，更加能够体察到人物的内心世界和作者的用意。

从古代到现代，用医学意象来塑造文学美感的案例数不胜数。医学是人学，文学也是人学，在表述过程中，两者在无意识中得以交融。

第三，医学的社会化主题为文学创作提供了丰富素材。汉赋《七发》描述了吴客问疾楚太子的故事，将生活腐化与"四患"结合起来，最终吴客以壮美的事物开拓楚太子的心胸，引申出"以大为美"的汉赋美学价值。《七发》以一则治疗故事开拓了赋体文学的题材，以往赋家多着重表现人物内心世界，《七发》通过叙事状物，将笔触落在了表现外在事物上，甚至使"七"成了一种文体之名。②在早期的先秦文学中，在描述为君王治疗的故事中，往往是借

① 郑民、王亭著：《文学与医学文化》，山东大学出版社2015年版，第44页。
② 傅璇琮、蒋寅总主编，赵敏俐、谭家健主编：《中国古代文学通论》（先秦两汉卷），辽宁人民出版社2004年版，第159页。

此提醒仁政及讽喻君王的失政。这种变通的谏言方式至今未失，在近代作家中，鲁迅是最为典型的代表人物。

医学术语对文学批评的影响则不仅体现在文学术语上，也深刻引导了鉴赏思维。例如孟子强调"知言养气"，其"浩然之气"形成了语言中气势磅礴的风格。"气"乃天地万物间一切变化、交通的载体，因此也成为医学上的关键概念。文气何为？养气为何？就孟子看来，养心就是养气，人参内外气之相通，天地间有浩然之气，便会使个人的气获得同化，最终达到"纯一之气"。儒道思想家追求的道德之气，只能基于外化与内化相互影响的基础上。同理，作为医学范畴的人体之气，与作为人文的天地道德之气，自然而然形成了统一的诠释方式。传统医者在调理病人的身体时，首先要理顺失序的气。古代知识分子对理顺国家之气的渴望与医者相似，并且使用了同样的思维方式。医学上的气，就顺理成章地过渡到文学上的气了。失去气的文学是没有灵魂的，气韵相抗的文学会引发读者不适，人体与文学之间的交流，依然由一个"气"字来评判。

文学上运用医学术语的例子还有很多，比如文脉、针砭、文心、心性等，在评论文学作品的时候，也会借用到医者的语言，例如骨血丰厚、经络清晰等。以身体喻文学，是在大小宇宙间互相关照的实践，也是天人感应的生动体现。

第二节　医学与哲学

本书采用了"大文学"的观点，传统的文学、哲学、神话、民间传说和仪式等都可以包括其中，它们以整体的形式与治疗互为关系。上古神话在一切小传统中的痕迹都是十分明显的，所以在论述治疗与上古思想的形成之关系时，笔者仍旧采用"哲学"这个小传统的称谓，以便阅读与理解。

到底是神话造就了作为小传统的医学，还是华夏民族用神话去解释源于生活经验的医学？这个疑问，就是神话学者和哲学家始终关心的：神话在先，还是仪式在先的问题。仪式一旦结合了神话，身处其中之人方能经历神秘体验和奇迹，从而使参与者的生命获得更新和提升。①治疗及其仪式的典型性在于，它因人类最原生的需求而生，但整套理念又充满了富含哲学的解释，其核心就是——天人感应。

天人感应观主导了中国哲学始终，天人感应是个宏伟的命题，先民在"远取诸物，近取诸身"的认知中创造了这个系统思维模式。在所有的自我认知中，人的身体最受到关心。如果做个潦草的分类，人对身体知识的追求形成了医学的滥觞，人对身外之物知识的追求促进了哲学与自然科学的发展。这一进一出，一内一外，一小一大，在天人感应论中就分出了外向的"由人观天""以人证天"和内向的"由人演天""以天证人"。天人感应中，既有分立，也有合一。②带着辩证的眼光来理解医学与哲学的关系，应当不会纠结于谁影响了谁的问题。俗话说"十道九医"，医学中包含着丰富的哲学思想，同时又作为哲学思想的外化和印证，独立成为一门学派。反之，对医学的深入研究又加强了对气血、经络的了解，为哲学演绎提供了更多实在的素材。这个过程即是文化小传统的形成路径，医学如此，儒释道无不如此。

中国传统医学最为基础的几个概念：道、气、阴阳，与古代哲学完全重合。它们之间的关系是互证互阐的。这三个概念在之前的"四重证据法"案例中已做详细论述，其神话起源在此不做赘述。以人为主体来考察道、气、阴阳，就能将实体与虚无结合起来。譬如说，在修道过程中，修道者要做到的是驾驭气的运行，以阴阳相合为要义，追求回归至高的道。在最初的神话想象空间中，宇宙与人体被各种气所包裹，天人同构一幅和谐的图景，至真大道主宰着世间一切，因此顺势而为，心无杂念，即坐忘和心斋，就是最佳的修炼之法。但很难想象除了造诣高深的思想家，先民是如何做这般抽象的观想的。于

277

---

① 关永中著：《神话与时间》，台湾学生书局2007年版，第43页。
② 李赫宇著：《〈庄子〉与道教文化及武文化的比较研究——民间演绎，身体转向，天人互证》，首都师范大学出版社2014年版，第2页。

是在成熟的宗教体系中，拟人化的教育方式出现了。比如道教，道化身为元始天尊，老子化身为太上老君，炼丹炉是为内丹修炼的拟物展现形式。信徒用肉眼见到了泥宫丸、中宫和丹田，于是再将自己的身体想象为丹炉，感受气血的周转运行，完成自我救赎。

这个例子是典型的天人感应，只是通过物化的炼丹炉搭建了天人互通的中介。实际上，整个大宇宙与人体小宇宙都可以通过内丹修炼之法来调整秩序。一旦精气神周转顺了，提振了，至真大道就达到了。在上古医学之中，按摩导引，针砭艾灸，无不基于对精气神的引导调整来治病。因此，中医的经络学说妙不可言，脱离于内观，根本无法体会到这种肉眼不可见的虚无脉络。它们的存在就如同天地间的道，有而不可见，但它们又有一定的可控性，这种可控性是属于有美德的人的。驾驭精气神的美德在医学中由大医来演绎，并且常常与病人的道德水准关联。在其他哲学中，就由圣人来演绎。

先秦哲学既以天人感应作为基本思维模式，接着就对医家与其他几家互为作用之处做一个概论。

医学与易学的观念相似之处，主要体现在"阴阳""三易"与"象数"思想。《易经》中的哲学在《内经》中与医学形成内在统一，两家都认为阴阳不仅是宇宙创生的主导力量，也是不断变化的。"阴静阳躁，阳生阴长，阳杀阴藏。阳化气，阴成形。"（《素问·阴阳应象大论》）[①]在医学和易学中，都延伸出了更加讲究消长平衡的"三阴三阳"，医学对阴阳哲学的继承和实践为进一步认知身体提供了思路。

"三易"是指《周易注疏》中解释的"易一名而三义，易简一也，变易二也，不易三也。"在医家看来，天地之气不断化生，阴阳之气此消彼长，此乃病理变化的基本规律，因此，诊疗和养生也要随之变化，不可死守一方一法。但在这生生不息中，作为规律的道则是恒常的，所以学习医道就不能限于奇技

---

① （唐）启玄子注，（宋）林亿等校注:《补注黄帝内经素问》,《二十二子》, 上海古籍出版社1986年版，第880页。

淫巧。《内经》被奉为医道中的"圣经",讲的就是恒常的道。医道和医术如此繁复,就需要"易简"思想来化繁为简。通过天人合一的思维模式,从大自然推及人体规律,传统医学与哲学都形成了宝贵的辩证思维,指导着对事物的理解。

《周易》之"象"对应了医学中的"藏象学说",取向比类在今天看来不符合科学原理,但影响了中国传统哲学认识论数千年。意象说渗透在各类古代文学中,造就了中国古代文学审美的基本要求。

医学与儒学融合于"中和"与"仁爱"思想。中和观和"仁"是儒家思想的核心,也是最重要的价值取向。"和"在《内经》中出现了153次,[①]是医家必须遵守的圣则。医学范畴中的"中和",对外表现在人与自然的和谐,对内是身与心的和谐统一,既包括形而上的阴阳和合理想状态,也包括形而下的调理养生之法。达到中和的"物质基础"是阴阳之气的变化,因此中国传统文化的价值观一直以平衡协调为完美。

"仁爱"是儒家的道德指向,在中国医学发展过程中,渐渐形成的儒医群体将仁爱医德发扬光大。医和曰"上医医国",孙思邈言"大医精诚",《灵枢·师传》曰"上以治民"。医家皆以天下为重,医者仁心与儒家道德体现在人本主义的塑造,其影响传承至今。

医学与道家在对"道""精气"的认识上有诸多相似,且共同遵循变易平衡和养生贵生的思想。"道"与"气"是对宇宙图示的抽象化描述,前文从神话角度论述了他们在发生之时的状态。进入小传统后,各家皆尊道,《内经》中有"医道""阴阳之道""升降之道""静脉之道""卫气之道"等,道家中的"道"更是"有情有信,无为无形,可传而不可受,可得而不可见"(《庄子·大宗师》)。[②]哲学家相信神秘无形的"道"主宰着各类因果,医家早期秘密结社的秘传特色,与对"道"之追求息息相关。这种不可与外人言的技巧,

① 鲁西龙、腊永红、王振华编著:《岐黄哲学思想》,西南交通大学出版社2013年版,第23页。
② (周)庄子撰,(晋)郭象注,(唐)陆德明音义:《庄子》,《二十二子》,上海古籍出版社1986年版,第29页。

离不开仪式的演绎。但医家毕竟以治疗为己任,他们需要落到某个可操作的实处才能得以实践,"精气"就是更为物化的操作基石。"道"与"精气"形成了独特的生命哲学,在道家用以保全养生,在医家中用以身心平衡,岐黄医学推崇的养生方法证实了长寿的可能性,于是医道之间互相提供了理论与方法,结合称为道家医学,也造就了恬淡无为的处世哲学。

诸子百家各有所长,在先秦中国盛绽。历史上许多文人略通医术,或者对医学感兴趣,这是为何?因为传统医学就是在自我观照的中积累壮大的,对于人与自然的思考离不开身体的实践,一旦牵涉到身体发肤,必与医学有缘。医学与其他学派的交集就是在"人",在身与心,在人与自然。

诚如《内经》,毫无疑问,在后世医家心目中,它就是一部最权威的医理。它因托名黄帝而确立了其正宗,它的理论被称为岐黄思想,或直接命名为岐黄哲学。它融合医学与古代哲学,其起源可追溯到人类的童年时期最为朴素的价值观和抽象思维。它从以治病为主要目的的"岐黄之术",逐渐发展为涵盖上古时期西北及黄河中上游地区传统文化的"岐黄文化",[①]最终形成华夏文明大传统中的两个小传统:生命哲学和生命科学。

第三节 《内经》与"文学治疗"

所有对医学与文学进行研究的前提,是必须看到医学的两面性:科学与人文。在前科学时代,实证较少被采用,"知识"通常是建构出来的。祖国医学作为一个非常完整的知识体系,它的建构过程对研究华夏文明传统具有巨大的参考价值。《内经》是医学知识建构过程的集大成者,也是里程碑。和所有传统社会中的知识体系一样,它所提及的医学不以实证为主要手段,而是先秦两汉以上的哲学、文学、神话、传说、巫术、艺术的综合反映,人为划分的这些

---

① 鲁西龙、腊永红、王振华编著:《岐黄哲学思想》,西南交通大学出版社2013年版,第5页。

类别是现代社会的话语，统而言之，它们是文学人类学学术语言体系中的"大文学"，所有的文学都参与了医学传统知识的建构。因此，传统医学与大传统文学互为表里，它们的发生都是人类生存、发展的需要。

文学与《内经》的关系体现在内外两个层次。内在层次是指《内经》医学中所蕴含的文学形式，或者说文学在治疗体系中的表现形式。外在层次是指《内经》在中国文学史上的影响。内外两个层次构成了"文学治疗"。

一、内在层次中的"文学治疗"

1. 神话、巫术思维的影响

本书通过"四重证据法"揭示了《内经》及传统医学所受华夏大传统的影响，毫无疑问，医源于巫在《内经》中的痕迹仍然明显。除了《内经》中用文字直接描写的仪式场景，还有一些医疗手段本来便是巫术的遗存或变形。日本学者山田庆儿认为灸法可能就是一种咒术疗法。

281

> 我认为灸法来源于用气味强烈的香草——艾，在体表熏，以去干侵入体内的病原体——疫鬼，这样一种咒术疗法。相信艾中具有驱邪之力一事，可以通过中国，尤其是江南地区，五月初五之端午节时摘取艾，著于身体、装饰艾制偶人于门以避恶气之习俗了解到。在皮肤上用艾，即燃烧干艾以被疫鬼的咒术疗法，可以说已被用于医疗。《五十二病方》中，这种咒术疗法实际上已用与腹股沟疝的治疗。但这还不是灸疗法。我认为从艾的咒术疗法向灸法转变的决定性一步在于脉的发现。①

《墨子·非乐上》中写到的"恒舞于宫，是谓巫风也"，②勾勒了一个巫风盛炽的上古时代。巫术之所以能起作用，源于人们对超自然的信念，这类信念后

---

① ［日］山田庆儿著：《中国古代医学的形成》，廖育群、李建民编译，台北东大图书公司2003年版，第8页。
② （周）墨翟撰，（清）毕沅校注：《墨子》，《二十二子》，上海古籍出版社1986年版，第251页。

来被解读为情志疗法。但巫术其中的一部分也演变为医学之正统,山田庆儿列举的灸法即是一证。在相对较近的明清时期,李时珍著《本草纲目》,记录如何治疗妇女产后"乳汁不行"——梳乳周围百余遍,这是一种相似律的思维方式,认为梳子"通"的作用被转移到人体之上,但竟然因其物理性的按摩作用使该疗法在医学上也立住脚跟。还有源于接触律思维而成立的人痘接种法,使患天花的小儿穿着病愈患儿的衣服,或取病愈者的疮痂移植到未患过天花者身上,实现"引胎毒外出",以"同气相求"之理完成了"接种—免疫"过程。①

　　巫术与仪式密不可分,巫术治疗的实施通常需要借助于一定的仪式,仪式所具有的辞令、动作、装扮、音乐等,在治疗过程中形成了相关对应。这一类的治疗,是"文学治疗"的初步展现。

　　2. 诗歌、传说、乐舞与情志疗法

　　情志说作为医学理论体系,在《内经》中首次被确定下来,其内涵与现代心理学的情绪内涵已基本相同。②先秦哲学家已相当重视情志对人的影响。《礼记·礼运》:"何谓人情,喜、怒、哀、惧、爱、恶、欲,七者弗学而能。"③《吕氏春秋·尽数》:"大喜、大怒、大忧、大恐、大哀五者接神,则生害矣。"④《内经》明确提到了情志对健康的影响,情志与脏腑关系体现为两种模式:五藏主五志——"人有五藏化五气,以生喜怒悲恐忧"(《素问·阴阳应象大论》)⑤。一藏主多志——"心,怵惕思虑则伤神,神伤则恐惧自失……"(《灵枢·本神》)⑥。在致病规律上,《内经》认为情志致病会伤及内脏,如《灵枢·本藏》:

---

① 廖育群著:《繁露下的岐黄春秋:宫廷医学与生生之政》,上海交通大学出版社2012年版,第13页。

② 乔明琦、张惠云著:《中医情志学》,人民卫生出版社2009年版,第352页。

③ (汉)郑玄注:《礼记注疏》,卷二十二,《四库全书》·经部·一○九·礼部,第115册,上海古籍出版社1987年版,第463页。

④ (秦)吕不韦撰,(汉)高诱注,(清)毕沅校:《吕氏春秋》,《二十二子》,上海古籍出版社1986年版,第636页。

⑤ (唐)启玄子注,(宋)林亿等校注:《补注黄帝内经素问》,《二十二子》,上海古籍出版社1986年版,第881页。

⑥ (唐)启玄子注,(宋)林亿等校注:《补注黄帝内经灵枢》,《二十二子》,上海古籍出版社1986年版,第1004页。

"志意者，所以御精神，收魂魄，适寒温，和喜怒者也……志意和则精神专直，魂魄不散，悔怒不起，五脏不受邪矣。"①情志致病还会扰乱气机，如《素问·举痛论》："怒则气上，喜则气缓，悲则气消，恐则气下，思则气结，惊则气乱。"②情志致病观的前提，是疾病的文学病因观，反之，面对情志致病的情况，古人也总结出了以调动情志为主的疗法，其基本法则为"悲胜怒，恐胜喜，怒胜思，喜胜忧（悲），思胜恐"（《素问·阴阳应象大论》），以求动人耳目，易人视听。③

影响情志变化的因素是综合性的，调动情志的因素也是如此。带有强烈个人色彩的情志因素与文学研究中的情志论互相呼应，成为"文学治疗"发生机制以及作用效果的最直观体现。人类文学的发生源自情感的需求，情感与疾病的关联构成了情志论的理论基础。音乐、语言、舞蹈等形式已被现代心理学纳入了治疗方法，"心和欲得则乐，乐斯动，动斯蹈，蹈斯荡，荡斯歌，歌斯舞。"（《淮南子·本经训》）④五志、五音、五色等正是情志论的直接反映。得益于西周的采诗制度，大量保存的诗歌、音乐、舞蹈使后人尚能想象出当时的场景。

3. 医学中的哲学

由于《内经》成书非一时一家，因此，它反映出的先秦哲学思想的特点是，以道家为多，但涉及多元。与《内经》相关的可考文本，就"史"与"经"来说，就有《左传》《国语》《战国策》《史记》《汉书》《周易》《周礼》《道德经》《庄子》《吕氏春秋》《淮南子》《春秋繁露》《白虎通义》《难经》《神农本草经》，若再将20世纪考古出土的武威汉简、张家山汉简、马王堆汉墓简帛书材料考虑进去，涉及面更可广至政治、军事、法律、经济、医学、天文、历法等

283

---

① （唐）启玄子注，（宋）林亿等校注：《补注黄帝内经灵枢》，《二十二子》，上海古籍出版社1986年版，第1021页。
② （唐）启玄子注，（宋）林亿等校注：《补注黄帝内经素问》，《二十二子》，上海古籍出版社1986年版，第918页。
③ 乔明琦、张惠云著：《中医情志学》，人民卫生出版社2009年版，第108-112页。
④ （汉）刘安撰，（汉）高诱注，（清）庄逵吉校：《淮南子》，《二十二子》，上海古籍出版社1986年版，第1240页。

诸多方面。①《内经》的哲学思想主要包括气哲学、天人合一观、阴阳哲学、比类推理。这些哲学思想在先秦诸子百家中皆有体现,前文也已从神话历史角度阐述了这些观念的形成及其在医学体系中的应用。取各家经典思想的《内经》,在传统医学领域中也拥有宗教经典般的地位。

任何影响都是双向的,先秦哲学思想与医学思想之间的关系也是如此。医学的实践性特点使这些思想得以脱离纸上谈兵,在实际运用中得到不断完善。正统的宫廷医学必然是由士大夫阶层掌握的,《内经》撰写者从医学中获取的心得,使他们在撰写医学知识文本时更富含实事求是的精神。在后人批判的眼光中,《内经》医学似有诸多荒诞不经之处,但医学对抽象的哲学思想的落实却是有目共睹的成就,例如《周易》中令人费解的"三阴三阳",已成为中医的治疗法则,只有医者继承着这个深奥的概念。科学家爱因斯坦惊叹于中国先哲们既没有发明形式逻辑体系,也没有利用实验方法来找出因果关系,这两者是西方科学发展的基础,但中国人却把这些发现都做出来了。②中国哲学思想所强调的圆满、感应,深刻影响了医学的追求,医学也反过来为哲学的思考提供了更多借鉴。医学与哲学对彼此的态度是兼取并用,正统医学中的儒医、道医,乃至于魏晋之后出现的僧医,共同书写了我国医学发展文本。《内经》构着先秦哲学思想,服务于中国哲学的整体发展。

4. 散文作为文体

研究先秦文学史的学者指出,用现在的眼光看,先秦时期的文学以一种"混合体"的面貌出现。所谓"文学",夹杂着许多非"文学"的内容,研究者需要从哲学论著、历史学论著作品中寻找"文学作品",并用文学的意义和价值标准来判断衡量它们。③《内经》文体属于散文,其写作方式深受诸子散文影响。由于《内经》成书时间跨度较长,它反映出了先秦散文时代变化的特点。

---

① 王洪图主编:《内经》,人民卫生出版社2011年版,第20—33页。
② 许良英、范岱年编译:《爱因斯坦文集》(第一卷),商务印书馆1976年版,第574页。
③ 王文生主编,李敬一编著:《中国文学史·先秦两汉文学史》,武汉大学出版社2009年版,第57页。

根据文学史的知识，诸子散文大致可以分为三个发展阶段，在第一阶段，由语录体演化为语录体夹杂议论文，代表作是《论语》《墨子》；第二阶段突破了语录体，由对话式论辩过渡到专题论文，如《孟子》《庄子》；第三阶段出现了成熟的长篇议论文，如《荀子》《韩非子》。[①]

《内经》通篇大多采用了问答、对话形式，但在部分篇章中，答者的语言本身又可以被视作结构规律、句式整齐、韵律和谐的议论文。特殊篇章如《灵枢·始终》已经没有问答形式了，是一篇完整的议论。因此，在《内经》成书时间的研究中，文章形式也是用以判断《内经》不同篇章成篇时间的依据。

先秦文章常用韵文，任应秋提出《素问》中的许多篇章，如《上古天真》《四气调神》《生气通天》《阴阳应象》《脉要精微》《三部九候》《宝命全形》《八正神明》《离合真邪》《刺要》《刺禁》《调经》诸论中作韵语的文字特别多。钱超尘通过韵文研究得出了《内经》成书于汉代，其中"七大论"可能更晚至东汉成书的结论。[②]

285

二、外在层次中的"文学治疗"

从外在层次上看《内经》的"文学治疗"功能，是指将《内经》以医学文学来看待，重识中国文学史。

"四重证据法"努力还原了《内经》医学文本发生的人类学背景，这些背景由神话、传说、历史、诗歌、天文、技艺等多种因素构成。在学科尚未分化的上古时代，划分哪些是文学，哪些不是文学，哪些是属于想象的，哪些是属于思维的，几乎没有可操作性。因为所有的表现形式都相互融合，一个医者可以同时是巫者、哲学家、文学家、史学家、阴阳学家以及朝廷官员，他不曾预设他的作品是属于文学的还是其他学科的。在研究工作中，因为学科划分的界限而人为割裂像《内经》这样的作品，便会陷入牵强附会的狭隘视野。

[①] 王文生主编，李敬一编著：《中国文学史·先秦两汉文学史》，武汉大学出版社2009年版，第130页。

[②] 王洪图主编：《内经》，人民卫生出版社2011年版，第19-20页。

文学是伴随着人类活动的发生而同时发生的，即有些学者认为的"生民之初"。南朝沈约在《宋书·卷六十七·谢灵运传论》中写道：

> 民禀天地之灵，含五常之德，刚柔迭用，喜愠分情。夫志动于中，则歌咏外发。六义所因，四始攸系，升降讴谣，纷披风什。虽虞夏以前，遗文不睹，禀气怀灵，理或无异。然则歌咏所兴，宜自生民始也。[①]

沈约之说反映了两个观点，一是歌咏也作为文学，二是文学起始于生民之初。鲁迅在《门外文谈》中也提出了文学的发生早于文字发明。

> 我们的祖先的原始人，原是连话也不会说的，为了共同劳作，必需发表意见，才渐渐的练出复杂的声音来。假如那时大家抬木头，都觉得吃力了，却想不到发表，其中一个叫道"杭育杭育"，那么这就是创作；大家也要佩服，应用的，这就等于出版；倘若用什么记号留存了下来，这就是文学；他当然就是作家，也就是文学家，是"杭育杭育派"。[②]

按照鲁迅的说法，由参与"劳动"的医者们著录而成的《内经》当然就是已经出版的文学，是"黄帝内经派"。在此重申文学人类学中的"大文学"概念，是因为《内经》是古代文学殿堂中一个十分独特的案例，它既直接揭示了文学功能的发生，也将这些发生通过文字的形式记录下来，同时融入了先秦散文常见的文体与修辞，形成一部亦医亦哲亦文的文学作品。

探讨中国古代文学发生，首先要明确的就是文学在发生阶段的内涵。王齐洲指出中国古代文学滥觞于"观乎天文"，"天文"与"人文"组成了文学。[③] 古代的天文乃《周易·系辞上》所云："天生神物，圣人则之；天地变化，圣人

---

① （梁）沈约著：《宋书》，中华书局1999年版，第1176页。
② 鲁迅著：《鲁迅全集》（第六卷），人民文学出版社1981年版，第94页。
③ 王齐洲著：《中国古代文学观念发生史》，人民文学出版社2014年版，第29页。

效之；天垂象，见吉凶，圣人象之；河出图，洛出书，圣人则之。"①古之"天文"中包含了一切自然现象，及与之相关的仪式、文辞和艺术，如观象授时，占卜吉凶，祭祀鬼神，后者就形成了人文之学。可以说，"天文"是文学发生的基础，人文是文学的外在显现。这个观点由来已久，刘勰在《文心雕龙·原道》中写道："观天文以极变，察人文以成化；然后能经纬区宇，弥纶彝宪，发挥事业，彪炳辞义。故知道沿圣以垂文，圣因文而明道，旁通而无滞，日用而不匮。"②梁简文帝萧纲引《易》并作论："文籍生，书契作，咏歌起，赋颂兴，成孝敬于人伦，移风俗于王政，道绵乎八极，理浃乎九垓，赞动神明，雍熙钟石。此之谓人文。"③唐代魏徵在《隋书·文学传序》："故尧曰则天，表文明之称，周云盛德，著焕乎之美。然则文之为用，其大矣哉！"④宋代石介曰："夫有天地，故有文……在天成象，在地成形，变化见矣，文之所由生也。"⑤清代魏裔介曰："历代古文者，天地之符瑞，宇宙之菁华也。……于是乎《易》以象之，《书》以记之，《礼》以秩之，《诗》以咏之，《春秋》以正之，然后天下万事万物之理备焉。"⑥所谓"诗言志"，正是孕育在古代"天文"之学之中的"人学"。

《内经》这部典型的由"天文"而"人文"的"文学"，自然无法用狭义的现代文学观来解读，王齐洲认为现代文学理论家主要接受的是西方近现代文学思想的影响，因此，较多关注"人文"而较少关注"天文"。"天文"之学，今日已面目全非，人们不太清楚"天文"与"人文"之学的联系，唯有破解今人对古代文学观念的认识屏蔽，方能从"天文"之学入手研究古代文学。⑦一旦恢复到"天文"的视角，《内经》所具有的关于天人交通的丰富内涵，使它不仅是一部文学著作，更是一部反映了先秦文化大传统的优秀文学著作。而以

287

---

① （魏）王弼等注，（唐）孔颖达等正义：《周易正义》，《十三经注疏》（上），上海古籍出版社1997年版，第82页。
② 王志彬译注：《文心雕龙》，中华书局2012年版，第9—10页。
③ （清）严可均辑：《全梁文》，卷十二，商务印书馆1999年版，第125页。
④ （唐）魏征撰：《隋书》，中华书局1999年版，第1163页。
⑤ （宋）石介著，陈植锷点校：《徂徕石先生文集》，卷十三，中华书局1984年版，第143页。
⑥ （清）魏裔介著：《兼济堂文集》（上），卷三，中华书局2007年版，第76页。
⑦ 王齐洲著：《中国古代文学观念发生史》，人民文学出版社2014年版，第33页。

《内经》为例，只要突破文体、辞章的限制，中国文学史的构建便多了一种可能。它将以更为宏大的视野来反映上古"天文"与"人文"的交相辉映。

以《内经》为例，事实上所有的医书、医案都可被视作文学，它们既是治疗的文学，也是社会的文学，对具有文学病因的疾病，"文学"自然是可以做出贡献的。

第四节　现代社会需要"文学治疗"

西格里斯特告诉人们，痛苦是由器质性疾病引起的，但偶尔，器质性疾病也是痛苦的结果。[①]痛苦和疾病是一对双生儿，社会的病态是造成疾病的主体——人，产生文化变态和生理变态的更广层面的影响因素。

病态的社会固然属于文化病因，每一个时代都有独特的医学政治。在进入所谓的现代社会以后，在全球化竞争的语境下，持续了数千年的人类身体观被最大限度地打破，被重新塑造的不只是灵魂和心灵，更是看似一成不变的生物构造——现代人似乎有幸目睹了进化的发生。

现代社会的第一个显著特点是"新神话"被不断制造。古老的神话是先民对世间万象的解释方式，现代神话却是创造者用以影响大众理解世界的方式。现代神话隶属于坎贝尔提出的神话世界的第二种类别：完全属于社会学解释范畴，"人类只和特定的社会团体发生关系，你不只是一个自然状态的人，你是特定族群的一份子。"[②]

新神话与旧神话的诞生依据似乎没有太大的差别，创造者基于信息不对称的特点，占据了话语权的高地。如果愚蠢的人类根本无法目睹在奥林匹斯山上

---

① ［瑞士］亨利·E·西格里斯特著:《西医文化史》，朱晓译注，海南出版社2012年版，第56页。
② ［美］约瑟夫·坎贝尔、［美］比尔·莫耶斯著:《神话的力量》，朱侃如译，万卷出版公司2011年版，第39页。

发生的真实事件，那么"半开化"的被殖民者一样不能辨别白人社会里的真实情况。新神话携带着上帝的福音起步，开创了大航海时代的征服之旅，直到有一天"灵魂注视者"也消失了，像尼采这样的反叛者戳穿了神话的假象，于是又一波新神话应运而生。叙述者反复强调现代性的高明之处，被排除在现代之外的人同时也被排除在时代之外，如同得了疾病被抛弃的库布人。

新神话总有一股强大的宣传势力，以它为蓝本的作品渗透于宗教、政治、艺术、文学、教育等全部意识形态领域。每一个"作家""艺术家""演讲者"都试图用或明或暗的手法让受众明白他要表达的特定价值、态度、纲领、意识形态的信仰。格罗伊斯指出，设计已经取代了宗教，人们用一种特别的方式来设计自己的自我，自己的环境，然后社会依据这些信条来评判，这些评判会带来痛苦或幸福。[①]比这个更让人痛苦的是，新神话决定了整整一代人的生活方式，每一代人都在抛弃上一代人的计划和技术，每一代人都花费了自己的时间作为职业去实现当下的社会要求。所以从这个意义上，现代人处于的是一个"超现代"的时间，造成的结果就是谁都没有时间。[②]就拿医学来说，整个培养体系都为了依据现代考核标准，以此作为晋级的条件。在全球化的大环境下，大一统的标准或许是效率最高的实现方式，但它同样表现出了负面作用，即它过于强大的"势力"，将传统的、未能纳入现代框架的知识体系一再边缘化、矮化，使原本单纯的知识成为道德评判的对象。中医与西方现代医学科学的争议正是在这样的价值体系下产生的。即便许多现代医学专家又开始张开双臂拥抱中医，高度评判《内经》的某些方法论，但所运用的评判标准仍然脱离不了现代科学的眼光——大多数时候，他们力图用现代科学的方法去证明《内经》医学的正确性，用理性去证明非理性。

今天的社会理性决不会让人与幸福离得更近，古希腊哲学追求的作为美

289

---

① ［德］鲍里斯·格洛伊斯著：《走向公众》，苏伟、李同良等译，金城出版社2012年版，第33页。

② ［德］鲍里斯·格洛伊斯著：《走向公众》，苏伟、李同良等译，金城出版社2012年版，第135页。

德和幸福的理性，是指普罗泰戈拉所说的"能管理自己，又能管理别人"的幸福。①活在新神话势力下的追求理性的人，无法登上文化较量的最高山头，也无法看到山上的神灵所策划的阴谋。

现代社会的第二个特点是文化之间的比较。在现代社会中，一个宣称自己是佛教徒、基督教徒或穆斯林的人，无法回避自己是现代人的事实。文化的比较从宗教时代已经开始，始于教派之间的争权夺利以同样的方式呈现在文化较量中。讽刺的是，宗教的祛魅使人类觉得这是文明进步的力量，但文化的光环再一次使信徒迷醉其中。本雅明认为，文化都是以那些被排斥在文化之外的人的苦难为代价的。②他们的苦难就是被"高等"文化比下去的"低等"文化的扭曲、消解。殖民者曾经困惑的是食不果腹的"低等"族群为什么会对改善他们的生活条件愤愤不平，甚至以死相争。当时他们并不明白，指手画脚比食不果腹更令人生厌。

即便人类学家和哲学家一再阐述了这一点，这一点的实质却没有得到太大的改变。萨义德在《东方学》中指出，建立在政治、文化、宗教基础上的东西方关系的本质，实则一种强弱关系。③文化使欧美国家对东方产生了政治性的兴趣，文化的介入使东方在西方的眼中成为复杂多变的地方，这便诞生了东方学的关注点。在文化学者的协助下，文化霸权体系也以更为隐蔽的方式逐步推进，它一改往日殖民者居高临下的嘴脸，而是十分在意弱势方的自尊心，最终在弱势方中也产生生成性（productive）。④这是军事帝国主义在文化殖民时期采用的优雅方法。纵观近百年来中西医的抗衡、融合、较量，其中有多少成分是出于对自尊心的维护。中医学者高举医学正宗之大旗，西医学者以实证为

---

① ［德］A.韦伯著：《西洋哲学史》（第2版），詹文浒译，华东师范大学出版社2010年版，第44页。
② ［德］彼得·比格尔著：《先锋派理论》，高建平译，商务印书馆2002年版，第109页。
③ ［美］爱德华·W.萨义德著：《东方学》，王宇根译，生活·读书·新知三联书店2007年版，第49页。
④ ［美］爱德华·W.萨义德著：《东方学》，王宇根译，生活·读书·新知三联书店2007年版，第16、19页。

铁的证据，两者的学术立场都不容对方置疑。基于如此心态的交流，造成了许多无谓的损耗。两者思维方式所依托的大传统没有可比较性，但为了在当代社会的合理存在，我国许多历史悠久的中医院，纷纷改名为"中西医结合医院"。这虽是求同存异，却也是文化比较的畸形结果。

张旭东指出，现代社会参与"全球化"有主动和被动之分。被动者眼中"客观""普遍"的趋势，新的国际性文化，却是主动者服从于特定集团的利益和价值观的产物。全球化从根本上说是生产体系在新的历史条件和技术条件下所做的一轮合理化调配。这个趋利化的进程势必引起区域性差异和发展不均衡等问题。[1]全球化进程固然造就了大批获益者，但文化殖民战术带来的伤害是留下一片充满对抗和冲突的意识形态领域。为了解决现实生活矛盾和冲突，人类只能通过把自己的对象加以变形，这样，审美变形问题从一开始就以某种悖论性形式存在着。[2]于是，在全球化时代，人们并没有看到文化霸权和欧美中心的消解，反而出现了新的冷战氛围。[3]

291

现代社会的第三个特点是不断更新换代的工业革命造成身体工具化。《启蒙辩证法》直言人性的堕落与社会的进步是联系在一起的。

> 经济生产力的提高，一方面为世界变得更加公正奠定了基础，另一方面又让机器和掌握机器的社会集团对其他人享有绝对的支配权。在经济权力部门面前，个人变得一钱不值。社会对自然的暴力达到了前所未有的程度。一方面，个体在他使用的机器面前消失不见了，另一方面，个体又从机器那里得到了莫大的好处。随着财富的不断增加，大众变得更加易于支配和诱导。社会下层在提高物质生活水平的时候，付出的代价是社会地位的下降，这一点明显表现为精神不断媚俗化。精神的真正功劳在于对物

---

① 张旭东著：《全球化时代的文化认同：西方普遍主义话语的历史批判》，北京大学出版社2005版，第1页。
② 王杰著：《马克思主义与现代美学问题》，人民文学出版社2000年版，第60页。
③ 王岳川著：《后现代殖民主义在中国》，首都师范大学出版社2002年版，第273页。

化的否定。一旦精神变成了文化财富,被用于消费,精神就必定会走向消亡。精确信息的泛滥,枯燥游戏的普及,在提高人的才智的同时,也使人变得更加愚蠢。①

第一次工业革命开启了机器生产时代,第二次工业革命造就了全民消费时代,眼下正在发生的"第三次工业革命"②以及"工业4.0"把知识的鸿沟挖得更深——美国传播学者蒂奇诺在1970年提出了"知沟理论":社会经济地位高者与社会经济地位低者之间在获取信息速度上的差距也越拉越大,随着大众媒介传送的信息量越大,两者之间的知识鸿沟也就逐渐形成了。第三次工业革命建立在前两次革命重塑的社会经济地位之上,在普通人中间被大量消费的精神产品,一方面为繁荣的经济泡沫做"贡献",一方面迅速拖垮人类的精神世界。

身为劳动者的社会大众,一方面在努力工作以改变劳动对象,一方面也在不知不觉中改变作为劳动主体的自身,如同马尔库什指出的:劳动不仅变革外部自然,也变革人的本质。③在此,作为个体化的人,正在被步调一致的外部世界改变着,人的个体性急剧消失。具有雄厚经济实力的大众消费品形成了新的文化秩序,中国市场以成为苹果公司新产品首发地区为骄傲,以获得全球新片同步首映权限为骄傲,以作为设计师新款成衣发售专卖店而骄傲,与此同时,"made in China"当下还承受着"廉价、山寨、低劣"等标签活跃在全球化语境中。

自信的社会学家相信,人类被层层剥开之后是一样的,这就是格尔茨所描

---

① [德]马克斯·霍克海默、[德]西奥多·阿道尔诺著:《启蒙辩证法》,渠敬东、曹卫东译,上海人民出版社2006年版,第4页。
② 第三次工业革命一般指第三次科技革命,是人类文明史上继技术革命和电力技术革命之后科技领域里的又一次重大飞跃,以原子能、电子计算机、空间技术和生物工程的发明和应用为主要标志,涉及信息技术、新能源技术、新材料技术、生物技术、空间技术和海洋技术等诸多领域的一场信息控制技术革命。始于20世纪四五十年代,代表人物是爱因斯坦和冯·诺依曼。(引自:《世界近代现代史》,人民教育出版社2006年版,第106页)
③ [匈牙利]乔治·马尔库什著:《马克思主义与人类学:马克思哲学关于"人的本质"的概念》,李斌玉、孙健茵译,黑龙江大学出版社2011年版,第15页。

述的"人是多层面的混合物","剥光五光十色的文化的形式，就能看到社会组织的结构性和功能性规律。再层层剥开就会发现基本的心理学因素——'基本需求'或者你要做什么——这些因素支持各层面并使之可能形成。剥开心理学因素就会留下人类生活全部大厦的生物学的基础——解剖学的、心理学的、神经学的因素。"①"剥洋葱"以一种"科学"的研究方法构建了人的本质，无论是人的身体，还是人的精神，都和机器一样易于调整、支离破碎。

传统医学诞生于传统社会，基于天人感应的整体思想，它为健康的身体赋予了美德。健康成为自我意识的延伸，它与天德、人德紧密相关，能够成为道德的直接反映。传统社会中的身体与外物是无法割裂的，这注定了医者在面对疾病时，不以工具化的思考方式来做决定。中医之所以运用许多看似迷信的方法，是因为在治疗时，人体相关的场域都被考虑进去了。然而，当代医学正在努力否定看似无用的仪式性的表现方式，即便有所运用，也只作为心理治疗范畴。在趋利原则的影响下，人们更加相信的物的实相，对于不了解的领域，缺乏传统社会所提倡的最基本的敬意。

现代性的第四个特点是大众媒体引导了审美标准。20世纪40年代之前，从未有任何一种"福音"可以与大众媒体的传播能力相媲美。大众传播理论以"魔弹论"作为开始，展示了戈培尔的名言"谎言重复一千遍就是真理"的威力。媒体发展的多元化终于打破了"老大哥"的地位，人们或许可以同时听到一千种声音，表达一千种意见，却发现，在积极地参与社会意识形态的塑造过程中，价值观被拖入了"沉默的螺旋"——诺尔-诺依曼指出："人们在表达自己想法和观点的时候，如果看到自己赞同的观点且受到广泛欢迎，就会积极参与进来，这类观点越发大胆地发表和扩散；而发觉某一观点无人或很少有人理会（有时会有群起而攻之的遭遇），即使自己赞同它，也会保持沉默。意见一方的沉默造成另一方意见的增势，如此循环往复，便形成一方的声音越来越强大，另一方越来越沉默下去的螺旋发展过程。"

① ［美］克利福德·格尔茨著：《文化的解释》，韩莉译，译林出版社2008年版，第42页。

"与媒体共鸣"，和马克思批判宗教社会功能的"虚幻的幸福"异曲同工，这种幸福虽然对苦难的生存状态起了缓和作用，但又阻碍了"真正幸福"的建立。① 格罗伊斯看到了当代大众媒体已成为最大、最强有力的信息生产机器，任何艺术形式都无可比肩。② 在大众知识领域，科学已经赢得了媒介社会中绝对的"正确性"，令人担忧的是，科学的"正确"建立在"非科学"的负面评价之上。正如本文中列举的屠呦呦获得诺贝尔奖，媒体把争议热点放在是"中医的胜利"还是"现代科学的胜利"。两者之间非此即彼的矛盾，在某种程度上是为了获取大众社会的话语正确。媒体的"真实"，"在场"造就了"虚幻的真实"，媒介批评者对此早有指摘，但在现代性社会中，这一点至今未有实质变化。

现代性的第五个特点是形成了商品拜物教的新宗教。安迪·沃霍尔以令人震惊的可乐罐、金宝汤和玛丽莲·梦露拉开了商品拜物教的大幕。作为现代性的文化形式，一连串的符号和意义都围绕着制造和生产而生。人工制品是这个时代最大的崇拜对象，以至于阿多诺断言：由人工制作的现代艺术部分已经发展壮大，致使任何消除其制造过程的企图注定终告失败。③ 恋物，建立在对人工极度的迷恋之上，人工是一种反自然的欲望满足，是人工促使了进化，是人工完成了伟大的工业革命，也是人工赋予了没有生命的无机世界以躯体的权利。本雅明于是这样形容时尚，"时尚的关键是被无机物的性诱惑所屈服的恋物欲，这种恋物欲因为对商品的崇拜而愈发得到助长。"④ 毫无疑问，恋物是一种精神状态，它的教义就是工具化的人类改造全世界。

人类成为地球上最强悍的生物，是因为能够把自然规律和自然联系转化为人的活动的规则和原理，⑤ 也因此，人类对自然界的反作用力抹去了神话诞生

---

① ［德］彼得·比格尔著：《先锋派理论》，高建平译，商务印书馆2002年版，第69页。

② ［德］鲍里斯·格洛伊斯著：《走向公众》，苏伟、李同良等译，金城出版社2012年版，第38-39页。

③ ［德］阿多诺著：《美学理论》，王柯平译，四川人民出版社1998年版，第47页。

④ ［德］瓦尔特·本雅明著：《机械复制时代的艺术》，李伟、郭东编译，重庆出版社2006年版，第166页。

⑤ ［匈牙利］乔治·马尔库什著：《马克思主义与人类学：马克思哲学关于"人的本质"的概念》，李斌玉、孙健茵译，黑龙江大学出版社2011年版，第17页。

的土壤，正在形成的是人神之争。此外，发生在各民族、文化、阶级、种族宗教之间的竞争一日未曾停歇。张旭东认为这在很大程度上是集体神话之间的竞争，是自信心、正当性、道德理想、文化性格、民族精神、生命力、对民族前途的信念等既抽象又具体、既感性又概念化的东西之间的竞争。①竞争导致一轮又一轮认同或离异，新神话在人类社会降下了前所未有的新疾病。

医学是现代社会的组成部分之一，现代社会的新神话自然也造成了医学领域内的治疗神话。2003年10月，美国生物伦理学家利昂·卡斯及其同事在题为《超越治疗——生物技术和追求幸福》的总统生命伦理委员会报告中有这样一段描述：

> 现代科学赋予我们的控制外部世界的可怕力量日益使我们能够控制我们的内心体验……我们越来越能在没有通常给我们带来满足感和幸福感的商品的情况下，用药物创造这样的主体体验。在某些情况中……新的药物能够帮助某个人回到世界中，并使它为自己的生命承担责任。但是在很多其他情况中……通过药理学管理我们精神生活的越来越强大的力量，让我们不仅疏远这个世界，而且疏远情感、激情和能让我们在这个世界上幸福生活的思想与性格特点，从而威胁着我们的幸福……创造与我们实际所做的事情毫不相关的、更平静的情绪和高度快乐或自我满足的时刻，这有可能损害我们的情感、激情和美德。那么，日益普遍地使用改变思想的药物，让人们尤为害怕的是它们将导致我们不顾人类的其他优点而总是想着幸福，但它们将诱使我们满足于一种表面的、虚假的幸福。②

昔日帝王乞求虚无缥缈的不死药来换得长生，尽管含有碰运气的成分，但

---

① 张旭东著：《全球化时代的文化认同：西方普遍主义话语的历史批判》，北京大学出版社2005年版，第162页。
② President's Council on Bioethics［U.S.］and Kass 2003: 266-267.转引自:[英]尼古拉斯·罗斯著，《生命本身的政治：21世纪的生物医学、权力和主体性》，尹晶译，北京大学出版社2014年版，第116页。

前提是建立在他们相信不死药的存在。"海外仙山"的存在,用今天的眼光看来是神话,在当时看来是事实。按照历史发展规律,不难想象在数百年后,后人把今天人类面对疾病、追求健康的所作所为视作神话。

通过科学来掌控自己的身体,就是今天最大的神话素材。

好莱坞女星安吉丽娜·朱莉于2013年接受预防性乳腺切除手术,因为她被检出BRCA1基因突变。2015年3月,她再度被医生检查出存在早期癌症的征兆,虽然常规检查都没有显示任何异常,但母亲的经历和基因层面的判断促使朱莉做出了新的决定,切除卵巢和输卵管。

朱莉的艰难决定背后是一连串复杂的数据支持,这个手术的总体思路是通过排除可能发生有害突变的肿瘤抑制基因,降低甚至消灭遗传性乳腺癌和卵巢癌的发病概率。朱莉在接受手术后,写下了"知识就是力量",的确,知识的力量足以与神话曾经拥有的力量一较高下。

基因检测技术得益于启动于1990年的人类基因组计划,由美国科学家提出,被称为生命科学的"登月计划"。至2000年,科学家宣布人类基因组草图绘制完成,这个能够带来巨大商业价值和政治利益的计划吸引了各国政府和企业的投入。就医学领域来说,它能够从基因层面来预测、干预和解码疾病,朱莉的案例就是典型代表。像朱莉一样的社会精英人群以及她的医生们都相信,人体是具有生物学意义的,身体是可分解、可调配、可干预的,这个时代的技术应当被运用到对身体的重新组织上。

朱莉的基因干预案例和现代社会对癌症的恐惧密不可分,癌症是如今最常见又最令人烦恼的顽疾。自从人类认识到癌症之后,它就以难以攻克、起因不明、易于扩散、折磨病体而成为一种神秘的多发病。正如苏珊·桑塔格在论述疾病的隐喻中感叹的,癌症的污名所带来的种种不便让病人饱受折磨,许多社会问题都被冠以"毒瘤",在医学进入可视化的阶段后,毒瘤的丑恶模样一目了然,它切除不尽的特性又进一步让人心生恐惧。朱莉所谓的"力量",体现的正是对未知丑恶对手的强硬态度。

基因检测技术或许为人类对抗癌症找到了一条可行道路,另一个从生物学意义上被重新认识的特殊疾病则是精神病。美国精神病学学会持续出版着《精神疾病统计诊断手册》，最新的一版是出版于2013年5月的DSM-5（第5版），对此，哈佛医学院社会和心理学教授阿瑟·克莱曼在《柳叶刀》上发表了一篇短文对其进行讽刺：DSM-3给人们一年时间走出丧亲之痛，DSM-4给人5个月，DSM-5干脆去掉期限，只要失去至亲的人出现悲伤、睡眠失调、食物不振、注意力不集中等症状时，就应该接受精神治疗。[①]克莱曼教授代表着反对过度依赖药物对精神问题进行治疗的医学观点。在精神医学内部，这方面的争议从未平息，米歇尔·福柯明确提出的临床医学所具有"可凝视"的特点，在精神医学实践中显得尤为困难，精神病学与心理学正在分成两个阵营。弗洛伊德和荣格采用的心理疗法，正在被越来越简单易行的药物疗法替代，心理治疗在精神病治疗中所占的比重则大幅降低。因此，才有了本节开头所引用的对于用药物来管理精神世界的担忧，原本完全掌握在人类自身主体的幸福感，现在可以由药物代劳，人的意志渐渐让位，精神世界和其他器官一样可以通过调节化学结构来干预。

297

从古希腊时代延续至今的对健康体魄的道德评判，引导着人们努力成为各方面合格的公民。在英国社会学教授尼古拉斯·罗斯看来，人们以健康的名义组织了许多"公民身份计划"。从第三帝国对德国公民的教育，到欧美国家的优生教育，从遗传病团体的登记政策，到中国的计划生育国策，无不出于公民身份的生物观念。[②]在国家和族群对"保种"和"优化种族"的不懈追求过程中，出现了大量"贩卖疾病"和"贩卖幸福"的行为。因为符合人们追求健康的利益，这些行动大多数时候由医药公司、医生和病人共同实施，病人希望恢复健康，医生希望提高诊疗水平，医药公司希望更大的利润和更多的案例。

这些行为导致了两类现代医学神话的出现：第一，医学贯穿了日常生活

---

① Mazda Adli, Ulrich Hegerl, Do we underestimate the benefits of antidepressants? *The Lancet*, April 19, 2014, Vol 383, pp.1361 −1362. http://www.thelancet.com/journals/lancet/article/PIIS0140−6736(14)60534−1/fulltext.

② ［英］尼古拉斯·罗斯著：《生命本身的政治：21世纪的生物医学、权力和主体性》，尹晶译，北京大学出版社2014年版，第28页。

的方方面面，拥有越来越大的权力；第二，各类疾病团体造就了神奇疗法的出现。

第一个神话，人们并不陌生，如果说曾经的医学只是管理疾病和养生，今天的医学正在为健康人追求更好的生活品质服务。例如整形手术、节食、变性、美容保健药品……每一个对自身的优化项目都需要咨询医生。欧美国家正在成为保健品大国，人们热衷于用各种药片来平衡膳食营养；韩国将整形产业运作成为国民经济的重要组成部分。一轮医学帝国主义正在形成，曾经管理人们疾病的医生，现在管理着方方面面，从出生、入学、入职、保险赔偿、事故鉴定、犯罪和审判等，都能见到专业医学人士的身影。医学史家罗森堡就曾断言，技术会渗透到每一个社会层面，医学与非医学的分界线愈加模糊，权力的归属问题成为社会学家喋喋不休争论的话题，被认为是生命本身不可或缺的状态的内容——头痛、失眠、心情不佳，其把控权似乎也在远离病人主体本身。因为公民的特征就是由各种日常生活组成的，每一个具有上进心的人都不愿意被这些标准抛弃。

第二个神话是属于真正的疾病团体的，医学的封闭性、专业性特点，使医学"布道者"频频登场。其中不少人拥有成为"意见领袖"的资源和能力，以医学科普之名，一方面传播了有效的医学知识，一方面也散播了大量谣言。即便在有效的医学知识中，一部分内容也是在利益导向下促成的。例如抗精神病药物到底是安慰效果更多还是化学作用更多？基因检测是否会导致"误杀三千"？这两者之所以被特别关注，是因为实在是背后牵动了太大的经济利益。此外，关于癌症是否应该接受放化疗治疗？是否有必要接受所有的推荐疫苗？都是引发社会学家讨论的问题。而另一个较为极端的现象是，在批评医学过度技术化的同时，对传统医学的不正确引导也导致某些疾病团体的迷信，例如针对癌症的断食疗法，总有许多关于对疾病不管不顾，清心寡欲便自然痊愈的故事在病人中流传，借此潮流活跃在各个群体的"神医"更是对此推波助澜。本书的研究水平无法评判纯技术和纯传统的利弊，但可以看到的是，大到一个疾病团体，小到一个病人个体，对疾病的起因、发病和治疗都有着一套独特的信仰，它可以是传统的，或科学的，或兼有的，但都是个性化的。

再回到安吉丽娜·朱莉的例子，她的勇敢行为显示了她是一个相信遗传命运的人，她的独立个性是对命运的对抗。有趣的是，遗传学发展之后的命运和前科学时代的命运没有实质性的差别，昔日，有权势的王者可以选择求仙、炼丹、去会西王母。今天，掌握知识力量的现代人可以选择基因治疗、器官移植、安乐死。它们只是拥有了不同的名字和解释方式，这个解释方式就是新时代的疾病神话，这个神话的母题就是人类对生命不逝的追求。

第五节 永不消失的"文学"疾病

病因学是病理学的基本组成部分，它直接决定了疾病的性质和后续的治疗方法。传统医学尤其重视病因的文化性因素，其"致病论"明确反映了大传统对医学认识论的影响。

几乎所有描述治疗的人类学著作都显示了相似的原始病因观：疾病是由鬼神惩罚、邪魔入侵和祖灵报复所致的。换言之，疾病都是来自外部的，而非人体内部调试不当。

特纳考察了恩登布人的疾病治疗，指出恩登布人把疾病看成"歹运"的一种，用当地语言表达为"malwa, kuhalwa, kuyindama，以及kubula kutooka"。最后一个表示"不白，没运气，不洁净"。恩登布人力图为每一场灾祸寻找原因，他们的逻辑建立在神话前提下，但仍然是逻辑严密的。恩登布人的治疗仪式通常是由草药医师和治病术士一起完成的。[①]在藏族文化中，人们将鬼神病因论与象征思维紧密结合在一起，比如认为在灶上小便或从灶上跨过将会得炎症，炎症通常发生在性器官或性器官周围，这是来自灶神的惩罚。居住在井里

---

① ［英］维克多·特纳著：《象征之林》，赵玉燕、欧阳敏、徐洪峰译，商务印书馆2012年版，第412、414页。

的龙会诅咒在井上小便或把小便撒在岩石渗出的水洼里的人,使这人得病。伤害蛇和青蛙也会患病,因为蛇与青蛙是龙的化身。[①]这两个案例在世界各地的原始文化部族中,以及文明的早期阶段都通用。

与这种原始的病因观匹配的是巫术疗法,以及随之而来的相对发展的文明对巫术的鄙夷和唾弃。一种基于鬼神治病论的新的病因观发展出来了,它仍在本体论的疾病观范畴内,它仍然相信疾病是外物所导致的,只不过外物从鬼神、祖先等人格化角色变成了异物。

从公元前1900到前1500年间的纸草医书上发现,古埃及人是异物致病论的先驱,异物是某种动物,或是虫子。他们还相信"脉图",脉图与中医经络系统相似,是古埃及人表述的人体系统,包括肌腱、血管、肌肉、神经、胆管、气管、输尿管等,脉图用来传输气、血、各类体液,运输和排泄病原体。[②]人体管道中有东西阻塞或者发生紊乱就会导致疾病。古埃及医者采用洗肠及驱魔来消除致病因子,治疗开始后,医患双方都希望看见在病人的排泄及分泌物中有侵入者被清除的迹象。[③]

不清楚希腊哲学家们的兴趣是不是被古埃及的病因观所点燃,但作为大自然的探索者,古希腊哲学家对医学有一套经典的解释方式——四体液说,以至于持续了两千年之久。

四体液说发端于公元前5世纪,认为人体是由血液、黏液、黄胆汁和黑胆汁组成的,心是血之源,脑是黏液之源,肝是黄胆汁之源,脾是黑胆汁之源。这与构成世界的四种成分"火、空气、水、土"相匹配,它们分别传播热、冷、湿、干。人体内的平衡一旦被打乱,体质健全就变成了体液不调,疾病就发生了。在某些情况下,生命机能就会试图通过其固有的种种治疗力来使平衡

---

① [法]图齐等著:《喜马拉雅的人与神》,向红笳译,中国藏学出版社2005年版,第15页。
② [瑞士]亨利·E·西格里斯特著:《西医文化史》,朱晓译注,海南出版社2012年版,第108、124页。
③ [美]洛伊斯·N.玛格纳著:《医学史》(第2版),刘学礼主译,上海人民出版社2009年版,第35页。

恢复正常，这就是后来说的自愈力。①

无独有偶，以阿育吠陀医学为代表的印度医学，主张"三大"，即风、胆、痰，"三大"主宰着健康，调节身体机能。"三大"是风、日、月三种神圣宇宙力的缩影，病痛就起因于这三大之间的不平衡。②吠陀治疗也是以恢复体内的平衡以及内外的平衡为主要诉求。

传统医学中代表性最强的中医把人体视作完整的小宇宙，其经络和气与外部的大宇宙相互流通，内外平衡则体健，反之则抱恙。据中医体质学原理，造成人体发病的原因是多种多样的。人类属于典型的情感动物，情志对人体的影响是超乎想象的。情志变化可以导致肺腑气机协调运行致偏，一旦作用力超出人体耐受范围，就会导致气机升降失衡，引起体内环境和体质的变化，形成疾病。③

在这个阶段，体内的"平衡"成为判断健康的准绳，中医至今仍然保持着这样的基本观点，但西医则在解剖学和自然科学的发展后对这种体质平衡论提出了强烈批判。

301

体质平衡论直接导致的一个现象是医生惯于从体质上去解释病人得病的原因，而不是专注于疾病本身。这从病因学上来看并没有逻辑错误，但却使病人被先入为主地套上各种各样的帽子，这类帽子往往带有鲜明的社会评价。亚里士多德曾经断言，忧郁质的人是黑胆汁占有支配地位的人。这句话倒过来表述，就为黑胆汁居多的人被套上了某种脾性和人格上的定义。尽管今天人们已经不再认同体液说，但对病因的社会性解释则有增无减。对以下表述，人们肯定不陌生：艾滋病患者是性生活较为混乱的人群，同性恋者是高危潜在病毒携带者……

率先对四体液说发起猛攻的是帕拉切尔苏斯（1493—1541年，德裔瑞士医

---

① ［瑞士］亨利・E・西格里斯特著：《西医文化史》，朱晓译注，海南出版社2012年版，第109页。

② ［美］肯尼思・F.基普尔主编：《剑桥世界人类疾病史》，张大庆主译，上海科技教育出版社2007年版，第26页。

③ 王琦主编：《中医体质学》，人民卫生出版社2009年版，第123页。

师,炼金术士),他强调自然的治疗方法,促进了药物化学的发展。帕拉切尔苏斯所处的年代正是解剖学、化学及物理学的发展时期,这些新学科为他的观点提供了理论支撑。之后出现的物理学家哈维医生和化学医学家西德纳姆医生继续证明了健康的平衡载体并非灵魂和潜质,也不是体液,而是物理力、化学变化的作用。[①]

从最粗略的线条来回顾病因学的发展史,只有鬼神(巫术、宗教)—体液(自然哲学)—自然科学这样简单的分类。但每一个现存的社会都证明了,这个"历史规律"绝无呈单线条发展的可能。巫术思维在民间仪式中无处不在,宗教救赎与现代医学常常携手治疗,心因性因素借着心理学这个近科学的载体反而受到越来越多的重视。这也是"文学治疗"为什么会具有持续生命力的原因。

有一类疾病史的写作方法是以单一疾病为考察对象,比较分析它在几个特定历史阶段面临的命运,包括病因认知、疗救方法和社会评价。通过这类作品,往往可以发现对待同一种疾病时,巫术、宗教和科学轮番上阵的结果,社会评价则常常决定了病人的命运。学者们的兴趣几乎都集中在隐喻极为深刻、丰富的疾病病种上。

例如福柯撰写的《疯癫与文明》中,先从疯人在中世纪被送上愚人船开始,因为"疯癫是人身上晦暗的水质的表征。水质是一种晦暗的无序状态、一种流动的混沌,是一切事物的发端和归宿,是与明快和成熟稳定的精神相对立的"。[②]当时的欧洲人也常常在梦幻中把水与疯癫联系在一起。这是与四体液说联系相当紧密的观点。之后,疯癫又成为一种诱惑,"疯癫、愚蠢使人变得'好动而欢乐',正如它曾使'保护神、美神、酒神、森林之神和文雅的花园护神'去寻欢作乐一样。"酒神情结后来也作为精神分析的一个典型,证明疯癫

---

① 〔瑞士〕亨利·E·西格里斯特著:《西医文化史》,朱晓译注,海南出版社2012年版,第115-116页。
② 〔法〕米歇尔·福柯著:《疯癫与文明》,刘北成、杨远婴译,生活·读书·新知三联书店2012年版,第14-15页。

正在向精神疾病领域转型。此外,疯癫所蕴含的道德评价也成为折磨病人和家属的重要原因,"非理性担负起的新的价值:不是使盲目成为疯癫现象出现的条件,而是把盲目、疯癫的盲目说成某种道德过失的生理效果。"①最后,精神病院的诞生再一次对现代医学趋于专制主义的风格提出了批评:"正是由于医生让这些力量发挥作用,由于他自己戴上父亲和法官的面具,他就可以一下子撇开纯粹医疗方法,而使自己几乎成为一个巫医,具有萨玛特古斯的形象。"②

在《麻风:一种疾病的医疗社会史》中,作者梁其姿写道:

> 我探讨中国对麻风病的两个主要的传统认识,它们形成于帝国晚期,很有意思:第一,麻风是一种高传染性疾病,通过性传播或先天遗传。此观念常常和这样的普遍看法结合在一起,即病人身上的麻风"毒"可以通过传给别人而祛除,健康人会通过性交,尤其是可以从女人传给男人。第二,麻风在中华文明的边缘地区,炎热潮湿的南方,尤其是在半开化的少数民族中最为猖獗。此类认识决定了必须把麻风病患和社会上的其他人隔离开来,16世纪中国开始修建麻风病院收容麻风/癞病患者。这些观念和机构直到20世纪早期依然岿然不动,与西方对麻风病因的某些解释奇妙地不谋而合。③

麻风所承担的污名,只因与女性、文明边缘地区、未开化的少数民族联系起来而变得令人憎恶,事实上麻风最可怕的地方在于传染性,而具有传染性的事物必然是不洁的,它必须与人们心目中不洁的人群联系起来。

不洁,是一种典型的宗教概念,宗教机构对不洁的痛恨甚至促进了卫生学的发展。在埃皮达鲁斯的阿斯克勒庇俄斯神庙里有这样的碑文:

---

① [法]米歇尔·福柯著:《疯癫与文明》,刘北成、杨远婴译,生活·读书·新知三联书店2012年版,第149页。
② [法]米歇尔·福柯著:《疯癫与文明》,刘北成、杨远婴译,生活·读书·新知三联书店2012年版,第256页。
③ 梁其姿著:《麻风:一种疾病的医疗社会史》,朱慧颖译,商务印书馆2013年版,第6页。

> 谒此华香神殿者须得洁净，
> 惟有心存虔诚者堪称洁净。①

　　不洁不仅是致病的原因，也是被神拒绝的原因。被神拒绝的人，自然也会被他所在的社会群体抛弃。根据文献记载，18世纪四川省的麻风病人被置于火中烧死，或者投入水中淹死，最好的结果也就是被赶走。19世纪和20世纪传教士的记载都显示了有将麻风病人活埋的习俗。梁其姿认为，这呼应了古代对麻风病人的一种观念，疠者的身体具有传染性——毒虫会从他们的尸体中飞出，此外，疠者还象征着厉鬼，也是道德败坏者。人们对待麻风病人的种种残忍行为，不仅是对传染病的恐惧，也具有深远的宗教和仪式意义。②

　　疾病的文化病因从未消失，所处的地位则十分微妙，科学主义者对它甚为不屑，认为这不过是附着于疾病本身的无稽之谈。文化学者则特别注重与此相关的议题，因为它足以构成一部医疗社会史。如果重视对文化病因的引导，还能够减轻疾病所带来的痛苦，反之也足以杀死病人。

　　美国著名文化学者苏桑·桑塔格本身就是一位癌症患者，这也是她写下《疾病的隐喻》的动力之一。把疾病的意义剥离下来，这是桑塔格希望做到的，即便在医学科学十分发达的美国社会，疾病的意义依旧随着人们的意愿造成无谓的伤害。通过对结核病、癌症、梅毒等疾病的梳理，桑塔格说：

> 疾病范畴的扩展，依靠两种假说。第一种假说认为，每一种对社会常规的偏离都可被看作一种疾病。这样，如果犯罪行为可被看作是一种疾病的话，那么，罪犯就不应该遭谴责或受惩罚，而是被理解（医生理解病人样）、被诊治、被治疗。第二种假说认为，每一种疾病都可从心理上予以看待。大致说来，疾病被解释成一个心理事件，好让患者相信他们之所

---

① ［瑞士］亨利·E·西格里斯特著：《西医文化史》，朱晓译注，海南出版社2012年版，第278页。
② 梁其姿著：《麻风：一种疾病的医疗社会史》，朱慧颖译，商务印书馆2013年版，第130页。

以患病，是因为他们（无意识地）想患病，而他们可以通过动员自己的意志力量来治病，他们可以选择不死于疾病。这两种假说互为补充。第一种假说似乎在消除内疚感，而第二种假说却又恢复了内疚感。有关疾病的诸种心理学理论全都成了一种把责任置于患者身上的有力手段。患者被告知是他们自己在不经意间造成了自己的疾病，这样好让他们感到自己活该得病。[①]

疾病所具有的非生理意义上的解释，免不了把病人推上第一责任人的位置。从麻风到艾滋病，会扩散的疾病都是道德层面的天谴，被感染的人会强调自己受害者的角色，人们相信传染病都是从遥远的地方而来，是属于边缘的、非中心的、他人的。那些病毒携带者就像不祥的使者，他们的不洁、懦弱才是真正的传染原因。人们躲避他们，与其说是与传染源拉开距离，不如说是与某个反常的群体保持距离。

反常和不洁是一对伴生的概念，玛丽·道格拉斯认为污秽就是位置不当的东西。污秽暗示了一系列有秩序的关系以及对此秩序的违背。[②]失序导致污秽，用以解释为什么像癌症这种不具备传染性的疾病，也被视为不洁。社会的病态也被比喻为癌灶，它是违反古希腊以健康平衡为美德的审美要求的，癌灶是丑陋、扩散的、致死的，即使是在病人体内的扩散，这种扩散也令人生厌和令人同情。米兰·昆德拉在小说《庆祝无意义》中创造了一个杜撰自己得了癌症的人物达洛德，他在遇到一个关系相当一般的老同事时，即兴地编造出了自己得了癌症，"他想象中的癌症教他高兴"，[③]虽然他自己也不知道为什么。达洛德反向利用了"病人优先"原则，即病人的豁免权，病人可以免除工作、学习，而这种豁免的背后，却是现代社会的另一个抛弃法。

305

---

① ［美］苏珊·桑塔格著：《疾病的隐喻》，程巍译，上海译文出版社2014年版，第67页。
② ［英］玛丽·道格拉斯著：《洁净与危险》，黄剑波、卢忱、柳博赟译，张海洋校，民族出版社2008年版，第45页。
③ ［捷克］米兰·昆德拉著：《庆祝无意义》，马振骋译，上海译文出版社2014年版，第12页。

达洛德的反常举动本身就是病态，疾病除了贯穿始终的文学病因外，还离不开人作为疾病演绎者的表现方式。从作为个体的人到作为群体的人类社会，莫不如是。

除了个体疾病的病因，作为群体疾病的疫病、瘟疫所包含的"罪与罚"因素更具有文化解读的价值。研究疾病文化史的学者在他们的著作中都提示出一个现象，即宗教的传播和王朝的更迭，许多时候是在瘟疫流行的大背景下发生的。两者之间的关系不能说绝对，但统计学意义上的现象关联度很高。①

瘟疫无疑是指群体性的疾病，此处之所以用"疫疾"，是基于流行病学的观点，具有强烈传染性的疾病固然会酿成瘟疫，但不是所有的流行病都是传染病，其中也包括患上具有普遍性的非人际间传染病的情况。比如说，在现代社会中，癌症、糖尿病、高血压也可以被称为流行病。

涵盖了传染病和非传染病的流行病，应当用"疫"或者"疫疾"来表示更为恰当，《说文解字》:"疫，民皆疾也。"②《周礼·天官·疾医》:"疾医掌养万民之疾病。四时皆有疠疾:春时有痟首疾，夏时有痒疥疾，秋时有疟寒疾，冬时有嗽上气疾。"③《周礼》所言的季节性疾病，实为当时常见的流行病，亦是万民皆易患之疾。周代医官早已认识到，这些疫疾的流行，与气候关系密切，至于它们的起病原因，则要到《内经》，以及东汉张仲景时才加以详述。东汉以降，中国正统医学的路径严格遵循《黄帝内经》的哲学思想，《素问·阴阳应象大论》曰:

> 阴阳者，天地之道也，万物之纲纪，变化之父母，生杀之本始，神明之府也，治病必求于本。④

---

① 重点可以关注陈邦贤、范行准、林富士等的研究。
② (汉)许慎撰:《说文解字》，岳麓书社2006年版，第156页。
③ (汉)郑玄注，(唐)贾公彦疏:《周礼注疏》，《十三经注疏》(上)，上海古籍出版社1997年版，第667页。
④ (唐)启玄子注，(宋)林亿等校注:《补注黄帝内经素问》，《二十二子》，上海古籍出版社1986年版，第880页。

《内经》思想的根源在《周易》中的卦象变化，诚如孙思邈所言"不知易不足以为大医"，代代中医的治疗可谓万变不离其经，张仲景在《伤寒杂病论》开篇即言：

> 上古有神农、黄帝、岐伯、伯高、雷公、少俞、少师、仲文，中世有长桑、扁鹊，汉有公乘阳庆及仓公。下此以往，未之闻也。①

从医者到病人，莫不尊古崇古，中国传统文化基因在医学中体现为受难、惩戒、赎罪等天命观、天人相应论。每当疫疾发生时，以天命相授的王朝极易面临医学政治的考验，因此，疫疾始终是王朝统治者最为重视的国家问题。政治救世的手法在屡次疫疾大面积爆发时具有高度的相似性，凡被尊为大医者，另一重身份即为人间的救世主，这是王朝统治者既渴求，又害怕的"巫王"身份。中国本土宗教所崇拜供养的"医圣""医王"所拥有的"法力"，早已超出医治本身，而成为具有禳灾保平安的地方神灵。

正因此，合理应对疫疾成为王朝政治的最大挑战，否则，轻则劳民伤财，重则使政权的合法性受到动摇。进入现代社会以后，传统医学所遭受的最大诟病集中在它无法有效遏制瘟疫的传播，无法高效开展大面积的疗救。的确，在公共卫生和预防思想较为欠缺的传统社会，疫疾的发生和结束，大体是在道德的语境下完成的。

疫疾的研究是个宏大的命题，因为它跨越的历史阶段和地理范畴都过于宽泛，换言之，整个人类社会都经历过疫疾面前的生死之战。通常学者会择一特定历史时期和文化进行考察，然后探讨比较不同考察结果之间的异同。

林富士研究了东汉晚期的宗教发展与疫疾的关系。在大疫的背景下，巫祝、道团和佛教各展所长，巩固或培养了一批信众。巫祝利用"败军死将"这类厉鬼来威吓民众，迫使民众建立祠庙祭祀人鬼，成为汉末六朝巫觋信仰的新

307

---

① （汉）张仲景原著，柳术军编译：《精译伤寒杂病论》，中医古籍出版社2003年版，第1页。

发展。^①道教的疗病法包含了"导引""行气""吞气""断谷"这类养生术和"方药""针灸"的使用，强调人的修炼，同时也抨击巫觋信仰中的鬼神祭祀，要求谢罪和使用章符，^②如《三天内解经》中：

> 到永寿三年，岁在丁酉，与汉帝朝臣，以白马血为盟、丹书铁券为信，与天地水三官、太岁将军共约永用三天正法：不得禁固天民，民不妄淫祀他鬼神。使鬼不饮食，师不受钱，不得淫盗治病疗疾，不得饮酒食肉……疾病者但令从年七岁有识以来首谢所犯罪过，立诸跪仪章符救疗。久病困疾，医所不能治者，归首则差。^③

道教医学对中国传统医学的影响源远流长，名医葛洪医方中很少谈及断谷休粮之法，他认为谷食是维持生命的重要物资，但若遇上灾荒岁月，或被困险境，无法觅食，则唯有饮水、服气。若能饮水的话，便须连同祝咒。祝咒之术在唐代司马承祯《修真精义杂论》中亦有记载。^④

名医的神仙色彩是道教医学的最直接表现之一。与此相较，外来宗教佛教也是借着大疫行救世之事广为传播，偏于小乘的安世高译出《佛说柰女耆域因缘经》，神医耆域精通神奇医术，尤其是外科手术，但该经特别说明了耆域所医的是人的"外病"，唯有佛方能治疗"内病"。偏于大乘的支谦与竺律炎一起译出《佛医经》（《医王经》），除了讲述印度医学的地、水、火、风四病观，也指出道德和行为戒律可成为病因。^⑤

> 人身中本有四病，一者地，二者水，三者火，四者风。

---

① 林富士著：《中国中古时期的宗教与医疗》，中华书局2012年版，第54页。
② 林富士著：《中国中古时期的宗教与医疗》，中华书局2012年版，第62页。
③ ［法］施舟人原编，陈耀庭改编：《三天内解经》，《道藏》，第28册，文物出版社、上海书店、天津古籍出版社1988年版，第414页。
④ 范家伟著：《中古时期的医者与病者》，复旦大学出版社2010年版，第130页。
⑤ 林富士著：《中国中古时期的宗教与医疗》，中华书局2012年版，第70-71页。

人得病有十因缘：一者久坐不饭，二者食无贷，三者忧愁，四者疲极，五者淫妷，六者瞋恚，七者忍大便，八者忍小便，九者制上风，十者制下风。从是十因缘生病。佛言，有九因缘，命未当尽为横尽：一不应饭为饭，二为不量饭，三为不习饭，四为不出生，五为止熟，六为不持戒，七为近恶知识，八为入里不时不为法行，九为可避不避。如是九因缘，人命为横尽。①

巫、道、佛三教中的道德因素致病，包含了犯禁触戒得罪鬼神导致作祟和报应，个人和群体的承负、报应，这些既可指个人的行为不端，更可指帝王的失德。疫疾的群体性特征只能归咎于"王"的恶政，这与弗雷泽在《金枝》中记载的部落首领要为部落的灾难承担责任乃至以命祭神的思路相似。

疫疾之下，道教和佛教的医者之心体现在对病人的关怀之中，治疗成为由恶至善的救赎方式。宗教各有一套对疫疾起因的解释方式，当它的传播深入人心之后，它的解释方式也会形成社会上最主流的言论。包括巫觋信仰在内的宗教以传教作为主要目标，他们培养信众的方式除了敬奉本教之神，也鼓励人们修行以加入宗教组织。宗教与政权之间的张力随着内外因的变化呈现出背离与和谐交替出现的场面。当王朝兴旺，集权强大之时，宗教以天命护法者的面貌站在统治者的立场上作为救灾济世的补充；当政权衰落，民怨沸腾之时，宗教成为人民出离的一重避世之地，巫医常用的"避疾"手法运用于此，此"疾"指的亦是社会的病症，民众避之不及，天命自然受到威胁。统治者在民间的解释和救赎过程中担任什么样的角色，取决于在这场疫疾的疗救中采用了何种措施，以及对当时政治经济环境的评价。可以说，每一场疫疾都是对王朝统治的民意调查。

张仲景在《伤寒杂病论》序言中提到了他著此医书的动力：

309

---

① 竺律炎、支越译：《佛说佛医经》，《大正新修大藏经》，经集部四，卷十七，佛陀教育基金会1990年初版，第737页。

余宗族素多，向余二百，建安纪年以来，犹未十稔，其死亡者，三分有二，伤寒十居其七。感往昔之沦丧，伤横夭之莫救，乃勤求古训，博采众方，撰用《素问》《九卷》《八十一难》《阴阳大论》《胎胪药录》，并平脉辨证，为《伤寒杂病论》合十六卷。[①]

"感往昔之沦丧，伤横夭之莫救"的无奈在张仲景眼中是身为医者无力的感慨，在百姓眼中则是国家救赎无道的无能。民间志怪此起彼伏，与其说人们寄希望于一位神医，不如说是盼望着一场调整气象的变革。在国家羸弱之时，倘若这样的救世者不是由一位宗教领袖来担任，就会被起义的领袖掌握契机。东汉灵帝年间"黄巾之乱"首领张角以"大医"自居即为一例。

皇帝下罪己诏、广开言路是最为常见的政治救赎方式，调理"治国"之道从而协助百姓"治身"在《太平经》义理中已有论述，清虚、无为、守一的治身之道与治国平天下的方法是协调统一的。除此之外，派遣、鼓励医生深入对疫疾的研究、治疗，阶段性地促进了中国医学的发展，反过来又使统治者掌握更有力的"救世"手段，用以在疫疾来临时成为更加值得百姓信任的官家医疗，使"上医治国"的思想有了眼见为实的用武之地。

时至今日，疫疾的疗救仍是治国主题，疫疾对应的不仅是治病，更是救灾。疫疾成灾的现象在SARS期间卷土重来，中国进入了和平年代，却仍然难以抵抗山洪、地震等自然灾害以及来势汹涌、起病机理不明的新型流行病。"政治"中的"治"本就指治水，可见"救灾就是中国最大的政治"。[②]全人类的文学都有灾难主题，救灾是人类的集体回忆，从大禹治水到诺亚方舟，天灾与人祸紧密相连，战争、饥荒、贫穷导致疫疾大爆发，疫疾从潜伏、形成、爆发、治疗和结束构成了人类历史阶段的集体叙事。疫疾的考古谱系包含了完整的社会文化要素，道德因素和天命观只是宗教乐于采用的解释方式，但从研究

① （汉）张仲景原著，柳术军编译：《精译伤寒杂病论》，中医古籍出版社2003年版，第1页。
② 叶舒宪著：《金枝玉叶——比较神话学的中国视角》，复旦大学出版社2012年版，第238页。

的角度来讲，疫疾的文学病因与个体疾病相比，更多了政治的意味，它对应的是治国的"上医"。

在传统社会中，所有的文学都参与了医学知识的构建，医学反过来又影响了小传统文学的发展，主要体现在文体、意象、创作题材和文学批评方面。文学与《内经》的关系可以分内、外两个层次来理解，内在层次是指文学在以《内经》为代表的传统医学中的表现形式，神话、巫术思维塑造了仪式、咒术疗法，诗歌、传说、乐舞引发了医学对情志疗法的认识，诸子哲学奠定了医学认识论的基础，先秦散文也影响了医书的写作方式；外在层次是指《内经》对中国文学史影响，《内经》是一部亦医亦哲亦文的作品，是由"天文"而"人文"的文学，是中国古代文学发生的生动案例。

进入现代社会后，医学神话仍在延续。现代社会的特点构建了科学至上的新话语，通过科学来掌控人类的身体已是今日治疗神话最主要的素材。本章还考察、比较了不同文化中，疾病、瘟疫的文化病因和应对态度，呼吁医学和文化从业者在阐释疾病时应以谨慎态度待之，并将文学作为治疗方案的组成部分之一考虑进去。

第六章

传统医学在现代社会的文化重建

医学是实用性技能，尽管《内经》处经典之地位，但在治疗技艺的不断改变、增补过程中，《内经》也在稳定中面临着变革，变革中保持着稳定。《内经》成书所处的先秦两汉之世，正是中国传统文化逐渐成熟之时，诸子思想大多形成于这个阶段，《内经》思想观念的形成不仅要放置于这个时代背景中考察，更要将秦汉之前漫长的文化形成期考虑进去。意料之中的是，随着医学史的研究，学者发现今本《内经》与《汉书》著录的医经七家中的"《黄帝内经》十八卷"恐差距较大，李建民爬梳了周秦变革期的医学发展，他以西汉名医仓公为人物标杆，上有阳庆为师，下有学生宋邑、高期等，推测大约在西汉中晚期仍流传着阳庆一系的"黄帝、扁鹊之脉书"，与此同时，张家山、马王堆、绵阳、《易纬通卦验》等脉说也在流传。至公元前26年，侍医李柱国校方技遗书，编辑医经七家。至公元206年前后张仲景撰《伤寒杂病论》，仍有《素问》《九卷》《阴阳大论》等不同属于《内经》一系的医经传本。晋人皇甫谧在撰《甲乙经》也自述整理三种不同的《内经》传本。今本《内经》疑源于此时，之后经齐梁医家金元起、隋代杨上善和唐代王冰不同程度的注释编次，形成今日所见版本。[①]因此，考察中国传统医学流变之困难，在于上古期文献资料残缺、损益，参与医经书写者往往又具备其他身份，医学无法独立于文化大传统之整体。明代郎瑛甚至推测《素问》可能是淮南王门下方士集团的作品，李建民认为晚周以下，中国古典医学的经验、技术演变到"医经"复杂的体系的突破动力之一，乃阴阳数术学的介入。[②]

除了《内经》等医学文献的不稳定，医学在中国传统社会中本来也是一

---

① 李建民著：《死生之域：周秦汉脉学之源流》，台北"中央研究院"历史语言研究所2000年版，第53页。

② 李建民著：《死生之域：周秦汉脉学之源流》，台北"中央研究院"历史语言研究所2000年版，第57页。

个身份模糊的门派。"医源于巫"笼统地说明了古时技艺从业者的泛化来源，从有记载的材料看，《周礼》中的医掌握着膳食，汉代从事治疗方技的人与膳夫、庖厨亦有相关。李贤等注《后汉书·桓谭传》"今诸巧慧小才伎数之人"为"伎谓方技，医方之家也。数谓数术、明堂、羲和、史、卜之官也"。[①]睡虎地秦简《日书》乙种"生篇"："庚寅生，女子为巫"；"壬寅生，不吉，女子为医"。[②]巫医同流，是为不吉，两者地位都不高。《韩非子·备内》描述"医善吮人之伤，含人之血，非骨肉之亲也，利所加也"，[③]似不为高尚之工。先秦两汉时期的医学中固然有扁鹊、张仲景等名家，但总体没有脱离方士、术士之范畴。

由此，本书所采用的研究角度，也只能是从文化大传统来观察一门一科的形成背景。显然没有第一个医生，也没有独立的医学。

本书重点考察的对象是《黄帝内经》的神话历史，通过寻求中国传统医学的神话起源，探讨中医在现代社会如何得以在文化上获得重建，重新焕发生命力，服务于医学事业的发展，丰富华夏文化在当代的内涵。

第二章首先介绍了本研究采用的理论与方法，将大传统作为研究视野，是因为唯有如此才能理解《内经》思想体系形成的深广历史背景，并在看似不相关的材料中发现线索，挖掘更多佐证。将知识考古作为理论指导，方得以突破书证等一系列貌似逻辑严密，实则具有"虚构"成分的材料，以显现出话语与非话语的关系。研究的主要方法有两个，一是神话—原型批评理论，通过原型批评对医学原理和治疗仪式做出解释。二是"四重证据法"，这是近年来文学人类学采用较多的有效方法，它用以充实探源某个原型意象的证据链，建立起文化演进的逻辑。四重证据归纳起来是四种类型资料：① 传世文献；② 出土文献；③ 民族志和口传文化；④ 出土实物及图像。

---

① （宋）范晔撰，（唐）李贤等注：《后汉书》，中华书局1965年版，第753页。
② 刘乐贤著：《睡虎地秦简日书研究》，台北文津出版社1994年版，第395页。
③ （周）韩非撰，（清）顾广圻识误：《韩非子》，《二十二子》，上海古籍出版社1986年版，第1134页。

　　文章中涉及的几个关键概念：文学、治疗、疾病、医者、病者，都是在文学人类学语境下被重新释读的。第三章对这几个概念做了梳理。文学是对人类创造的文化符号系统的归纳、演绎，因此，没有永恒的判断价值。文学的功能起源于人类对治疗与禳灾的需要。治疗是面对全身心的措施，它脱胎于巫术时代，呈现巫、药技不分家的特点。疾病包含了"身—心—社会"的多维层次。从文字角度考察可以发现，"病"的字形构造反映出心因性因素的重要性，而古时的心不是单个器官，它代表了阳气、生命力的一组功能系统。医者在文学系统中分为人格和非人格两大类，"非人"的医者包括了神、神话、象征性载体、治疗仪式，具有人格性的医者包括神的代言人、文人医生、亲友和自己。

　　第三章还着重探讨了神话历史的概念。神话学起源于西方，贯通文史哲，它为理解人类文明起源提供了有效的方法。所谓神话历史，就是指一个人对世界的理解方式，是由他所生活的文化体系决定的，从广义的神话观念看，一套完整的文化体系本身就是神话式的表达。从狭义的神话观念看，每一个文化体系中的神话都离不开生老病死，疾病与治疗是最为古老的神话解释对象。华夏文明大传统留下了关于治疗神话的丰富材料，例如西王母的治疗神话就折射出华夏玉石信仰中的生死观。而《内经》虽未直接言及神话，但其卷名、篇名、叙事文体、修辞、医学名词等都富含深厚的神话意象。《内经》文本虽然古老，却可被认为是早期的叙事治疗。它包括了从提问者角度出发的疾病叙事，以及从回答者角度出发的重写故事。《内经》通过君臣之间的坐而论道，以小见大，借着医学题材言天人感应之思想与德政之要事，由医入道，对国家和世人实现从身体到思想上的治疗。

　　整个第四章是对《内经》中涉及的部分原型意象探源的尝试，这些意象作为华夏文明大传统的基础，在其他学科、思想流派中都很常见，所以，探源亦是旁征博引，需要置身于整个观念史的形成时空中。

　　在论述"有熊氏"到依托撰人黄帝一节中，主要观点是"阴阳""三阴三阳"，这些观念都与熊图腾文化部落对熊的崇拜有关。先民观察到熊的冬眠、熊穴启闭等现象，将这些现象联想为生命的循环和重生，加之强大的战斗力，

317

熊得以成为史前神圣动物中的重要角色。楚帛书、楚简等材料记录了熊与帝王身份渐渐结合的过程,养生术中的"熊经鸟伸"等拟熊术是熊图腾大传统中的小传统,而以熊为造型的玉器、青铜车等出土文物进一步证明了熊与伟大生命力之间的关系。

在论述《内经》中"道"与"阴阳"两个关键概念时,道家理论中的"返胎"成为重要的理解路径。这一部分揭示了"卵生—母生—返胎"这样一个古老的生命发生轨迹,推理出"混沌神话—母神神话—父权神话"这样一个社会学演变路径。文字的"道"代表着"返胎",文字的"阴阳"代表着对立相和的关系,两者构成了生死循环,以及道家贵生贵人的思想,这一思想乃是《内经》之治疗大则。在探讨文字与神话时,发现"道"的原型是感生神话,"阴""阳"两字则都含有生殖的意义。道教医学推崇"返胎"的退化修炼观,与人类对母亲子宫"完美模式"的向往是一致的,这在仰韶文化的瓮棺、鱼形纹饰,马家窑文化的蛙纹陶壶中都能得到印证。

在论述作为医学名词的"神明"一节中,首先论述了医学相授的秘密社团特性,从而推论出"神明"所具有的某种宗教神秘性。郭店楚简《太一生水》指示了"神明"本有天地化生,继而又再度化身出阴阳,此"神明"当是华夏文明创世纪中的"上帝"。从文字角度考察,"神"是出于对生命崇拜的祭祀仪式,"明"是日月运行的东方哲学基本模式,两者结合构成了生化万物,代表天地大道力量的神圣角色。在各种依托黄帝的古籍中,黄帝坐明堂的场景是上古巫王接引神明仪式的反映,在治疗仪式中,"与神对话"发生在最为神圣的时刻。

在探讨身体象征体系的这一节中,在列举了被比附为国家政体的身体语言后,主要考察了"德"字的构造,揭示了身内之物"心"与身外之物"道德"的关联。在疾病史的研究中,麻风病始终是受到较多关注的对象,因大量文献极为生动地记录了身体污名化与身体外延的相呼应。在考古材料中,两汉墓葬中金缕玉衣是古人追求身体不朽,灵魂不灭,成就最高道德的登峰造极之作。

"风"作为《内经》中主要病因,其原型意象也十分值得追究。"风"在中国古代文学中具有感天动地之效，甲骨卜辞和古代文献都记录了"风"展现出的神格，本节还原了"风"一系象征体系的形成过程：凤鸟象征了"风"，"风"象征了上帝之令，凤鸟成为帝使。结合殷人的信仰体系，四方风与四方神构建了完整的祭祀体系，在取向思维的医学体系中，以"风"命名的风穴是为一证，西汉年间的占盘、式盘是基于四方风神构建的标准时体系，可被视作科学的萌芽。

"五"是传统医学中的生命之数，也是中国思想史上的神圣数字。它代表中央，具有至高无上的地位。考察上古神话后可以发现，它也许源于四柱擎天的创世神话，乃天绳交午形成的中央之位，也是继一二三四之后第五个出现的数字。古老的神话意象仍然隐蔽在民俗仪式中，端午节作为阴阳之气交午的时间节点，蕴含了水与火的对偶模式，为"五"作为生命转换之数增加了一重证据。被学者推测为河图洛书的凌家滩玉龟玉版的布数方法也体现了中央五的特点，是为第四重证据。

"气"是医学上最主要的概念，对"气"的认识要从开天辟地的神话中开始，"气"融合在所有的"生化"活动中。文字之"气"训为"乞求"，记录了祭祀仪式的古代文献，以及在少数民族中仍然保持着的燃烧等宗教仪式，都说明了以"气"求之的古老传统。"气"是想象中人神沟通的载体，通过这个载体，灵魂得以去往神仙世界，因此墓葬中的金缕玉衣、九窍塞、玉璧以及玉璧上的谷纹等纹样都显示出古人对"气"的运用。随着思想体系的不断发展，"气"的内涵也愈加丰富，现代社会中流行的气功有着古老的源头，与上古移精变气法堪称同源。

"祝由"是令今人难以理解的一种技术，大多研究者认为它的功效是情志治疗。然而文献记载令这个推测不能成立，这种古老的技法一直保持到明清时代，与单纯的咒术显然不同。文字考察揭示"祝"为语言祷告，而"由"则是代表着阳性生命力的大头。结合史前及殷周时期的人牲斩首礼、头骨饮器、人头骨祭祀、青铜器上神兽噬人造型，可知头颅承载着人之精、人之魂，乃最核心所在。随着文明的进化，头发与头颅形成了某种换喻关系，头发的尊严也上升到不可侵犯的地位。医家也常常通过头发来观测精血之气。想来祝由术要做到的是移精变气,与此较为对应的是道家养生中的还精补脑,只是不能陷于房中术来讨论该问题。

治疗神话在今日仍然延续,崇尚科学的现代医学仍然没有脱离编织神话的兴趣。本书除了探源中国的医学神话历史,也希望唤起人们对医学两面性的认识:科学与人文。如今的医学研究只注重前者,而极大忽视人文的一面,违背了医学与人密不可分的基本原则。王一方说,医学人文沦为学术上的幽灵源于它话语时态上的不确定性,它脚踏三个时空:① 被定义为前现代的人文传统;② 它被认为是近现代知识论、学术民主价值引领下的"拼盘"份额,是"调和论"与"会通派"的理解。③"反思派"认为它是颠覆性的后现代版本。^①一直以来,医学人文研究缺乏为大众服务的实用性,因而一直没有得到足够的重视。《内经》的文学人类学研究提示了可以将文学服务于医疗的可能性。《内经》描述中的完美世界、疾病、治疗,与现代社会的定义不同,但人生的幸福是由他所处的神话历史、神话社会决定的。畅销不衰的《西藏生死书》围绕着《中阴闻教得度》的智慧向普通读者阐述了死亡的意义,精神的力量极大减轻了人们对死亡的恐惧,并因此更加重视当下的修行,使生命更有意义。

最后,需要申明的是本人开展此研究的立场。《内经》的文学人类学研究包含了大量对古代巫术、方技、宗教、民间信仰、神话、传说、仪式等文化内容的取证,将这些材料用之于医学这个研究对象,似乎有将迷信服务于科学的嫌疑。正如本书在之前就反复强调的,中国的医学绝非起源于科学,尽管在当今的知识体系中,主流医学教育对科学的严谨追求堪称典范,但传统医学是无法匹配到这样一个现代化语境中去的。即便在西方,科学与方士的区别也直至17世纪方才算得实现,而在传统中国则从未实现过。^②反过来,早期方士与科学倒是有着密不可分的关系,以道士身份为主的方士们对实验的兴趣和动手的

---

① 王一方著:《医学人文十五讲》,北京大学出版社2006年版,第11–12页。
② [英]李约瑟原著,[英]柯林·罗南改编:《中华科学文明史》,上海交通大学科学史系译,上海人民出版社2014年版,第87页。

积极性似乎远胜于儒家学者，《内经》正是起源于那个炼丹术、药用植物学和磁学蓬勃兴起的时代，看似荒唐的炼丹术却是制药的源头。《内经》医学所推崇的以顺应天道的养生之道，以及天人合一的身体观看似和道家的"无为"之论一样受到发展社会的批评，但事实上，这种无为、顺应天道是指不做违背自然的事情，反对对技术的误用以及不偏私的认识论，后者恰恰是自然科学的精髓所在。[①]因此，任何一种文明，包括医学科学的发展在内，都是递进的过程，它的外延在不断变化，后人应当看到的是古代的"迷信"是否对社会发展和其他文明产生了积极的影响。就中国古代神话历史与传统医学发展之间的关系而言，这个回答是肯定的。

第五章主要论述的是以《内经》为主的"文学治疗"是如何影响了华夏传统文化的构建，尤其是对传统书写文化和哲学的作用。至今，人们仍然在文学中看到"医学的语言"，在医学中看到"文学的语言"。天人感应思想又直接导致了后世两个学术体系的形成：生命科学和生命哲学。

事实上，今天的医学水平发展到了前所未有的高度，但却丝毫没有淡化人们对生命流逝的恐惧。医学的发达凸显了其作为技术化的狭隘性，与任何知识的过度技术化一样，人们不得不在非常狭小的范围内处理一点一滴的问题，越是努力研究，似乎与活生生的人和社会越是相疏离。解决这个问题的一个重要认识是，使知识思想化，使知识与人和社会尽可能地相融。[②]医学作为与人关系最为密切的一门知识，亟须人文主义的复苏，复苏不是倒退，而是回到传统医学思想形成的渊源中，思考这门知识最初的发展驱动力，从而更好地为人类社会的发展服务。

---

① ［英］李约瑟原著，［英］柯林·罗南改编：《中华科学文明史》，上海交通大学科学史系译，上海人民出版社2014年版，第73页。

② 王一方著：《医学人文十五讲》，北京大学出版社2006年版，第23页。

参考文献

传 统 文 献

1. 《二十二子》，上海古籍出版社1986年版。

2. 《十三经注疏》，上海古籍出版社1997年版。

3. （汉）刘向辑，（汉）王逸注，（宋）洪兴祖补注，孙雪霄校点：《楚辞》，上海古籍出版社2015年版。

4. （汉）班固著：《汉书》，卷三十，《四库全书》·史部·七·正史类，第249册，上海古籍出版社1987年版。

5. （汉）班固著：《汉书》，卷五十七，《四库全书》·史部·八·正史类，第250册，上海古籍出版社1987年版。

6. （唐）魏征撰：《隋书》，中华书局1999年版。

7. （汉）司马迁著，（宋）裴骃集解，（唐）司马贞索隐，（唐）张守节正义：《史记正义·史记三家注》，广陵书社2014年版。

8. （唐）欧阳询撰，汪绍楹校：《艺文类聚》，上海古籍出版社1999年版。

9. （唐）欧阳询撰：《宋本艺文类聚》，上海古籍出版社2013年版。

10. （唐）虞世南撰：《北堂书钞》，卷一百五十，《四库全书》·子部·一九五·类书类，第889册，上海古籍出版社1987年版。

11. （宋）李昉撰：《太平御览》，卷五、卷六、卷七十九、卷七十八、卷七百二十一，《四库全书》·子部·一九九·类书类，第893册，上海古籍出版社1987年版。

12. （汉）许慎撰：《说文解字》，岳麓书社2006年版。

13. （汉）许慎撰，（清）段玉裁：《说文解字注》，上海古籍出版社1988年版。

14. （清）唐宗海撰：《血证论八卷》，《续修四库全书》·一〇〇六·子部·医家类，上海古籍出版社1987年版。

15. （战国）秦越人原著，（元）滑寿注释：《难经》，西南师范大学出版社1994年版。

16. 安世高译：《佛说温室洗浴众僧经》，《大正新修大藏经》·经集部三、卷十六，佛陀教育基金会印赠1990年版。

17. （宋）罗泌著：《路史》，卷九、卷十一、卷十二，《四库全书》·史部·一四一·别史类，第383册，上海古籍出版社1987年版。

18. （晋）皇甫谧著，陆吉点校：《帝王世纪，世本，逸周书，古本竹书纪年》，齐鲁书社2010年版。

19. （唐）司马贞著：《补史记·三皇本纪》，《四库全书》·史部·二·正史类，第244册，上海古籍出版社1987年版。

20. （明）董斯张著：《广博物志》，卷九、卷二十二，《四库全书》·子部·二八六·类书类，第980册，上海古籍出版社1987年版。

21. （南朝梁）任昉著：《述异记》，《四库全书》·子部·三五三·小说家类，第1047册，上海古籍出版社1987年版。

22. （晋）郭璞注：《山海经》，《四库全书》·子部·一〇四二·小说类，第348册，上海古籍出版社1987年版。

23. （宋）范晔撰，（唐）李贤等注：《后汉书》，中华书局1965年版。

24. （汉）郑玄注：《易纬·乾凿度》，《四库全书》·经部·四七·易类，第53册，上海古籍出版社1987年版。

25. （唐）孔颖达疏：《尚书注疏》，卷一、卷九、卷十二，《四库全书》·经部·四八·书部，第54册，上海古籍出版社1987年版。

26. （晋）葛洪著：《肘后备急方》，卷二、卷三，《四库全书》·子部·四〇·医家类，第734册，上海古籍出版社1987年版。

27. （汉）司马迁著：《史记》，中华书局2006年版。

28. （汉）班固撰：《白虎通义》，《四库全书》·子部·一五六·杂家类，第850册，上海古籍出版社1987年版。

29. （唐）瞿昙悉达著：《开元占经》，卷一，《四库全书》·子部·一一三·术数类，第807册，上海古籍出版社1987年版。

30. （唐）孙思邈著，（宋）林亿等校正：《备急千金要方》，卷八十一，《四库全书》·子部·四一·医家类，第735册，上海古籍出版社1987年版。

31. （明）罗贯中著，（清）毛宗岗评改：《三国演义》，上海古籍出版社1989年版。

32. （清）王聘珍撰：《大戴礼记解诂》，中华书局1983年版。

33. （唐）房玄龄注，（明）刘绩补注：《管子》，刘晓艺校点，上海古籍出版社2015年版。

34. （宋）朱熹著:《诗序》,卷下,《四库全书》·经部·六三·诗类,第69册,上海古籍出版社1987年版。

35. （汉）郑玄注:《礼记注疏》,卷二十一、卷二十二、卷二十六、卷二十九、卷四十六,《四库全书》·经部·一〇九·礼部,第115册,上海古籍出版社1987年版。

36. （汉）郑玄注:《礼记注疏》,卷三十一,《四库全书》,经部·一一〇·礼部,第116册,上海古籍出版社1987年版。

37. （唐）李隆基注,（宋）邢昺疏:《孝经注疏》,上海古籍出版社2009年版。

38. （清）张廷玉等撰:《明史》,卷四十六,中华书局1974年版。

39. （唐）孙思邈著:《千金翼方》,卷二十一,元大德梅溪书院本,上海交通大学古籍库。

40. （唐）王焘著:《外台秘要方》,卷三十,《四库全书》·子部·四三·医家类,第737册,上海古籍出版社1987年版。

41. （宋）李昉撰:《太平御览》,卷十五,《四库全书》·子部·一九九·类书类,第893册,上海古籍出版社1987年版。

42. （清）孔广森著:《大戴礼记补注》,中华书局2013年版。

43. （清）马骕撰,王利器整理:《绎史》,中华书局2002年版。

44. （汉）郑玄注,（唐）贾公彦疏,陆德明音义:《仪礼注疏》,《四库全书》·经部·九六·礼类,第102册,上海古籍出版社1987年版。

45. （梁）沈约著:《宋书》,中华书局1999年版。

46. （清）严可均辑:《全梁文》,卷十二,商务印书馆1999年版。

47. （宋）石介著,陈植锷点校:《徂徕石先生文集》,卷十三,中华书局1984年版。

48. （清）魏裔介著:《兼济堂文集》(上)卷三,中华书局2007年版。

49. ［法］施舟人原编,陈耀庭改编:《三天内解经》,《道藏》,第28册,文物出版社、上海书店、天津古籍出版社1988年版。

50. 竺律炎、支越译:《佛说佛医经》,《大正新修大藏经》·经集部四·卷十七,佛陀教育基金会印赠1990年版。

近人新译注古籍

51. 刘毓庆、李蹊译注:《诗经》,中华书局2011年版。

52. 陈桐生译注:《国语》,中华书局2013年版。

53. 陈应鼓注译:《黄帝四经今注今译——马王堆汉墓出土帛书》,台湾商务印书馆1995年版。

54. （汉）张仲景著,刘蔼韵译注:《金匮要略译注》,上海古籍出版社2010年版。

55. 姚春鹏译注：《黄帝内经·素问》，中华书局2010年版。

56. 姚春鹏译注：《黄帝内经·灵枢》，中华书局2010年版。

57. 汤漳平、王朝华译注：《老子》，中华书局2014年版。

58. 方勇译注：《庄子》，中华书局2010年版。

59. 陈广忠译注：《淮南子》（上、下），中华书局2012年版。

60. 杨天才、张善文译注：《周易》，中华书局2011年版。

61. 姚春鹏译注：《黄帝内经》，中华书局2009年版。

62. 黄怀信、张懋镕、田旭东撰：《逸周书汇校集注》（上册），上海古籍出版社2007年版。

63. （南朝宋）刘义庆撰，（南朝梁）刘孝标注，朱碧莲详解：《世说新语详解》，上海古籍出版社2013年版。

64. 胡奇光、方环海著：《尔雅译注》，上海古籍出版社2004年版。

65. 郭丹、程小青、李彬源译注：《左传》，中华书局2012年版。

66. 刘立夫、魏建中、胡勇译注：《弘明集》，中华书局2013年版。

67. 马银琴译注：《搜神记》，中华书局2012年版。

68. 袁珂校注：《山海经校注》，巴蜀书社1996年版。

69. 张松辉译注：《抱朴子内篇》，中华书局2011年版。

70. （明）宋应星撰，邹其昌整理：《天工开物》，人民出版社2015年版。

71. （清）林春溥、钱穆、王国维著：《古今本竹书纪年》，台北世界书局2012年版。

72. 叶蓓卿译注：《列子》，中华书局2011年版。

73. 张世亮、钟肇鹏、周桂钿译注：《春秋繁露》，中华书局2012年版。

74. 承载撰：《春秋穀梁传译注》，上海古籍出版社2004年版。

75. 马承源主编：《上海博物馆藏战国楚竹书》（二），上海古籍出版社2002年版。

76. （清）李道平撰，王承弼整理：《周易集解纂疏》，中央编译出版社2011年版。

77. （晋）陈寿撰，栗平夫、武彰译：《三国志》，中华书局2007年版。

78. （汉）王充著，张宗祥校注，郑绍昌标点：《论衡校注》，上海古籍出版社2013年版。

79. 饶宗颐著：《老子想尔注校正》，上海古籍出版社1991年版。

80. 杨朝明，宋立林主编：《孔子家语通解》，齐鲁书社2009年版。

81. 任继昉纂：《释名汇校》，齐鲁书社2006年版。

82. 朱海雷撰：《尸子译注》，上海古籍出版社2006年版。

83. 尚志钧辑校：《神农本草经辑校》，学苑出版社2014年版。

84. 杨寄林译注：《太平经》（中），中华书局2013年版。

85. 王叔岷撰：《列仙传校笺》，中华书局2007年版。

86. 王志彬译注：《文心雕龙》，中华书局2012年版。

87. （汉）张仲景原著，柳术军编译：《精译伤寒杂病论》，中医古籍出版社2003年版。

近人著作（中文）

专著

88. 马继兴主编：《中国出土古医书考释与研究》（上卷），上海科学技术出版社2015年版。

89. 谢观著，余永燕点校：《中国医学源流论》，福建科学技术出版社2004年版。

90. 李经纬著：《中医史》，海南出版社2007年版。

91. 李建民主编：《从医疗看中国史》，中华书局2012年版。

92. ［美］肯尼恩·格根著，许婧译：《社会构建的邀请》，北京大学出版社2011年版。

93. 廖育群著：《重构秦汉医学图像》，上海交通大学出版社2012年版。

94. ［日］山田庆儿著，廖育群、李建民编译：《中国古代医学的形成》，台北东大图书公司2003年版。

95. 中华中医药学会编著：《中国中医药学科史》，中国科学技术出版社2014年版。

96. 范家伟著：《中古时期的医者与病者》，复旦大学出版社2010年版。

97. 丛书编委会编撰：《中国医学文化博览》，外文出版社2010年版。

98. ［英］尼古拉斯·罗斯著，尹晶译：《生命本身的政治：21世纪的生物医学、权利和主体性》，北京大学出版社2014年版。

99. ［美］威廉·考克汉姆著，高永平、杨渤彦译：《医学社会学》（第11版），中国人民大学出版社2012年版。

100. 马伯英著：《中国医学文化史》，上海人民出版社2010年版。

101. 杨儒宾著：《儒家身体观》，台北"中央研究院"中国文哲研究所2008年版。

102. 上海市文史研究馆、上海市中医文献馆编：《中医药与传统文化论坛文集》，2007年版。

103. 梁其姿著，朱慧颖译：《麻风：一种疾病的医疗社会史》，商务印书馆2013年版。

104. 李建民著：《死生之域——周秦汉脉学之源流》，台北"中央研究院"历史语言研究所2004年版。

105. 程雅君著：《中医哲学史》，巴蜀书社2009年版。

106. 薛公忱主编：《儒道佛与中医药学》，中国书店2002年版。

107. 詹石窗著：《道教与中国养生智慧》，东方出版社2007年版。

108. 杨洪明、杨绍戊编著：《脉理探邃》，中医古籍出版社2007年版。

109. 赵洪钧著：《〈内经〉时代》，学苑出版社2012年版。

110. 柯建民著：《内经脉学撮要》，台北兰台出版社2012年版。

111. 钱穆著：《黄帝》，北京三联书店2004年版。

112. 顾实著：《穆天子传西征讲疏》，上海科学技术文献出版社2015年版。

113. 邓寒梅著：《中国现当代文学中的疾病叙事研究》，江西人民出版社2012年版。

114. 梁其姿：《面对疾病：传统中国社会的医疗观念与组织》，中国人民大学出版社2012年版。

115. 李蓉著：《中国现代文学的身体阐释》，中国社会科学出版社2009年版。

116. 穆克宏主编，郭丹副主编：《魏晋南北朝文论全编》，上海远东出版社2012年版。

117. 叶舒宪著：《文学人类学教程》，中国社会科学出版社2010年版。

118. ［日］白川静著，苏冰译：《常用字解》，九州出版社2010年版。

119. 张光直著：《考古学：关于其若干基本概念和理论的再思考》，北京三联书店2013年版。

120. 许宏著：《何以中国——公元前2000年的中原图景》，北京三联书店2014年版。

121. ［法］米歇尔·福柯著：《知识考古学》，谢强、马月译，北京三联书店1998年版。327

122. ［英］特雷·伊格尔顿著：《二十世纪西方文学理论》，伍晓明译，北京大学出版社2007年版。

123. ［罗马尼亚］米尔恰·伊利亚德著：《神圣与世俗》，王建光译，华夏出版社2002年版。

124. 杨庆堃著：《中国社会中的宗教：宗教的现代社会功能与其历史因素之研究》，范丽珠译，上海人民出版社2007年版。

125. ［美］马丽加·金芭塔丝著：《活着的女神》，叶舒宪等译，广西师范大学出版社2008年版。

126. 周策纵著：《古巫医与"六诗"考：中国浪漫文学探源》，上海古籍出版社2009年版。

127. 王青著：《中国神话研究》，中华书局2010年版。

128. ［美］约瑟夫·坎贝尔、［美］比尔·莫耶斯著：《神话的力量》，朱侃如译，万卷出版公司2011年版。

129. ［美］阿兰·邓迪斯编，刘魁立主编：《西方神话学读本》，朝戈金等译，广西师范大学出版2006年版。

130. 叶舒宪著：《原型与跨文化解释》，暨南大学出版社2002年版。

131. [日] 河合隼雄著:《心理治疗之路》,李静译,东方出版中心2010年版。

132. 朱狄著:《信仰时代的文明——中西文化的趋同与差异》,武汉大学出版社2008年版。

133. [英] 罗宾·布里吉斯著:《与巫为邻:欧洲巫术的社会和文化语境》,雷鹏、高永宏译,北京大学出版社2005年版。

134. 胡新生著:《中国古代巫术》,人民出版社2010年版。

135. 张亚辉、张原、陈波等著:《历史、神话与民族志》,民族出版社2012年版。

136. [美] 洛伊斯·N.玛格纳著:《医学史》(第2版),刘学礼主译,上海人民出版社2009年版。

137. 费振钟著:《中国人的身体与疾病——医学的修辞及叙事》,上海书店出版社2009年版。

138. [美] 拜伦·古德著:《医学、理性与经验:一个人类学的视角》,吕文江等译,北京大学出版社2009年版。

139. [瑞士] 卡尔·古斯塔夫·荣格著:《精神分析与灵魂治疗》,冯川译,译林出版社2012年版。

140. 于省吾著:《甲骨文字释林》,商务印书馆2010年版。

141. 余云岫编著,张华航、王育林点校:《古代疾病名候疏义》,学苑出版社2012年版。

142. 黄德宽主编:《古文字谱系疏证》,商务印书馆2007年版。

143. 金芷君、张建中主编:《中医文化掬萃》,上海中医药大学出版社2010年版。

144. 邓铁涛、吴弥漫主编:《中医基本理论》,科学出版社2012年版。

145. 刘力红著:《思考中医:对自然与生命的时间解读》,广西师范大学出版社2006年版。

146. 马如森著:《殷墟甲骨文实用字典》,上海大学出版社2008年版。

147. 陈梦家著:《中国文字学》,中华书局2011年版。

148. 宿白著:《中国古建筑考古》,文物出版社2009年版。

149. 曲英杰著:《古代城市》,文物出版社2003年版。

150. 龚良著:《建筑考古录》,文物出版社2012年版。

151. 许进雄著:《中国古代社会》,台北商务印书馆2008年版。

152. 陆星原著:《汉字的天文学起源于广义先商文明——殷墟卜辞所见干支二十二字考》,上海社会科学院出版社2011年版。

153. 叶舒宪著:《诗经的文化阐释》,陕西人民出版社2005年版。

154.(清)王筠注:《说文解字句读》,中华书局1988年版。

155. 叶舒宪著：《金枝玉叶——比较神话学的中国视角》，复旦大学出版社2012年版。

156. 林富士著：《中国中古时期的宗教与医疗》，中华书局2012年版。

157. ［法］罗兰·巴特著：《神话修辞术·批评与真实》，屠友祥、温晋仪译，上海人民出版社2009年版。

158. ［德］恩斯特·卡西尔著：《神话思维》，黄龙保、周振选译，中国社会科学出版社1992年版。

159. ［瑞士］卡尔·古斯塔夫·荣格著：《心理学与文学》，冯川、苏克译，译林出版社2011年版。

160. 叶舒宪选编：《神话—原型批评》，陕西师范大学出版总社有限公司2011年版。

161. 叶舒宪著：《高唐神女与维纳斯：中西文化中的爱与美主题》，陕西人民出版社2005年版。

162.《西王母文化研究集成论文卷》（续编一），广西师范大学出版社2011年版。

163. ［美］巫鸿著：《礼仪中的美术》，郑岩等译，北京三联书店2005年版。

164. 林梅村著：《丝绸之路考古十五讲》，北京大学出版社2006年版。

165. 叶舒宪、唐启翠编：《儒家神话》，南方日报出版社2011年版。

166. 周山主编：《中国传统类比推理系统研究》，上海辞书出版社2011年版。

167. 廖育群著：《传统医学纵横谈》，上海交通大学出版社2014年版。

168. 叶舒宪著：《庄子的文化解析》，陕西人民出版社2005年版。

169. 叶舒宪著：《中华文明探源的神话学研究》，社会科学文献出版社2015年版。

170. ［法］米歇尔·福柯著：《知识考古学》，谢强、马月译，北京三联书店2007年版。

171. 高文柱著：《跬步集：古医籍整理序例与研究》，中华书局2009年版。

172. ［法］让-弗朗索瓦·利奥塔尔著：《后现代状态：关于知识的报告》，车槿山译，南京大学出版社2011年版。

173. 廖育群著：《繁露下的岐黄春秋：宫廷医学与生生之政》，上海交通大学出版社2012年版。

174. ［瑞士］卡尔·古斯塔夫·荣格著：《原型与集体无意识》，国际文化出版公司2011年版。

175. 程金城著：《原型批判与重释》，东方出版社1998年版。

176. 顾颉刚著：《古史辨自序》，河北教育出版社2003年版。

177. 王大桥著：《文学人类学的中国进路与问题研究》，中国社会科学出版社2014年版。

178. 廖群著：《先秦两汉文学的多维研究》，山东大学出版社2013年版。

179. 刘钊著：《古文字构形学》，福建人民出版社2006年版。

180. 樊崇义主编:《证据法学》,法律出版社2004年版。

181. 蒋勋著:《九歌——诸神复活》,中国文联出版社2013年版。

182. 张灿玾主编:《〈黄帝内经〉文献研究》,科学出版社2014年版。

183. 叶舒宪著:《图说中华文明发生史》,南方日报出版社2015年版。

184. 叶舒宪著:《熊图腾:中华祖先神话探源》,上海锦绣文章出版社2007年版。

185. [美]肯·戴奇沃迪著:《身心合一》,邱温译,当代中国出版社2010年版。

186. 王玉川著:《运气探秘》,华夏出版社1993年版。

187. 叶舒宪、田大宪著:《中国古代神秘数字》,陕西人民出版社2011年版。

188. 庞朴著:《一分为三论》,上海古籍出版社2003年版。

189. 国光红著:《读史搜神——神话与汉字中的密码》,广西师范大学出版社2014年版。

190. 金祥恒著:《楚缯书"雹虐"解》,《中国文字》,第28册,台湾大学文学院中国文学系1968年编印。

191. 李霞著:《生死智慧——道家生命观研究》,人民出版社2004年版。

192. 叶舒宪著:《中国神话哲学》,陕西人民出版社2005年版。

193. 李圃编:《古文字诂林》,上海教育出版社2000年版。

194. [德]马克斯·韦伯著:《中国的宗教:儒教与道教》,康乐、简惠美译,广西师范大学出版社2010年版。

195. [澳]刘莉著:《中国新石器时代——迈向早期国家之路》,陈星灿等译,文物出版社2007年版。

196. 赵洪联著:《中国方技史》,上海人民出版社2013年版。

197. 李零著:《郭店楚墓校读记》,中国人民大学出版社2007年版。

198. 叶舒宪、古方主编:《玉成中国——玉石之路与玉兵文化探源》,中华书局2015年版。

199. 王尔敏著:《先民的智慧:中国古代天人合一的经验》,广西师范大学出版社2008年版。

200. [美]肯尼思·F.基普尔主编:《剑桥世界人类疾病史》,张大庆主译,上海科技教育出版社2007年版。

201. 胡宜著:《送医下乡:现代中国的疾病政治》,社会科学文献出版社2011年版。

202. 龚鹏程著:《中国传统文化十五讲》,北京大学出版社2006年版。

203. [法]米歇尔·福柯著:《疯癫与文明》,刘北成、杨远婴译,北京三联书店1999年版。

204. [加]布鲁斯·G.崔格尔著:《理解早期文明:比较研究》,徐坚译,北京大学出版社2014年版。

205. 袁珂著：《中国神话传说——从盘古到秦始皇》，世界图书出版公司2012年版。

206. 冯时著：《中国天文考古学》，中国社会科学出版社2010年版。

207. 王先胜著：《初读中国远古纹饰》，学苑出版社2015年版。

208. ［英］维克多·特纳著：《象征之林》，赵玉燕、欧阳敏、徐洪峰译，商务印书馆2012年版。

209. 邢玉瑞主编：《中医思维方法》，人民卫生出版社2010年版。

210. 张大千主编：《中国针灸大辞典》，北京体育学院出版社1988年版。

211. 何新著：《〈夏小正〉新考》，万卷出版社2014年版。

212. 李学勤著：《走出疑古时代》，辽宁大学出版社1997年版。

213. 刘长林著：《中国象科学观——易、道与兵、医》（下册），社会科学文献出版社2007年版。

214. 张荣明著：《中国古代气功与先秦哲学》，上海人民出版社2011年版。

215. 徐畅编著：《先秦玺印图说》，文物出版社2009年版。

216. 香港城市大学中国文化中心编：《术数、天文与医学——中国科技史的新视野》，香港城市大学出版社2006年版。

217. 严健民编著：《五十二病方注补译》，中医古籍出版社2005年版。

218. 史宗主编：《20世纪西方宗教人类学文选》（上卷），金泽等译，上海三联书店1995年版。

219. 江绍原著：《发须爪——关于它们的迷信》，中华书局2007年版。

220. ［美］孔飞力著：《叫魂——1768年中国妖术大恐慌》，陈兼、刘昶译，上海三联书店2012年版。

221. ［日］林巳奈夫著：《神与兽的纹样学：中国古代诸神》，常耀华、王平、刘晓燕等译，北京三联书店2009年版。

222. 裘锡圭：《说卜辞的焚巫尪与作土龙》，载裘锡圭著：《古文字论集》，中华书局1992年版。

223. 余安邦主编：《身体、主体性与文化疗愈：跨域的搓揉与交缠》，台北"中央研究院"2013年版。

224. 李林宇著：《〈庄子〉与道教文化及武文化的比较研究——民间演绎，身体转向，天人互证》，首都师范大学出版社2014年版。

225. 鲁西龙、腊永红、王振华编著：《岐黄哲学思想》，西南交通大学出版社2013年版。

226. 关永中著：《神话与时间》，台北学生书局2007年版。

227. 郭静云著:《夏商周:从神话到史实》,上海古籍出版社2013年版。

228. 乔明琦、张惠云著:《中医情志学》,人民卫生出版社2009年版。

229. 王洪图主编:《内经》,人民卫生出版社2011年版。

230. 许良英、范岱年编译:《爱因斯坦文集》(第一卷),商务印书馆1976年版。

231. 王文生主编,李敬一编著:《中国文学史·先秦两汉文学史》,武汉大学出版社2009年版。

232. 鲁迅著:《鲁迅全集》(第六卷),人民文学出版社1981年版。

233. [瑞士] 亨利·E·西格里斯特著:《西医文化史》,朱晓译注,海南出版社2012年版。

234. [德] 鲍里斯·格洛伊斯著:《走向公众》,苏伟、李同良等译,金城出版社2012年版。

235. [德] A.韦伯著:《西洋哲学史》(第2版),詹文浒译,华东师范大学出版社2010年版。

236. [德] 彼得·比格尔著:《先锋派理论》,高建平译,商务印书馆2002年版。

237. [美] 爱德华·W.萨义德著:《东方学》,王宇根译,北京三联书店2007年版。

238. 张旭东著:《全球化时代的文化认同:西方普遍主义话语的历史批判》,北京大学出版社2005年版。

239. 王杰著:《马克思主义与现代美学问题》,人民文学出版社2000年版。

240. 王岳川著:《后现代殖民主义在中国》,首都师范大学出版社2002年版。

241. [德] 马克斯·霍克海默、[德] 西奥多·阿道尔诺著:《启蒙辩证法》,渠敬东、曹卫东译,上海人民出版社2006年版。

242.《世界近代现代史》,人民教育出版社2006年版。

243. [匈牙利] 乔治·马尔库什著:《马克思主义与人类学:马克思哲学关于"人的本质"的概念》,李斌玉、孙健茵译,黑龙江大学出版社2011年版。

244. [美] 克利福德·格尔茨著:《文化的解释》,韩莉译,译林出版社2008年版。

245. [德] 瓦尔特·本雅明著:《机械复制时代的艺术》,李伟、郭东编译,重庆出版社2006年版。

246. [德] 阿多诺著:《美学理论》,王柯平译,四川人民出版社1998年版。

247. [法] 图齐等著:《喜马拉雅的人与神》,向红笳译,中国藏学出版社2005年版。

248. 王琦主编:《中医体质学》,人民卫生出版社2009年版。

249. [美] 苏珊·桑塔格著:《疾病的隐喻》,程巍译,上海译文出版社2014年版。

250. [英] 玛丽·道格拉斯著:《洁净与危险》,黄剑波、卢忱、柳博赟译,张海洋校,民族出版社2008年版。

251. 〔捷克〕米兰·昆德拉著：《庆祝无意义》，马振骋译，上海译文出版社2014年版。

252. 郑民、王亭著：《文学与医学文化》，山东大学出版社2015年版。

253. 傅璇琮、蒋寅总主编，赵敏俐、谭家健主编：《中国古代文学通论》（先秦两汉卷），辽宁人民出版社2004年版。

254. 刘乐贤著：《睡虎地秦简日书研究》，台北文津出版社1994年版。

255. 〔英〕李约瑟原著，〔英〕柯林·罗南改编：《中华科学文明史》，上海交通大学科学史系译，上海人民出版社2014年版。

256. 王一方著：《医学人文十五讲》，北京大学出版社2006年版。

期刊

257. 陈成杰、刘保康：《黄帝神话来源考略》，载《湖北大学学报》（哲学社会科学版），1995年第6期，第56—59页。

258. 叶修成、梁葆莉：《黄帝神话传说与东夷文化》，载《湖北民族学院学报》（哲学社会科学版），2007年第1期，第75页。

259. 李玉洁：《黄帝与有熊国传说试析》，载《郑州大学学报》（哲学社会科学版），2010年第1期，第131页。

260. 田兆元：《黄帝的神话与历史真实》，载《河北学刊》，1994年第3期，第81页。

261. 田慧霞：《黄帝神话新考》，载《中州学刊》，2004年第3期，第170—171页。

262. 郑先兴：《"黄帝四面"神话的历史学阐释》，载《河南师范大学学报》（哲学社会科学版），2008年第3期，第138—139页。

263. 朱大可：《黄帝与牡丹：华夏神话的对偶叙事》，载《花城》，2012年第1期，第181—182页。

264. 张和平：《神话隐语与天道模式——"黄帝四面"之谜的再解读》，载《北京师范大学学报》（社会科学版），2007年第4期，第67页。

265. 朱任飞：《玄珠·昆仑神树·曲商之木——〈庄子〉中黄帝遗玄珠神话的原型考察》，载《中州学刊》，1998年第1期，第86页。

266. 朱任飞：《昆仑、黄帝神话传说与〈庄子〉寓言》，载《学术交流》，1996年第6期，第100页。

267. 尹荣方：《〈山海经〉创世神话考论》，载《文艺理论研究》，2010年第2期，第36页。

268. 叶舒宪：《玉石神话与中华认同的形成——文化大传统视角的探索发现》，载《文学评论》，2013年第2期，第94、101页。

269. 曾宏伟：《文学治疗研究十年：回顾与反思》，载《学术界》，2009年第1期，第279页。

270. 武淑莲：《文学治疗作用的理论探讨》，载《宁夏社会科学》，2007年第1期，第151页。

271. 姜彩燕：《疾病的隐喻与中国现代文学》，载《西北大学学报》（哲学社会科学版），2007年第4期，第81页。

272. 叶舒宪：《文学与治疗——关于文学功能的人类学研究》，载《中国比较文学》，1998年第2期，第90页。

273. 詹福瑞、赵树功：《从志思蓄愤到遣兴娱情——论六朝时期的文学娱情观》，载《文艺研究》，2006年第1期，第65页。

274. 叶舒宪：《文学治疗的民族志——文学功能的现代遮蔽与后现代苏醒》，载《百色学院学报》，2008年第5期，第23—34页。

275. 王艳凤、杨荣：《试论〈罗摩衍那〉的文学治疗功能和禳灾功能》，载《内蒙古师范大学学报》（哲学社会科学版），2014年第3期，第19—22页。

276. 麦清、郝琦：《弗洛伊德与文学治疗》，载《天津市教科院学报》，2005年第6期，第70页。

277. 王立新、王旭峰：《传统叙事与文学治疗——以文革叙事和纳粹大屠杀后美国意识小说为中心》，载《长江学术》，2007年第2期，第73页。

278. 赵述晓、肖向东：《简论莫言缺失性童年经验与文学治疗》，载《湖北职业技术学院学报》，2009年第4期，第66页。

279. 郑怀林、郑琪：《从〈七发〉看西汉时期生活方式病的文学治疗思想》，载《陕西中医学院学报》，2008年第1期，第67页。

280. 张昕：《从文学治疗功能解读余光中的乡愁诗》，载《现代语文》（文学研究），2011年第3期，第66页。

281. 张昕：《释放苦痛，淡忘忧伤——从文学治疗功能解读迟子建的作品》，载《宝鸡文理学院学报》（社会科学版），2012年第3期，第84—87页。

282. 白晓荣：《心灵的疗治与救赎——从文学治疗看〈追风筝的人〉》，载《山花》，2013年第8期，第144页。

283. 刘为钦：《"文学是人学"命题之反思》，载《中国社会科学》，2010年第1期，第171页。

284. 叶舒宪：《戏剧文学的救灾解难功能：〈俄狄浦斯王〉与〈窦娥冤〉对读》，载《百色学院学报》，2010年第1期，第5页。

285. 陈雪香：《二里头遗址墓葬出土玉器探析》，载《中原文物》，2003年第3期，第35页。

286. 蔡艳菊：《列维－斯特劳斯的神话观》，载《民族文学研究》，2014年第4期，第120—127页。

287. 王岳川：《海登·怀特的新历史主义理论》，载《天津社会科学》，1997年第3期，第72页。

288. 唐启翠：《认知、证成与呈现——论人类学"四重证据法"》，载《社会科学战线》，2010年第6期，第136—141页。

289. 梁华龙、郭芳：《〈易经〉对三阴三阳理论形成的影响》，载《国医论坛》，1989年第3期，第7—8页。

290. 沈从文：《说"熊经"》，载《中国文化》，1990年第1期，第96—97页。

291. 张登本：《论〈黄帝内经〉"神"的内涵及其意义》，载《中华中医药学刊》，2008年第8期，第1636页。

292. 林一峰、黄平东：《中医神明辩析》，载《广州中医药大学学报》，2012年第4期，第482页。

293. 沈聿之：《西周明堂建筑起源考》，载《自然科学史研究》，1995年第4期，第382页。

294. 尚丽霞等：《"六字风穴"命名的意义》，载《针灸临床杂志》，2011年第8期，第66页。

295. 刘鼎禄、曹晓桦、董妙：《针灸穴名探源》，载《中华临床医学杂志》，2006年第5期，第35页。

296. 姚玉芳：《风穴证治探讨》，载《中国针灸》，1999年第2期，第41—43页。

297. 严敦杰：《关于西汉初期的式盘和占盘》，载《考古》，1978年第5期，第334页。

298. 孙基然：《〈灵枢·九宫八风〉考释》，载《辽宁中医杂志》，2012年第4期，第602页。

299. 刘晓峰：《端午节与水神信仰——保存于日本典籍中有关端午节起源的一则重要史料》，载《民俗研究》，2007年第1期，第164页。

300. 张敬国：《从安徽凌家滩墓地出土玉器谈中国的玉器时代》，载《东南文化》，1991年第2期。

301. 安徽省文物考古研究所：《安徽含山凌家滩新石器时代墓地发掘简报》，载《文物》，1989年第4期，第1—9页。

302. 邢文：《数的图式：凌家滩玉版与河图、洛书》，载《民族艺术》，2011年第2期，第41页。

303. 边巴琼达：《浅析西藏天葬习俗的成因及文化含义》，载《西藏研究》，2005年第1期，第75页。

304. 赵松飞：《〈行气玉佩铭〉新解》，载《中国气功科学》，1999年第8期，第39—40页。

305. 石荣传：《两汉诸侯王墓出土葬玉及葬玉制度初探》，载《中原文物》，2003年第5期，第62—72页。

306. 袁胜文：《汉代诸侯王墓用玉制度研究》，载《南开学报》（哲学社会科学版），2012年第5期，第80页。

307. 刘铮：《璧琮原始意义新考》，载《古代文明》，2012年第4期，第97页。

308. 丁哲：《玉器谷纹的初步研究》，载《赤峰学院学报》（哲学社会科学版），2014年第8期，第11—12页。

309. 丁媛、张如青：《从出土文献看中国早期的祝由疗法》，载福建中医学院编：《第十二届全国中医药文化学术研讨会论文集》，2009年，第245—247页。

310. 曾宪通、杨泽生、肖毅：《秦骃玉版文字初探》，载《考古与文物》，2001年第1期，第49—54页。

311. 郝本性：《试论郑州出土商代人头骨饮器》，载《华夏考古》，1992年第2期，第94—100页。

学位论文

312. 王丰收：《虚构与践行：从文学治疗看现代文学中的自杀》，中山大学硕士研究生论文，2009年。

313. 唐秋燕：《文学治疗原理分析》，湖北民族学院硕士研究生论文，2013年。

英文文献

314. M Faith McLellan, Anne Hudson Jones: Why Literature and Medcine?. The Lancet［J］. Vol 348. July 13.1996.

315. Anne Hudson Joans: Literature and Medicine: Physician-poets. The Lancet［J］. Vol 349. Jan 25.1997.

316. M Faith McLellan: Literature and Medicine: physician-writers. The Lancet［J］. Vol 349. Feb 22. 1997.

317. Femi Oyebode, Christina Pourgourides: A Letter to the Editor. The Lancet［J］. Vol 348. Sep 28. 1996.

318. Anne Hudson Jones: Literature and Medicine: An Evolving Cannon. The Lancet［J］.

Vol 348. Nov. 16. 1996.

319. Anne Hudson Joans: Literature and Medicine: Narrative Ethics. The Lancet［J］. Vol 349. Apr 26.1997.

320. Brian Hurwitz: Narrative and the Practice of Medcine. The Lancet［J］. Vol 356. Dec 16.2000.

321. M Faith McLellan: Literature and Medcine: Narratives of Physical Illess. The Lancet ［J］. Vol 349. May 31. 1997.

322. Gillie Bolton: Stories at Work: Reflective Writing for Practitioners. The Lancet［J］. Vol 354. July 17.1999.

323. Therese Jones, Felicia Cohn, Johanna Shapiro: Minding the Gap(s): Narrativity and Liminality in Medical Student Writing. Literature and Medicine［J］. Vol 30. No.1. Spring 2012.

324. J R Skelton, J A A Macleod, C P Thomas: Teaching Literature and Medicine to Medical Students, Part II: Why Literature and Medicine?. The Lancet ［J］. Vol 356. Dec 9. 2000.

325. M Faith McLellan: Images of Physicians in Literature: From Quacks to Heros. The Lancet［J］. Vol 348. Aug 17. 1996.

326. Karen Thornber: Editors's Introduction: World Literature and Global Health, Reconfiguring Literature and Medicine. Literature and Medicine［J］. Vol 31. No.2. Fall 2013.

327. R.S. Downie: Literature and Medicine. Journal of Medical Ethics［J］. Vol.17. No.2. Jun 1991.

328. Jonathan Michael Dickstein. On the Transdisciplinarity of Freudian Sublimation. Consciousness, Literature and the Arts. Vol.14 No.3, Dec.2013.

329. Rebecca Garden. Confined to Bed: Illness, Narrative, and Female Authority in Charlotte Temple. Literature and Medicine, Volume 31, Number 1, Spring 2013.

330. Terry Eagleton: Literary Theory: An Introduction［M］. Blackwell Publishers.外语教学与研究出版社.2004.11.

后　记

有一部热播的纪实片《人间世》，追踪讲述了一个个发生在医院的故事。更确切地说，医院是故事发生的取景地，疾病是故事的线索，人与疾病的关系，才是这个热播片聚焦探讨的内容。

疾病的叙事，在苏珊·桑塔格的《疾病的隐喻》中，是"道德审判"，是"政治压迫"。生活中，我们有没有经历过，仅仅是身体的一种病，就成为压垮一个家庭，抑或是人生的沉重枷锁？

医疗技术的进步，似乎正在为"让疾病回归疾病"创造更有利的条件。但《人间世》的热播揭示了另外一个恒久的事实：我们与疾病的关系，仍然没有得到很好的解释。

更进一步，我们解决不了与死亡的相处问题。

从出生那天起，我们就在逐步走向死亡，"面对死亡"由此成为终生学习。回避是应对策略的一种，寻找海外仙山也是应对策略的一种，宗教是更成熟的应对之道。从炼丹炉到干细胞，从巫术到科学，人类努力不息，而文明就在这最本能的学习欲中持续推进。

我们观望别人的疾病和死亡，再依照世俗做出应有的反应，这是重要的学习。撇开道德的批判，请真诚地审视自己的所作所为，我们是否因他人的苦难而做出不客观的"点评"？一位家庭生活不幸福的女士，罹患了癌症，有人说，看，一定是长期的抑郁，所以得了癌症。在这样的观点下，癌症的诱因里多了"不幸福"。

写这篇文章，不是与各位读者讨论疾病的发病原因，这个留待科学家就好。我的真实希望，是让更多人了解到人类社会在与疾病和死亡相处过程中，不断赋予的文化解读和自我解释。

如果明白了这个道理，那么我们应该对自己，对别人，都更加宽容。

我曾经在中国最好的医院之一工作，这是一家综合性医院，集中了我国医学教育体系培养出的顶尖人才。在工作中，我从来没有听到过任何医生讲到《黄帝内经》，谁会将这本流行于机场书店和中老年读者床头柜的养生书拿出来参考呢？所以，当我第一次意识到它将成为我的研究对象时，内心是抗拒的。

后来，在陆陆续续地读书过程中，我被古希腊、古埃及、阿拉伯、印度吠陀等古代医学的观念迷住了。它们成为古代社会文化观念的折射，是意识形态和价值观在实践中的精彩演练，祭司和医生轮流出场，光怪陆离的仪式和操作根本就是神话史诗大片的极佳素材。这个时候，我抬眼看了看书架上的《黄帝内经》——这样完整的一部典籍，到底蕴藏了什么人们不知道的秘密？

这是一部神话！

它的开始极为模糊，但它在教导人们与疾病和死亡相处的方式。

剥开代代文人的粉饰和加工，也许真正的《黄帝内经》，就是散落在华夏文明早期，各时各地的生命教诲。它们曾经残破，没有章法，缺乏逻辑，充满想象，而这份混乱，才是祖先的智慧，镶嵌在残简破石中的密码，等待着有缘人去读取，重新构建生命的命题。我甚至觉得，有位仙风道骨的先人，似乎要嘲笑折腾了几千年的后世子孙，非但没有解决老问题，竟然还自寻烦恼，剪不断理还乱。

从学术研究的角度来说，运用文学人类学的方法来梳理《黄帝内经》中的文化密码，更倾向于方法论上的尝试。但如果能通过拙作传达这样一种思维——先理解内容产生的时代背景，把文字视作"化妆"后的皮相，再理解创作者的心理动机，那么也许研究就完成了一个阶段性的小任务。

学术研究宛若一场探险，在"解密"中，时不时给自己带来惊喜，恐怕是在枯燥功课中的最好奖励。这真的是一个思维逻辑游戏，围绕着返璞归真，读懂先人的暗语，有没有金庸小说中误入神仙之洞的醍醐灌顶之快感呢？

让我们宽容以待祖先的智慧,因为我们至今都没有苛刻的资格。拙作的出版首要感谢领我入门的老师叶舒宪,他打开了那扇神奇的大门,让我看到了从来不曾想象过的世界,这种多元视角和学术宽容的精神让我充满感激地去理解周遭。

我的家人是这场神奇学术探险之旅的铁杆支持者,他们为我创造了一个做"白日梦"的环境,并始终为我而骄傲。我的第二个孩子赶在书稿收尾的时候来到这个世界,这段生命孕育的体验带给我源源不断的写作灵感。

拙作得以出版,离不开交大出版社编辑的支持,呈瑞女士细致入微的指导是对学术文章最好的质量保障。另外,我的同窗们、学友们,与我一起共度求学道路,从功课到生活上的互相关心,令我难忘。

愿你我,一起珍惜余下的生命旅程。

2021 年 6 月 17 日
于上海